U0102606

小儿药浴疗法

侯江红　朱　珊　主编

中国中医药出版社
·北　京·

图书在版编目（CIP）数据

小儿药浴疗法/侯江红，朱珊主编．—北京：中国中医药出版社，2011.1（2023.8重印）
ISBN 978 - 7 - 5132 - 0169 - 8

Ⅰ.①小… Ⅱ.①侯… ②朱… Ⅲ.①小儿疾病 - 熏洗疗法 Ⅳ.①R244.9②R272

中国版本图书馆 CIP 数据核字（2010）第 209328 号

中 国 中 医 药 出 版 社 出 版
北京经济技术开发区科创十三街 31 号院二区 8 号楼
邮政编码 100176
传真 010 64405721
保定市西城胶印有限公司印刷
各地新华书店经销
*
开本 850×1168 1/32 印张 10.75 字数 246 千字
2011 年 1 月第 1 版 2023 年 8 月第 8 次印刷
书 号 ISBN 978 - 7 - 5132 - 0169 - 8
*
定价 39.00 元
网址 www.cptcm.com

《小儿药浴疗法》编委会

主　编　侯江红　朱　珊

编　委　祝志朋　单海军　王　权　刘　冬

江　霞　王小素　朱希伟　刘　伟

陈英妹　任玉梅　贾蓓蕾　王晓利

石海莎　侯莉芬　陈丽娜　张辉果

周慧茹　申冬冬　马欢欢　闫保瑞

秦彩琴　王　勤

前　言

　　药浴疗法属于中医外治法范畴，是中医学的宝贵遗产之一，是药物外治中的一种有效方法。其方法多样，操作简便，适应证广，价格低廉，安全可靠，无毒副作用，尤其适合于小儿相关疾病。目前，有关外治、药浴、熏洗方面的成人书籍已有出版，但还没有关于小儿疾病药浴疗法的专著。为了使药浴疗法发扬光大，造福于广大儿童，笔者根据多年的小儿药浴实践经验，广泛收集古今医学文献资料，并征询儿科专家意见，编著成《小儿药浴疗法》一书。

　　本书分为总论和各论两个部分。总论主要介绍了药浴疗法的历史沿革、基本原理、种类及操作方法、基本要求等；各论在收集大量方剂的基础上，筛选出治疗小儿各种疾病行之有效的方剂。每一疾病先简介概念、病因病机、历史沿革、现代研究，再辨证论治处方，每方均按组成、用法、功用内容依次排列。本书在国家"十一五"科技支撑计划

"小儿熏洗疗法临床操作规范研究"课题（编号：2008BA153B066）的基础上，加入了课题研究中的一些新成果，如药浴单元建设标准、药浴单元基本配置标准、药浴疗法安全标准等操作规范，为开展小儿药浴的临床及科研工作提供了参考。

本书力求通俗易懂，具体实用，不仅适合于广大医务人员学习参考，也适合于广大患儿家长参照使用。

由于笔者学识水平有限，加之时间仓促，难免有遗漏和错误之处，恳请各位同仁和广大读者不吝批评指正。

编　者

2010 年 8 月于郑州

目　录

总　论

各　论

小儿药浴疗法

总 论

第一章 概 述

药浴疗法是中医药文化宝库中一颗璀璨的明珠，其历史悠久，可追溯至远古时代。药浴疗法在历代的医学书籍中均有记载，早在《黄帝内经》中就有"摩之浴之"的论述。历代名医莫不重视这种疗法，并在民间广为流传。在古代文献中药浴称为"气熨"、"溻渍"或"淋洗"等。中药药浴疗法是以"外治之理即内治之理，外治之药即内治之药"的中国传统医学理论为依据，以脏腑、经络理论为指导，将中药煎煮后，利用蒸气熏蒸，再用药液淋洗、浸浴全身或局部患处的一种治疗疾病的方法，是中医学外治疗法的重要组成部分。

药浴疗法的理论依据与内治一样，亦是以中医基本理论为依据，脏腑学说为指导。中医学认为，人体是一个以五脏为中心，通过经络系统把六腑、奇恒之腑、五官九窍、四肢百骸紧密联系起来的有机整体。经络是气血运行的通道，又是沟通表里、联系上下的纽带。如《灵枢》所云："夫十二经脉者，内属于脏腑，外络于肢节。"脏腑、经络与体表、器官之间有着密切的联系，皮肤官窍多为邪气侵入人体的必经之路，所以通过皮肤的熏洗同样可以治疗脏腑的疾病。

药浴疗法不仅疗效显著，而且还具有很多的优点，主要表现为：①患者易于接受：药浴疗法一般只需用临床常用的中草药，加工制成所需剂型，通过熏、洗、浴、浸、渍等方法用药，药切皮肤，即可达到防病治病的目的。这样既可避免打针之痛，吃药之苦，又为治病提供新的给药途径，可以弥补内治的不足。②减少药物破坏：药物外用，不经消化道吸收，可以避免各种消化酶和肝脏代谢功能的影响。③用药安全灵活：药浴疗法从体外施药可以减少对消化道的刺激和肝脏的损害，比口服用药更加安全可靠，可随时停用，并且方法简单，便于应用，患者自己可以操作。④适用范围广：药浴疗法不仅适用于外科疾病，如疮疡肿毒、跌打损伤和皮肤病，而且可广泛用于内科、妇科、儿科、五官科等疾病，尤其在儿科有重要的应用。

小儿药浴疗法是药浴疗法的重要组成部分，早在汉代的《华佗遗书》中就载有华佗治小儿寒热的药浴神方，即用雷丸、大黄、黄芩等煮水浴儿，"浴讫以粉粉之，勿厚衣，一宿复浴。"后世的《千金要方》、《太平圣惠方》、《串雅内编》与《串雅外编》都有儿科药浴治疗的记载。药浴疗法被广泛应用于小儿内、外、皮肤、五官等各科疾病及寄生虫病和传染病等。中华人民共和国成立以来，小儿药浴疗法得到了广泛的发展，"十一五"国家科技支撑计划——中医外治特色方法和外治技术示范研究项目中有 2 项小儿药浴疗法操作规范研究被立项，小儿药浴疗法的发展迎来了新的契机。

第二章 药浴疗法的历史沿革

药浴疗法属于中医外治法的范畴，是中医学的宝贵遗产之一。从浩如烟海的古代中医文献中我们不难发现大量记载有中医药浴疗法的文献资料。可以概括地说，药浴疗法萌芽于原始社会，奠基于先秦，发展于汉唐，丰富于宋金元，成熟于明清，提高于现代。

一、萌芽阶段

远古时期，人们生存在极其恶劣的自然环境中，夏与酷暑相争，冬与严寒相抗，疾病与创伤严重威胁着人类的生命，当被各种猛兽咬伤后，人们便用水洗浴身体，用树叶、柴草等点燃熏烤某一部位，逐渐发现有些植物外敷能减轻疼痛和止血，并且加快伤口愈合。这就是药浴疗法的起源。

随着社会的发展，医疗活动的增多，医疗经验的积累，有关药浴疗法文字记录的文献相继出现。《山海经·西山经》记载："竹山……有草焉，其名曰黄瓘藿，其状如樗，其叶如麻，白华而赤实，其状如赭，浴之已疥。"《礼记·曲礼》中也有"头有疮则沐，身有疡则浴"的论述。我国现存最早的临床医学文献《五十二病方》中，就有洗浴法、熏浴法的记载，并载有熏浴方 8 首，如治疗婴儿病痫方，即"取雷丸三颗，以猪煎膏和之。小婴儿以水半斗，大者以水一斗，三分和取一分置水中，挠以浴之。浴之道，头上始，下尽身，四支（肢）勿濡。三日一浴，三日已……痫者身热而数惊，颈脊强而腹大，痫多大，以此药皆已。"这是小儿药浴疗法的最早记载。疮口清洗法用药有"谷酒"、"沃"、"婗"等法。该书还记载了用药浴疗法治疗痢证、痔瘘、烧伤、瘢痕、干瘙、蛇伤等多种病证，如治疗痔疮，用青蒿、鲫鱼、肉桂、干姜，水煎沸，置坛中，上盖带孔的草席，将痔疮对准孔中任蒸气熏，至药汁变凉为止，每天熏3次。再如治疗小腿外伤或烧伤已久而致溃烂成疮，运用的药浴疗法设计构思都很巧妙新颖。用时先煮汤药于容器中，汤内置可以滚动的木踏脚，患者置足于药汤中洗浴熏蒸时，足踩木踏脚，可以随意滚、滑动位置，容器也可以随时加温，使药汤始终保持适宜的温度。

二、发展阶段

到了秦汉时期，药浴疗法已从临床粗浅应用的阶段，开始逐渐转向对理论的探索。现存最早的中医经典著作《黄帝内经》中较详细地论述了中药外治的方法和内容，如"其邪者，渍形以为汗"，这是利用热汤沐浴发汗的先例。另有"寒者热之，热者寒之，摩之浴之"。其中的"渍形"、"浴之"即为药浴法。《黄帝内经》中还记载使用椒、姜、桂和酒煮沸熏蒸治疗关节肿胀、疼痛、屈伸不利等痹证，首次将药浴疗法列为重要而常用的治则治法，为药浴疗法奠定了理论基础。东汉张仲景《伤寒杂病论》是一部理、法、方、药较完备的经典著作，其创立了六经辨证论治体系，所列举的诸法，有证有方，方法齐备，是此前古籍中鲜有记载的。书中载有苦参汤洗方，即"苦参一升，以水一斗，煎取七升，去渣，熏洗"。另外还载有以狼牙汤浸洗治妇人阴中蚀疮烂者，矾石汤浸脚治脚气冲心等。其对"狼牙汤"、"矾石汤"等方剂的详细论述，体现了辨证施治的思想。此期所载的药浴法不仅可治疗局部疾患，也可用于治疗全身疾患。如《伤寒论》中"若太阳病证不罢者，不可下，下之为逆，如此可小发汗。设面色缘缘正赤者，阳怫郁在表，当解之、熏之"。这是使用熏法助阳解表治疗表证的记载，也是现代汤药熏蒸治病之先导。张仲景在《金匮要略》中也记载使用药浴法治疗大量疾患，如雄黄熏蒸治疗狐蟚病蚀于肛者；苦参汤熏洗阴部治狐蟚病。汉代华佗对药浴疗法也十分重视，《华佗遗书》中载有不少药浴疗法，如华佗治中风发热神方，用大戟、苦参各四两，白醋、浆一斗煮沸洗之。治发臭神方，即佩兰叶煎水沸洗之，可除发臭；或煮鸡苏为汁，或烧灰淋汁，沐之，均效。华佗甚至将药浴治疗引入肠胃外科手术，如《后汉书》中记载："若疾……在肠胃，则截断熏洗，除去疾秽；既而缝合，一月之内皆平复。"

  晋代与南北朝时期，药浴疗法得到了发展，成为治疗急症的常用方法。葛洪的《肘后备急方》对不同原因引起的创伤及脓肿分别采用酒洗、醋水洗、黄柏煎洗等不同的药浴方法。如"治卒心腹烦满，又胸胁痛欲死方，以热汤令灼灼尔，渍手足，复易秘方。""治霍乱心腹胀痛，烦满短气，浓煮竹叶汤五六升，令灼已转筋处。""取楠若樟木，大如掌者削之，以水三升，煮三沸，去滓，令灼之也。"还载有"洗眼汤，以当归、芍药、黄连等分，以雪水煮浓汁，乘热，冷即温再洗，甚益眼目。"《肘后备急方》另载有蜜陀僧防腐，雄黄、艾叶煎水消毒，"漆疮"用汉椒汤洗之等，都是一些简单、易行、有效的方法，至今为民间所喜用。陈延之的《水晶方》中有药浴方治疗内科急症的记录。成书于同一时期的《刘涓子鬼遗方》，全书收方151首，其中外治方剂近一半。如当归汤治疗阳蚀，即用当归、甘草、川芎、芍药、地榆煎汤洗浴患处，具有化瘀解毒、生肌敛疮的功效。书中还论述了猪蹄汤（猪蹄、白蔹、白芷、黄连、狼牙、芍药、黄芩、独活、大黄）外洗痈疽肿，肉腐臭秽者，每日洗四次，效果甚良。

三、繁荣阶段

唐代是我国方剂学的鼎盛时期，药浴疗法也随之开始进入繁荣发展阶段。此时药浴疗法已广泛用于内、外、妇、儿、皮肤、五官等科疾病的治疗中，如孙思邈的《千金要方》中就记载了药物蒸气熏、淋洗法、浴洗法、坐浴法、浸洗法、泡洗法等多种方法，并加以病例佐述。如烟熏法治咽喉中痛痒，吐之不出，咽之不入，"以青布裹麻黄烧，以竹筒盛，烟熏咽中。"又如"治合阴阳辄痛不可忍方：黄连一两，牛膝、甘草各一两，上三味，咀，以水四升，煮取二升，洗之，日四度。""治湿疮方：浓煎地榆汁洗浴，每日三度。"还有增白悦颜的澡豆方、祛斑抗皱的猪蹄汤、生发乌发的治秃方；治疗小儿伤寒的雷丸汤、莽草汤；治疗小儿身热的青木香汤、李叶汤；治疗风疹瘙痒的苦参汤和治疗头风的风头沐汤等。孙思邈在《千金要方》中还记载有许胤宗治柳太后中风不语，用大剂黄芪防风汤熏蒸而苏醒的案例，这充分说明了药浴疗法在急救中的作用。王焘的《外台秘要》已将药浴疗法广泛应用于痈疽、瘾疹、白屑风、丹毒、漆疮、烫伤、冻疮、手足皲裂等多种疾病。如用头风白屑方沐头治疗白屑风；用手足疡汤治疗皲裂疮等。

这一阶段药浴疗法的广泛应用除表现在对疾病治疗外，还表现在对疾病的预防上。如《千金要方》载有"儿生三日，宜用桃根汤浴，令儿终身无疮疥。"而非药物熏洗在百姓生活中开始流行，如宋·洪刍在《香谱》中记载了当时流行的香熏衣被的方法，著名诗人白居易更写出"红颜未老恩先断，斜倚熏蒸坐到明"的佳句。可见当时对药浴已有深入的认识。

宋金元时期，诸子蜂起，百家争鸣，极大地丰富了中药药浴的内容，使之不断改进与创新，药浴疗法的应用更为普及。如《太平圣惠方》、《太平惠民和剂局方》、《圣济总录》、《儒门事亲》、《世医得效方》等医籍中，对药浴疗法的记载颇多，其药浴药物和方剂之多、治疗范围之广、应用此法的医家之众是前所未有的。如《圣济总录》载有药浴方40余首，《太平圣惠方》载有药浴方剂163首，其中眼科24首，阴疮及阴部湿痒24首，扭伤骨折11首。齐德之的《外科精义》中进一步总结推广前人药浴疗法经验，载有"溻渍疮肿法"。《疮疡经验全书》中对药浴疗法的论述也十分详细。如"阴中极痒之蚀匶疮，用大蒜捣碎洗之。"现已证实本法对女性滴虫性阴道炎有显著效果。

宋金元时期对中药药浴的作用机理也有了初步认识。宋代《圣济总录》的编撰不仅扩展了中医药浴的临床应用，而且对药浴的机理有了初步的认识。《圣济总录》认为："治外者，由外以通内，膏熨蒸浴粉之类，借以气达者是也。""渍浴法，所以宣通肌表，散发邪气，盖邪之伤人，初在肌表，当以汗解，若人肌肉坚厚，腠理致密，有难取汗者，则服药不能外发，须借汤浴，疏其汗孔，宣导外邪，乃可以汗……有因大饮中酒，恐毒气内攻于脏者，有服五石发动气攻于阳者。若此之类，皆以浴法治之，乃欲使邪毒外泄故也。"擅长以汗、吐、下三法治病的张子和在搜集民间各种治疗方法的基础上，把众多的外治法归入汗吐下三种治病之大法。他在《儒门事亲》中则对药浴法从理论上进行论述："凡是灸、蒸、熏、洗、熨、烙、针刺、砭石、导引、按摩等，凡解表法皆属于汗法。"认为药浴法可归属于"汗法"，凡宜解表或汗者皆宜用之。《外科精义》中阐述了药浴疗法的作用机理和治疗疮痈的具体操作方法："夫溻渍疮肿之法，宣通行表，发表散气，使疮内消也。盖汤水有荡涤之功，古人有论。疮肿初生，经一二日不退，即须用汤水淋射；其在四肢者，溻渍之。此谓疏导腠理，通调血脉，使无凝滞也。且如药二两，用水二升为则，煎取一升半，以净帛或新绵蘸药水，稍热渫其患处，渐渐喜渫淋浴之，稍凉则急令再换，慎无冷用。"此外，还记载了甘草大豆汤熏洗治疗阴蚀、下疳、阴湿；升麻渫肿汤治疗阴证肿疡之疾等。

四、成熟阶段

明清时期，承接唐宋医药事业的盛世，药浴疗法更加丰富并趋于成熟。王肯堂的《证治准绳》、陈实功的《外科正宗》、张介宾的《景岳全书》以及《普济方》、《奇效良方》、《万病回春》、《寿世保元》等医书中均大量记载了中药熏蒸治疗各类疾病。对小儿药浴疗法的注述也很多，如鲁伯嗣所著《婴童百问》中记载浴体法，治疗"发搐"，药取"天麻末（二钱），全蝎（去毒，为末），朱砂（各半钱），乌蛇肉（酒浸，焙干），白矾（各二钱），麝香（一字），青黛（三钱），上同研匀，每用三钱，水三碗，桃枝一握，叶五七枚，同煎至十沸，温热浴之，勿浴背。""胎肥则生下肌肉浓，遍身血色红，盈月以后，渐渐羸瘦，目白睛粉红色，五心热，大便难，时时生涎，浴体法主之。胎弱则生下面无精光，肌肉薄，大便白水，身无血色，时时哽气多哕，亦当浴体法治之。"

我国历史上最大的方书——《普济方》和李时珍编著的医药学巨著《本草纲目》记载的药浴方达数百首之多，为后世应用和研究药浴疗法提供了非常宝贵的参考资料。例如，把熏法分为烟熏法和熏洗法两种。烟熏法：如疥疮熏法，用熟艾一两，木鳖子三钱，雄黄一钱，为末，揉入艾中，分作四条，每以一条安阴阳瓦上，置被里烘熏；熏洗法：如治妇人阴痒，用墙头烂茅、荆芥、牙皂等分，煎水频熏洗之。再如洗眼方，"风眼赤烂，明净皮硝一盏，水二碗煎化，露一夜，滤净澄清，朝夕洗目，三日其红即消，虽半世者亦愈也。""痔疮肿痛，冬瓜煎汤洗之。""茜草一把，煎水浸足，治腹泻。""马绊绳，'煎浴小儿痫'。""生姜，'小儿寒嗽，煎汤浴之'。""马屎，'烧末煮酒，浴儿卒忤'。"另有熏蒸疗法，"荆叶，'烧烟熏涌泉穴'治脚气。"

明代陈实功所著的中医外科学名著《外科正宗》，反映了我国明代以前外科学的主要成就，也记载了许多药浴外治的良方。如洗痔枳壳汤治疗痔疮；二矾汤洗浴治疗鹅掌风；熏洗结毒方治疗梅毒等。王肯堂的《证治准绳》对皮肤病有较详细的论述，用药浴疗法治疗皮肤病颇具特色。如洗漏散治疗阴蚀疮；金银花散洗浴治疗下疳疮；杨梅疮洗汤方治疗梅毒等疾病。申斗垣的《外科启玄》中详细记载了药浴的具体操作方法："凡宿伤在皮里膜外，虽服引药不能根除，服瓜皮散，次用落得打草、陈小麦、艾叶三味，用河水共煎一锅，滚透，入小口缸内，横板一块，患人坐在板上，再将单被盖身，其汗立至，不可闪开，恐汗即止，病根不清也。"

清代是中药药浴疗法逐步成熟并走向鼎盛的阶段，此期名医辈出，医学名著相继问世，药浴疗法不仅得到了空前普及，而且更注重了理论的探讨，使药浴疗法理论日臻完善。中医外治第一部专著《急救广生集》是程鹏程经数十年的精心搜集，参考400余种医术，集清以前历代外治疗法之大成，博收约取，荟萃精要而成。该书列载外治法方1500余首，计收病证400余种。继《急救广生集》之后，吴尚先在潜心研究前贤外治经验的基础上，对外治法进行了系统的整理和理论探索，历时数十年，著成颇具特色的专著《理瀹骈文》。该书共收录外治方法近百种，载方1500余首，治疗范围涉及内、外、妇、儿、五官、皮肤等科疾病，拓展了前人的应用范围。此书对药浴疗法的理论基础、作用机理、辨证施治、药物选择、使用方法、主治功效、适应病证、注意事项等方面进行了较为深入系统的阐述。如"外治之理，即内治之理；外治之药亦即内治之药，所异者法耳。医理药性无二，而法则神奇变换，上可以发泄造化五行之奥蕴，下亦扶危救急，层见叠出不穷。"阐明了外治法和内治法的理论基础，即外治和内治用药同出一理，只是在用药的方式和给药途径上有所不同而已。故"外治必如内治者，必求其本……明阴阳，识脏腑也。"如治疗下焦病证，因证虚实阴阳属性不同而使用不同方药。治疗鼓胀及大便秘结，有煎成药汤倒入桶中进行坐熏的方法，即使用峻泻的药物，如芒硝、大黄、甘遂、牵牛、轻粉之类，也不至于大伤元气；治疗久痢人虚或血崩脱肛的病证，可用补中益气汤煎汤坐熏；治疗产妇阴脱，可用四物汤煎汤加龙骨入麻油适量，边熏边洗。

小儿药浴疗法

吴尚先还将药浴分为熏法、蒸法、淋法、坐浴和烫熨等法。有别于熏蒸疗法单纯以药液的蒸气熏蒸治疗疾病。他认为："熏蒸渫洗之能汗，凡病之宜发表者，皆可以此法。"而且煎抹（即熏洗）之法，自"仲景一百十三方、金匮方、与诸家所传之方及危氏五世家传得效方，无不可照而用，亦无不可撮一两味而用。"其基本作用是"枢也，在中兼表里者也，可以转运阴阳之气也。""可以折五郁之气而资化源。""可以升降变化，分清浊而理阴阳。营卫气通，五脏肠胃既和，而九窍皆顺，并达于腠理，行于四肢也。"吴氏对药浴疗法的精辟见解和宝贵经验，至今仍有很大的现实指导意义。

清代医家赵学敏广泛搜集了民间的治疗经验，辑成《串雅内编》与《串雅外编》，其中有不少药浴疗法的内容。《串雅外编》卷二专列熏法门、蒸法门与洗法门，所载诸方具有方简、效验的特点，适合临床应用。如"手汗，黄芪一两，葛根一两，荆芥三钱，水煎汤一盆，热熏而温洗，三次即无汗。""小儿咳嗽，生姜四两，煎浓汤沐浴即愈。"

清末名医张锡纯在《医学衷中参西录》中用鲜蒲公英煎汤两大碗，温服一碗，余一碗乘热熏洗治疗一切虚火实热眼疾之症，并将其列为眼科第一方，至今仍为临床所常用。

五、提高阶段

中华人民共和国成立后，特别是改革开放以来，中医药事业有了很大的发展。随着中医外治法研究热潮的到来，药浴疗法也得到了突飞猛进的发展。药浴疗法已成为治疗某些疾病的常用方法和预防疾病的保健方法。广大医药工作者从文献整理、理论探讨、临床报道、实验研究等各个环节，对中药外治进行了全面、客观、细致、深入地研究，取得了累累硕果。随着社会的发展，物质生活水平的提高，在世界范围内掀起了一股回归大自然的热潮，中医传统的药浴疗法备受青睐，药浴疗法迎来了更加广泛的发展前景。这就要求我们要进一步发掘古代良方，总结前人的经验，在更大范围内推广应用药浴疗法，同时应用现代科技手段来探讨其机理，改进制剂，以提高防病治病、保健强身的效果。

1. 文献整理与理论研究 近10年来，各类杂志有关中药药浴疗法的文章有1500多篇，有关药浴疗法的专著也相继出版，如尚德俊编著的《熏洗疗法》，杨晋翔等人编著的《中华药浴》，苏培基主编的中国民间疗法丛书《熏洗疗法》等。本草方面先后有《全国中草药汇编》、《中药大辞典》、《中华本草》等工具书出版；各地中药志、中草药手册收集了地方性中草药的熏洗治疗方法；民族药志和民族药物手册则载有具有民族特色的中药熏洗（不包括民族药）

方法。

2. 临床应用研究 药浴法已由传统的外科领域，迅猛地向内科、妇科、儿科、肿瘤、急症等多学科领域发展，已由局部体表病变治疗向全身性疾病治疗发展，临床应用范围更加广泛。现代医学研究证明，药浴时湿润的药液能加速皮肤对药物的吸收，同时皮肤温度升高，皮肤毛细血管扩张，促进血液和淋巴循环，有利于血肿消散。由于温热的刺激能促进活跃网状内皮系统的吞噬功能，提高新陈代谢等作用，对霉菌、细菌感染引起的疾病，药物药浴能直接起到抑制与杀灭病菌的作用。

3. 剂型研究 在药浴剂型的改革方面也做了不少工作，如将临时制备的中药煎剂改成颗粒剂、煮散剂或溶液剂，用时加开水冲即可药浴。有些剂型改革还获得卫生部新药批准文号，批量生产，如复方荆芥熏洗剂，是将原来的中药饮片煎剂改成颗粒，不仅在药厂批量生产，而且还被《中华人民共和国卫生部药品标准》（中药成方制剂分册）收载。

总之，药浴疗法这一中医治疗体系的古老分支，经历了两千年的锤炼与积淀，重又注入新的活力，在新观念、新发展的 21 世纪，必将日臻成熟与完善。有理由相信，在新世纪，药浴疗法将与中药内治及针灸、推拿等非药物治疗方法互补，为进一步提高中医治疗水平，促进各族人民乃至全人类的健康作出更大贡献。

小儿药浴疗法

第三章 小儿药浴疗法的基本原理

第一节 小儿的皮肤特点

小儿皮肤是身体最外层的器官，它覆盖全身，保护机体免受外界刺激，并参与机体的许多生理功能，对整个身体起着重要作用。

一、结构特点

（一）皮肤的总面积和重量

足月新生儿皮肤面积约为 $0.21m^2$，1 岁婴儿为 $0.41m^2$，成人的皮肤总面积约 $1.5 \sim 2m^2$，平均为 $1.6m^2$。成人的皮肤总面积大约是新生儿的 7 倍。皮肤的总重量约占人体体重的 16%。

（二）皮肤的厚度

小儿皮肤娇嫩，其表皮全层和角质层的细胞体积小且薄，所以其表皮比成人的薄。成人皮肤的厚度（指表皮加真皮的厚度，一般在 $0.5 \sim 4mm$）平均为 $2mm$（不含皮下组织），臀部、手掌及足部更厚，约为 $3 \sim 4mm$。人体皮肤全层的厚度（指表皮、真皮和皮下脂肪的厚度）随年龄的增长而发生很大的变化，特别是女孩，皮下脂肪从 10 岁前后开始急剧增加，到 20 岁左右时又继续增加；男孩皮下脂肪的增厚稍迟缓些，在 $13 \sim 14$ 岁开始上升，到 $16 \sim 18$ 岁时则停止增厚。无论什么年龄，身体部位不同，皮肤的厚度不同，如眼睑、耳廓、阴囊、乳部和四肢屈侧等处皮肤较薄，掌、跖和四肢伸侧等处皮肤较厚。但是在婴儿期，身体各部分的皮肤厚度几乎没有差异。

（三）皮肤解剖组织学特点

皮肤分为表皮、真皮及皮下组织三层，并含有附属器，如皮脂腺、汗腺、毛发、指甲、趾甲等。

1. 表皮　表皮位于最外层，虽然看上去很薄，但在显微镜下观察，表皮分为五层，从外到内依次为角质层、透明层、颗粒层、棘层和基底层。小儿的表皮与成人不同，新生儿表皮的角质层最薄，仅由 2~3 层角化细胞组成，透明层也较成人薄；小儿表皮各层发育均不完善，而且彼此联系也较成人松散。表皮与真皮之间的基底膜，在成人是由紧密交织着的四组结缔组织和弹力纤维以及上皮细胞的原生质突起所组成，它的功能是把表皮和真皮紧密地联系起来。由于小儿基底膜的发育不完善，显得细嫩而松软，其中的结缔组织和弹力纤维发育较差，与表皮和真皮的联系不够紧密，所以小儿的皮肤外层即表皮比成人更容易受外伤和脱屑，稍加用力，皮肤即因外伤而擦破。这也就是新生儿生理性脱屑较多的原因，一般足月新生儿，24~48 小时后才脱屑，而未成熟儿出生后就可见脱屑。

2. 真皮　在表皮的下方，接近表皮部分称为乳头层，其下面是网状层，共分二层，但两层之间无明显分界。新生儿真皮乳头层较平，真皮发育也不够成熟，但血管却较丰富，年龄越小，皮肤的颜色越粉红，这是因为稠密的血管网，通过薄、嫩的表皮显露于皮肤表面的缘故。

3. 皮下组织　位于真皮下方，由疏松的纤维组织和脂肪细胞组成。小儿出生时，皮下脂肪已相当丰富，尤其面部及四肢发育较充分。小儿年龄越小，皮下脂肪含固体脂肪酸（包括软脂肪酸和硬脂肪酸）越多，而液体脂肪酸（油酸、亚油酸）越少。因固体脂肪酸熔点较高，因此婴幼

14

儿的皮下脂肪较成人显得坚实。而新生儿，尤其是早产儿皮下脂肪发育不良，所以体温稳定功能差，当体温降低时，皮脂易发生凝固而硬化。所以，新生儿常常发生硬肿症。健康小儿的皮肤细嫩、色泽光润，充实度良好。年幼小儿的皮下脂肪丰满，分布均匀。

4. 皮肤附属器

（1）皮脂腺：除掌趾外，皮脂腺分布全身，尤以头皮、面部、前胸和肩胛部最多，新生儿皮脂腺功能旺盛，分泌皮脂多。新生儿期常因皮脂分泌物堆积而形成乳痂，又因皮脂腺排泄管阻塞而发生婴儿痤疮或婴儿粟丘疹。随着年龄增长，小儿的皮脂腺分泌相应减少，到了青春期又分泌旺盛。

（2）汗腺：有大、小汗腺两种，前者分布于腋窝、乳头、脐窝、肛周和外生殖器，后者分布全身，除龟头、包皮内侧、口唇、外耳道等处外，汗腺布满周身，尤以腋窝、额部、掌趾最多。婴幼儿的皮脂腺发育不完善，而汗腺已具有分泌功能，但新生儿汗腺发育不全，因此婴幼儿不能很好地适应外界温差变化。足月新生儿在 3~5 天后才能测出面部、躯干有汗，在出生后 3~4 个月内汗腺功能较差，到 2~3 岁汗腺分泌功能逐渐完善。

（3）毛发：除掌、趾外，毛发遍布全身，毛发分为 3 种：①长毛：长而软，如头发。②短毛：粗短而硬，如睫毛。③毳毛：短细而软，分布全身。新生儿出生时在躯干部，特别是背部被有胎毛，未成熟儿比成熟儿尤多，在生后 1 个多月胎毛脱落，又生新毛，在 1 岁内脱落，会再生数次。新生儿的头发有显著的个体差异，有些新生儿出生时几乎没有头发，而有些新生儿头发相当致密。但是，此时头发的多少和颜色并不能决定以后头发的特点。新生儿的眉毛和睫毛发育不好，而到 3~5 岁时，其长度几乎可与成人相等。

（4）指甲、趾甲：指甲、趾甲位于手指或足趾末端的伸面，主要组成部分为甲板，来源于表皮的角化上皮，除保护其下的皮肤不受伤外，指甲、趾甲还可帮助手脚完成一些精细动作。指甲每3个月生长约1cm，每个指甲的生长速度也不一致，而趾甲的生长速度为指甲的1/3。足月新生儿的指甲、趾甲已经发育，长达指或趾端。未成熟儿则发育较差。在幼年期，甲板相对较薄，而且可能出现暂时性反甲，随着年龄的增长，甲板会变白、透明，出现纵嵴。

二、功能特点

小儿皮肤的生理作用包括屏障作用、吸收作用、感觉作用、调节体温作用、分泌与排泄作用和免疫功能，与成人相似但有所不同。

（一）屏障作用

皮肤覆盖在人体表面，各层细胞紧密连接。皮肤对外来的化学品、微生物、射线、外力（摩擦、压迫）有抵御作用，又能阻止体内水分及电解质的流失，还能防止细菌、真菌等微生物侵入，具有重要的屏障作用。皮肤表面的皮脂膜呈弱酸性，能阻止皮肤表面的细菌、真菌侵入，并有抑菌、杀菌作用。皮肤可以阻绝电流，皮肤的角质层是不良导体，对电流有一定的绝缘能力，可以防止一定量电流对人体的伤害。皮肤的角质层和黑色素颗粒能反射和吸收部分紫外线，阻止其射入体内伤害内部组织。真皮中含有大量的胶原纤维和弹力纤维，使皮肤既坚韧又柔软，具有一定的抗拉性和弹性，当受外力摩擦或牵拉后，皮肤仍能保持完整，并在外力去除后恢复原状。皮下组织疏松，含有大量脂肪细胞，有软垫作用。皮脂腺分泌皮脂，汗腺分泌汗液，两者混合，在皮肤表面形成一层乳化皮肤膜，可

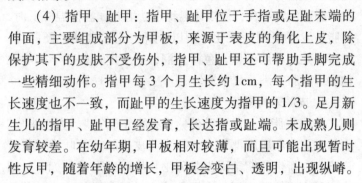

以滋润角质层，防止皮肤干裂。汗液在一定程度上可冲淡化学物的酸碱度，保护皮肤。

然而，小儿由于表皮角质层较薄，易脱落，皮脂分泌少，屏障作用差，易受损害和感染，往往轻微的外力即可损伤。因此，小儿皮肤有时成为全身感染的侵入门户，若护理不当，很容易由皮肤感染引起局部和全身疾病。真皮的结缔组织和皮下脂肪使皮肤柔软、韧性强，有一定张力和弹性，能缓冲机械刺激，而小儿的皮肤弹性较成人差，常常要防备机械性损伤。

（二）吸收作用

皮肤具有吸收功能，有些物质可渗过角质层细胞膜，进入角质细胞，然后再通过表皮各层，这一过程称为经皮吸收、渗透或透入。皮肤吸收功能对维护身体健康是不可缺少的，并且是现代皮肤科外用药物治疗皮肤病的理论基础。皮肤的吸收作用常与皮肤的结构、物质的性质及浓度、药物剂型等有关。皮肤主要通过三种途径吸收外界物质，即角质层、毛囊皮脂腺和汗管口。其中，角质层是皮肤吸收最重要的途径。角质层的物理性质相当稳定，在皮肤表面形成一个完整的半通透膜，在一定的条件下水分子可以自由通过，经过细胞膜进入细胞内。角质层的这种性能除了和其生理结构有关外，还与其物理性质有关。无论是活的还是死的角质细胞都具有半透膜样的通透性，即在单位时间、单位面积内，体外物质的通透率与其浓度成正比。物质在皮肤角质层的通透率也遵循这一规律。角质层厚的部位吸收作用较小，而分布人体各处的黏膜因无角质层覆盖，吸收作用较大。毛孔则最易吸收，为吸收作用的主要途径。物质的性质及浓度影响皮肤的吸收，固体一般不能被吸收，脂溶性物质较易吸收。脂类物质中，动物油较易吸收，植物油次之，矿物油几乎不被吸收。有机溶媒，如乙醚、氯仿、汽油、苯、煤油等渗透皮肤的能力强。但当皮肤充血、糜烂或受外伤时，因降低了皮肤的屏障作用，对体外物质的吸收作用增强。损害面积越大，吸收越多。皮肤被浸软后，吸收作用亦可增强。外用药物的剂型同样也影响着药物的吸收。粉剂不易被吸收，糊剂渗透力差，软膏或硬膏可使皮肤浸软，故可增加皮肤的吸收。乳剂、油剂有一定的渗透力，较易被吸收。

皮肤对气体的吸收又被称为皮肤的呼吸功能。皮肤的呼吸功能在成人并不显著，但在小儿却有着很大的意义，主要表现在二氧化碳和水分的排出。皮肤吸收气体的数量很小，全身皮肤吸氧量约为肺的1/160。一氧化碳不被吸收，二氧化碳则内外相通，由浓度高的一侧向低的一侧弥散或透入。此外，氢、氮、氨、硝基苯及特殊的芳香族油类蒸气等也可以透入皮肤。由于小儿的表皮菲薄，角质层不完善，血管丰富，因此对涂在其表面的物质有较高的吸收和透过能力，与成人相比，局部用药后经皮更容易吸收。所以，小儿外用药的浓度要低、次数要少，更不要局部封包。有资料表明，小儿经皮通透和吸收与婴幼儿体表面积比值可能有直接关系。

（三）感觉作用

正常皮肤内分布大量的感觉神经及运动神经，其神经末梢和特殊感受器广泛分布在表皮、真皮及皮下组织，以感知体内外的各种刺激，引起相应的神经反射，通过神经传导和大脑皮质的分析，产生冷、热、触、压、痛、痒等感觉，维护机体的健康，对于适应外界气温的变化及避免理化因素的伤害具有重要的意义。皮肤的感觉功能不单是单纯的对冷、热、触、痛敏感，还可以鉴别粗糙、细腻、光滑、坚硬等。而新生儿的神经系统，尤其是中枢神经系统发育不全，真皮与表皮的中枢神经纤维网及各种神经末梢不够发达，对上述感觉功能也较弱，若家长护理不当，极易因为意外而使小儿压伤、烫伤。

（四）调节体温作用

皮肤在体温调节过程中不仅可作为外周感受器，向体温调节中枢提供环境温度的相关信息，而且作为体温调节的效应器，是物理性体温调节的主要方式。皮肤中的温度感受器细胞多以点状分布于全身皮肤，可分为热敏感感受器和冷敏感感受器。皮肤中的温度感受器作为一种外周恒温器，可首先感受环境温度的变化，若外部温度高于或低于阈值时，皮肤感受器就可向下丘脑传递信息，从而出现寒战反应或出汗减少。与体温调节中枢相比，皮肤感受器就不那么灵敏，例如，中枢温度下降0.3℃和皮肤温度下降10℃所出现的反应是一致的。但皮肤感受器可影响所有效应机制，如血管扩张或收缩、寒战及出汗等。皮肤表面积较大，这为吸收环境热量及散热提供了有利条件。散热的方式有辐射、传导、对流及蒸发。辐射所能得到或损失的能量主要受皮温与环境温差及有效辐射面积等因素的影响，表面积较大时，通过蒸发散热更有效。皮肤是不良导热体，所以皮肤在保持人体恒定体温方面起着很重要的作用。皮肤血管的排列方式更适于散热或保存热量，皮肤血流量的改变是体温调节的重要方式。所以，皮肤血管的首要功能是参与体温调节，其次才是供应营养。当外界环境的温度发生变化时，可通过皮肤血管的舒缩作用调节人体的温度。如外界气温高时，皮肤毛细血管扩张，皮肤表面通过辐射而散失热量，使体温不致过高；如外界气温低时，皮肤毛细血管收缩，大量血液流入内脏，减少了热量的散失。出汗在调节体温方面起着重要的作用。夏季通过汗液蒸发，散发大量体热，使人有凉爽感觉。皮肤血管中有一些特殊的结构与体温调节有关，在皮下脂肪层广泛分布着静脉丛，其血流量变化较大，在动脉与静脉丛之间有动静脉吻合相连接，其启闭受交感神经支配。在体温正常时，交感神经中血管收缩纤维可使其完全关闭；在热应激时，动静脉吻合扩张，使大量温热血液绕过毛细血管直接注入静脉丛，皮肤血流量增加而散热随之增加。此外，四肢由大动脉供应的血液也可通过浅静脉或深静脉回流，体温高时此处的血流受交感神经支配，通过表浅毛细血管床回流而有效地散热；体温低时大部分血流则经过深静脉回流，由于深静脉多与大动脉伴行，故可从大动脉接受热量，以保持体温。在环境温度较高时，辐射、传导及对流并不能防止身体过热，这时就依靠汗腺分泌汗液而带走大量热量，表皮每蒸发1g水就可带走2.43kJ的热量；在热应激情况下，汗液排出可达每小时3～4L，此时散热是基础条件下的10倍。当血浆钠离子浓度升高时，就可有效地减少排汗，使中枢温度升高。皮肤也可作为内脏与环境之间的一种隔热层，其中皮下脂肪层的作用更为明显，因为它与含水量较高的组织相比，传导作用弱80%左右，而且皮下脂肪层还是一种能量贮存场所，既可用于代谢，又能产热。汗腺分泌汗液可以散热，而小儿汗腺未发育，即使在炎热季节，也常常少汗或无汗，因此容易出现高热。小儿由于体温调节功能尚不完善，室温、衣服、被褥多少都可影响小儿的体温，尤其新生儿过多的包裹，可使体温增高。人体热量约75%～85%经过皮肤发散，而小儿皮肤单位面积内的血流量相对成人较大，易于散热；同时，小儿汗腺功能差，皮肤及周围血管运动神经调节功能不够健全，因此体温的调节功能也比较差，在过冷或过热的环境下容易着凉或受热。体表周围空气的对流和传导作用，对体温调节也有一定影响，尤其在新生儿及婴幼儿时期，衣着、被褥、包单、毛毯等均可影响空气对流和传导。

（五）分泌与排泄作用

皮肤具有分泌和排泄功能，主要通过汗腺以及皮脂腺来实现。

汗腺分为三种，即外泌汗腺、顶泌汗腺和大小汗腺。受体温调节中枢控制，在正常室温下，只有少数小汗腺有分泌活动，无出汗的感觉，称为不显性发汗。成人 24 小时排汗约 500ml 左右，当气温高于 31℃ 时，活动性小汗腺增加，排汗明显，称为显性发汗。精神紧张、焦虑恐怖等，汗液分泌增多，称精神性发汗；吃辛辣食物，可引起出汗增多，称味觉性发汗。自主神经功能紊乱可导致汗液分泌增加。汗液除含有水分（99%～99.5%）外，尚含钠、钾、氯、乳酸、尿素等。大量发汗可影响体内水、电解质平衡，在肾功能不全时，出现尿量减少，而外泌汗腺数量较多，有类似肾单位的排泄功能，故可在特定环境下（如高温低盐现象）代替肾脏的部分功能，发汗可相应增加，以协助排泄体内代谢后的产物，保持电解质的平衡，因此出汗对肾脏起着一定的辅助作用。汗液还起着重要的散热降温作用，在高温环境下，人体在 34 小时内可排汗 12L，这样就带走大量的热量，所以在儿科，治疗外感疾病主张发汗以退热。

除掌趾外，皮脂腺几乎分布全身，但手背、足背处较少。皮脂腺产生皮脂，皮脂的形成不受神经的控制，而受内分泌的控制。雄激素、皮脂类固醇激素可使皮脂排泄增多。从出生到性成熟期，皮脂的成分有两次显著的变化，出生不久的小儿由于受母体的各种内分泌激素的影响，如雄性激素较高，婴儿的皮质成分与成人的相近，而且皮脂的排泄亦较多，故婴儿易发生脂溢性湿疹。10～15 岁时皮脂成分接近成人，青春期后，雄性激素分泌过多刺激皮脂腺，使其肥大，皮脂腺排泄增多，这期间最易发生皮脂溢出症和痤疮等疾病。皮脂在皮脂腺内积聚到一定程度时，导管内压力增加，使皮脂从毛囊口排泄到体表，在体表与汗液形成一层乳化膜，产生抗皮脂排泄的反压力，两种压力的相互作用，调节皮脂的排泄。小儿及青春期皮脂腺分泌旺盛，所以小儿常常有皮脂溢出，婴儿期可见厚而黄的乳痂。

（六）免疫功能

最近十多年来，日益增加的证据表明，皮肤不只是免疫反应攻击的靶组织，其本身也自成一个"免疫系统"，主动参与启动及调节皮肤相关的免疫反应，因此皮肤应作为一个具有独特免疫功能的淋巴样组织。皮肤组织内有多种免疫相关细胞，包括朗格汉斯细胞、淋巴细胞、肥大细胞、组织巨噬细胞、角质形成细胞和内皮细胞。

在表皮内，朗格汉斯细胞是皮肤内主要的抗原呈递细胞，对启动皮肤免疫反应至关重要，在启动免疫应答中起核心作用。估计人类表皮中可能含有 109 种以上的朗格汉斯细胞。内皮细胞表面所表达的多种黏附分子可作为淋巴细胞归巢受体，这是炎症性皮肤病中细胞外渗的原因之一。角质形成细胞构成表皮的主要成分，不但维持表皮结构完整性，而且除可作为辅佐细胞外，还能分泌多种具有生物学活性的细胞因子，并形成网络，参与及调节皮肤免疫反应，在免疫自稳及免疫应答过程中发挥重要作用。此外，角质形成细胞可应答于 γ－干扰素（由浸润皮肤的辅助性 T 细胞产生）而合成与表达主要组织相容性复合体 II 类抗原，对皮肤免疫反应发挥负性调节作用。在真皮内，淋巴细胞与单核细胞是免疫反应中起枢轴作用的效应细胞。肥大细胞充满炎性介质，介导 I 类变态反应。内皮细胞应答于某些刺激而表达粘连分子，在皮肤免疫及炎症反应中发挥重要作用。此外，真皮树突状细胞亦具有抗原呈递作用。除上述细胞成分外，还有许多效应分子也参与免疫问答。所以，皮肤作为免疫系统一个独立器官，其组成细胞具有潜在的免疫功能。皮肤中还有胸腺来源的成熟淋巴细胞，为局部提供了良好的免疫监视系统，以保证机体对外来抗原的应答，同时也阻遏恶性细胞的增殖。

第二节　中医对小儿药浴疗法的认识

一、理论依据

（一）脏腑理论

整体观念是中医学最基本的特点之一，中医理论的核心就是以五脏为中心的整体观。中医学认为，人体是一个以五脏为中心，通过经络系统，把六腑、奇恒之府、五官九窍、四肢百骸紧密联系起来的有机整体。构成人体的各个组成部分之间，在结构上是不可分割的，在功能上是相互为用的，在病机上是相互影响的。也就是说，在"人"这个有机的整体中，五脏是其核心。

药浴疗法属外治法，其治疗首先作用于在外的肌肤、孔窍、腧穴，而这三者又通过经络气血与内在脏腑连为一体。如肺主皮毛，开窍于鼻；肾开窍于耳及前后二阴；劳宫穴为手厥阴心包经的荥穴，通过心包经与心系相通；涌泉穴为足少阴肾经的起始穴位，与肾相通。通过复杂的络属，体表与五脏相连。五脏具有重要的生理功能：肺主气，司呼吸，主宣发肃降，通调水道，朝百脉；心主血，藏神；肝主疏泄，藏血；脾主运化，统血；肾为先天之本，藏精，主生长发育与生殖，主水。五脏相互协调，密切配合，共同维持着人体的正常生理功能，五脏协调，全身精、气、血、津液得以正常运行。因此，诊治疾病时，往往也以脏腑辨证为核心。皮肤和内脏关系密切，皮肤正常与否能反映内脏功能的盛衰。人体是一有机的整体，其各种组织器官，虽然具有各自不同的功能，但却是互相影响的。正因为五脏主宰着全身的生理功能，为人体生命活动的核心，而肌表、孔窍、腧穴又通过经络、气血与之紧密相连。因此，采用药浴疗法，从外施治，就可以调整内在脏腑功能，达到防治疾病的目的。

（二）经络理论

十二经脉与脏腑直接相通，并分别循行在体表一定部位，与内脏密切联系，各条经脉之间通过经络互相沟通，从而使机体的各个组织器官形成一个整体。由于经络内应脏腑、外连体表，因而病变可通过经络在内脏与体表之间相互传变，如病邪由体表内传入里，内攻脏腑。《素问》中记载："凡十二经络脉者，皮之部也。"经络是人体组织结构的重要组成部分，分布全身，具有运行营卫气血、沟通表里、抵御外邪、保卫机体的功能。

经络系统包括十二经脉、奇经八脉、十二经别、十五络脉及其外围所联系的十二经筋和十二皮部等，其中十二经脉是主体。

药浴疗法利用药物煎煮后的蒸气熏疗，作用于人体的某一特殊部位，循行经络血脉，内达脏腑，由表及里，通过药物吸收后的局部刺激所引起整体药理效应或发挥全身调节作用，达到调整阴阳、协调脏腑、通行气血等功效。

内服药可通过脏腑经络布达全身，而外治药物则可通过局部或皮肤吸收而达于局部、脏腑及病变部位，从而起到有效的治疗作用。"外治之外，尤为捷著，亦可治其内。""病生于内，必形诸于外。""内治亦可以外治，非外治者不能治内。"也就是说，内治与外治，方式方法虽不相同，但其能防治疾病的作用原理是一样的，只是给药途径不同，药物起作用的方式不同。

（三）中医对皮肤生理的认识

1. 肤腠　肤，身体之表皮也；腠，肌肉之纹理也。《杂病源流犀烛》说："皮也者，所以包涵肌肉，防卫筋骨者也。"可见肤腠类似墙垣的功能古人早有认识。

《灵枢》说："肺应皮，皮厚者，大肠厚；皮薄者，大肠薄……皮滑者，大肠直……心应脉，皮厚者，脉厚，小肠厚；皮薄者，脉薄……肾应骨，密理厚皮者，三焦膀胱厚，粗理皮薄者，三焦膀胱薄……皮急而无毫毛者，三焦膀胱急。"由此而佐证，皮之厚薄与脏腑关系十分密切。

腠主司津液渗泄，大凡人身的精气得以外达，主要是靠腠理，人体毫毛和孔窍均属腠理主管，表现为人身形壳只有皮易死，亦易复生，如汗不透则皮死，故病后则皮退，甚则毛脱，又甚则换爪甲，肉落骨痿，皆是大病所为的缘故。

2. 玄府　又名"汗孔"、"元府"、"鬼门"等，其含义是汗液色玄，从空而出，以汗聚于里，溱溱外泄。在正常的情况下，卫气者，温分肉，充皮肤，肥腠理，司开阖，故而汗垢从此而出，风邪从此而入。

3. 毛发　从总体上讲，毛发的生化之源主要与冲任二脉有关，如《杂病源流犀烛》所说："冲为血海，任脉为阴脉之海，二脉皆起于胞中，上循腹里，其浮而外者循腹右上行，会于咽喉，列而络唇口，血气盛则充肤热肉，血独盛则渗皮肤，生毫毛。然则毛发之生，皆由二脉之盛也，明矣。"此外，《证治合参》还进一步指出："大抵发属心，属火，故上生；须属肾，属水，故下生；眉属肝，属木，故侧生。"

4. 爪甲　爪之本义作"叉"，手足甲也，医学上谓之爪甲。"肝之合,筋也;其荣,爪也。"这是因为爪是筋之芽,是肝经血气有余的缘故。《医学阶梯》谓:"多食酸,则筋急而爪枯;肝气有余则爪润,肝气涸竭则爪枯。"又说:"胆应爪,胆厚则爪厚色黄,胆薄则爪薄色红,胆急则爪坚色青,胆缓则爪濡色赤,胆直则爪色白无纹,胆结则爪恶色黑多纹。"

二、作用机理

1. 疏通腠理,发表达邪 肌表腠理为人身之藩篱,具有抵御外邪,保卫机体之功能。药浴疗法通过温热之力及药物本身的治疗作用,使周身腠理疏通,毛窍开放,进而祛风发表,达邪外出,起到发汗、退热、消肿、祛风解表、透疹等作用,适用于感冒、风疹、麻疹、头面及周身浮肿等症。

2. 行气活血,通经活络 药浴疗法发挥作用的主要途径之一为疏通腠理。而"腠者,是三焦通会元真之处,为血气所注;理者,是皮肤脏腑之文理也。"说明腠理为气血所注、所聚之处,血得热行,得寒则凝,药浴疗法通过温热及药物的双重作用,使气血得行,血脉得通,适用于筋骨折损、外伤肿痛,可收到消肿止痛、祛瘀生新之效。

3. 祛风除湿,散寒止痛 风寒湿三气杂至,痹阻筋脉经络,出现麻木、疼痛、肿胀、痿软等症,借助药浴疗法的温热及药性之力,疏通腠理,祛风除湿,温经散寒,使气血得畅,筋骨得养,诸症可除。

4. 清热渗湿,解毒止痒 热毒壅盛,血液瘀滞而成痈肿;血败肉腐,则成脓疡;秽浊内停,则肢体浮肿;湿热郁积,则瘙痒、渗出。药浴疗法可以发挥疏通经络,调畅气血,透热除湿之功效,使郁热得散,湿浊得泄,毒邪得清,气血畅行,经脉调和,适用于下肢水肿、痈肿疮疡、湿疹、肛周脓肿等。

5. 调畅气机，解郁降逆 鼻为肺窍，肺主气，在调畅全身气机中起至关重要的作用。肺金肃降，可抑制肝胃之气上升；手太阴肺经起于中焦，心肺同居上焦，以宗气为枢纽，其功能紧密相连，通过熏吸烟气、药气，可起到调畅气机、平肝降逆、宽胸理气之作用，用于咳喘、呃逆、胸痹等症。

6. 杀毒辟秽，防疫保健 药浴中的芳香辟秽之品，可以胜四时不正之气，净化周围环境，且能疏通腠理，调畅气血，使脏腑经络机能正常，抗邪有力，起到杀毒辟秽、防疫保健之功效，用于空气消毒，有预防流感、麻疹等传染病的作用。

7. 通阳回厥，醒脑开窍 肺主一身之气，肺气闭塞则诸窍皆闭。鼻为肺窍，通过熏蒸鼻窍，肺气得以宣通，气机闭塞得解，则诸窍宣通，神志可醒。适用于高热抽搐、神志不清、牙关紧闭等。

8. 补益脏腑，平衡阴阳 药浴疗法借温暖氤氲的药性，作用于孔窍、皮肤、腧穴。通过经络、气血的传导，调节脏腑功能，补益虚损，平衡阴阳。用于虚损所致头痛、全身或局部麻木、劳瘵、痿软等。

9. 疏风活血，杀虫止痒 药浴疗法借氤氲温热之气和药物之力，疏通腠理，宣畅气血，解毒杀虫，祛风止痒。用于疥癣、麻风等。

10. 调和气血，荣养毛发 中医学认为，皮肤毛发失于健美，不但与局部不良刺激有关，更由机体脏腑阴阳气血失调等内在原因所致。药浴疗法借热力和药力以及局部摩擦等刺激体表局部经络、腧穴，通过气血、经络调节脏腑阴阳，调畅气血，促进人体血液循环和新陈代谢，以补养气血，荣润肌肤毛发，达到美发、美肌之目的。

第三节 现代医学对小儿药浴疗法的认识

一、作用原理

现代医学认为，小儿药浴疗法的作用机理有如下几点：

（一）皮肤的吸收

皮肤覆盖在身体表面，面积大，毛孔多，除可以保护体内组织和器官免受外界各种刺激外，尚有排泄和透皮吸收等作用。药物熏洗局部皮肤，可通过局部的皮肤黏膜、汗腺、毛囊、角质层、细胞及其间隙等将药物转运而吸收进入人体。药浴时温热的药物能加强水合作用和皮肤的通透性，加速皮肤对药物的吸收，通过血液循环散布到组织、器官而引起整体药理效应。

现代药理学实验研究证明，药物经皮肤吸收包括先后两个时相：①渗透相：药物经皮肤进入组织外间质。②吸收相：药物分子通过皮肤微循环从细胞外液迅速弥散进入血液循环。除了皮肤固有的吸收、渗透作用外，某些中药也具有一定的透皮吸收作用。日本对一些中药的浴液剂进行了研究，发现川芎提取物可明显促进透皮作用，而且这种作用与温度具有一定相关性，在40℃条件下促进作用最为明显。这表明，将川芎作为药浴剂使用时，不仅对治疗，而且对与川芎相配伍的其他中药成分的透皮作用也有所促进。此项研究证实了用中药制剂做洗浴剂通过皮肤这一给药途径进行治疗的合理性。

另外，在药浴液的加工制作中，可加入透皮吸收剂以促进皮肤对药物成分的有效吸收。透皮促进剂是指所有能够增加药物透皮速度和浓度而对皮肤不造成严重刺激和损害的物质。中药透皮促进剂主要是一些气味芳香的药物，一些辛香走窜的解表剂具有明显的透皮促渗作用，能够增加药物透皮速度，促进有效成分的渗透，再加上其本身的功效，使有效成分直达病所，使药浴疗法疗效迅速、显著。此类药物如麻黄、桂枝、细辛、薄荷、冰片等。在一些中药提取物中具有透皮促渗作用的主要是芳香性中药中的脂溶性成分，其对脂溶性较强的药物促渗作用较强，而对水溶性药物的透皮促渗作用较弱。研究表明，部分促渗剂按一定比例混合后使用，可以达到单一透皮吸收剂无法达到的效果。也有实验表明，并非合用都比单用好，某些药物合用和单用没有显著性差异，甚至当合用浓度较高时其透皮促渗作用反而降低。目前，还有许多疗效较好的药物未能发现合适的透皮吸收剂。

（二）药物的直接作用

药浴用药，既可产生全身性药理效用，又可产生局部性药理效用，尤其对于局部性疾病，药物贴近病灶，药力集中，奏效尤捷。熏洗局部（患处），将药物作用于局部组织，使局部组织的药物浓度高于其他部位，直达病所而起到清热解毒、消肿止痒、拔毒祛腐等作用。

现代研究证实，黄连、黄柏、黄芩、金银花、连翘等中药具有抗菌、抗病毒的化学成分，具有抗感染作用。蛇床子、葛根、木通、知母等对皮肤真菌有杀灭或抑制作用，被广泛用于治疗头癣、甲癣等的熏洗方中。对祛腐药物的生肌敛疮研究发现，具有祛腐生肌作用的药物对伤口修复过程的影响有三个方面：一是促进细胞的增生分化与肉芽组织的增长速度，在一定程度上加快伤口的愈合速度。二是促进巨噬细胞的游出。伤口内的巨噬细胞除具有吞噬细菌、异物等组织碎片，提高局部的抗感染能力外，还能分泌促进纤维组织增生的物质，并能调整胶原代谢的作用，对伤口愈合具有十分重要的意义。三是生肌药物能减少瘢痕形成，促进血液循环，改善局部血氧供应，加速创面新陈代谢，促进创面愈合。

（三）局部的刺激

药浴时通过药温使皮肤温度升高，且在使用具有刺激作用的药物时，使局部血管扩张，促进血液及淋巴循环，改善周围组织的营养，从而起到消炎退肿作用。如运用温热药物对局部的刺激有类似灸法的效应，具有温经通络、行气活血、祛湿散寒的效果。温热的刺激能促进网状内皮系统的吞噬功能，增加新陈代谢，对真菌、细菌感染性疾病，通过药物药浴能直接起到抑制与杀灭细菌的作用。再者，药物作用于局部而引起的神经反射作用能激发机体的自身调节作用，促进机体某些抗体的形成，以提高机体的免疫功能。

二、治疗功效

（一）改善循环

通过药浴的温热刺激，可以促使血管扩张，降低血流阻力，提高血液的流速和流量，从而改善整体的血液循环。这符合中医学的"血遇热则行，遇寒则凝"的观点。由于血液循环改善，人体的脏器、组织细胞能获得更多的氧气和养分，促进新陈代谢。药物对皮肤局部的刺激可使局部血管扩张，促进血液循环，改善周围组织营养，从而起到退肿作用。另外，通过药物作用于局部而引起的神经反射激发机体的自身调节作用，促使机体某些抗体的形成，借以提高机体的免疫功能。药浴的温热刺激和药透效应可有效地促进血液循环，降低血液黏稠度，可防止血栓的形成。

（二）加强氧化

研究表明，药浴能提高血液中某些免疫球蛋白的含量，增加肌肤的弹性与活力，加强氧化。中药药浴在促进全身

小儿药浴疗法

血液循环的同时，也改善淋巴液的循环。现代医学研究证实，淋巴系统对外有抵抗细菌和病毒入侵的作用，对内有抑制和消灭病菌的功能。血液循环加快，可使淋巴细胞不断产生抗体。中药药浴过程中的温热刺激使全身血液循环加速，脑血流量增大，氧交换充分，身体会立即感到心定、气爽，全身的不适症状也会随之减轻或消失。

（三）促进代谢

药浴治疗使全身血液循环得到改善，进而促使机体分泌激素功能加强，有效调节蛋白质、脂肪、糖、盐、水的代谢平衡，从而促进人体的新陈代谢，调节内外环境的稳定，增进机体健康。同时，药浴的温热刺激可使汗孔扩张，汗腺、皮脂腺排泄功能增强，有利于人体代谢废物的排出。

（四）软化上皮

现代药理研究证明，某些中药中含有生物碱、甙类、氨基酸、维生素、植物激素等，对皮肤具有良好的滋养保护作用。药浴能增强皮肤的免疫力，保护皮肤细胞，并保持皮肤弹性，用中药药浴有增白、悦颜、祛斑、润肤除皱等美容保健作用。

（五）清洁皮肤

药浴离不开水，《太平圣惠方》谓"水有荡涤之功。"通过药浴不仅可以使毛孔的污垢被药液冲洗，从而达到去垢除污、彻底清洁皮肤的目的。现代研究认为，面部皮肤老化的主要原因是角质细胞、真皮、皮下组织缺水，而中药人参、灵芝、菊花、银花、当归、桃花、白芷等，在药浴过程中，既可以补充皮肤的水分，营养肌肤，又可以清除已死亡的表皮细胞，并利用汗腺和皮脂腺的分泌，改善头面部血液循环，在清洁皮肤同时增强皮肤弹性，防止皮肤过早松弛和产生皱纹。

第四章 小儿药浴疗法的种类及操作方法

第一节 熏 法

熏法是用中药或煎煮沸腾后产生的蒸气或利用中药燃烧时产生的烟气来熏蒸面部、周身或居处环境以防治疾病的方法。熏法因产生的药气的方式不同又分为熏蒸法、熏吸法、烟熏法三种。

一、熏蒸法

熏蒸法，又称蒸气熏法、中药蒸气浴，是利用药物水煎加热蒸发的药气熏蒸患处或局部，对皮肤起到活血化瘀、疏通络脉、祛风除痹之功用，以达到治疗之目的。熏蒸法可分为全身熏蒸和局部熏蒸。

（一）操作方法

1. 全身熏蒸

（1）在密闭小室内，将所有药物加热煮沸，蒸发气体，病人裸露（只穿短裤）坐或卧于室中，治疗室内温度30℃~35℃，持续30~40分钟。熏蒸治疗后的病人要安静卧床休息一会儿，不要求冲洗。可每日或隔日治疗1次，5~10次为1个疗程。

（2）简易熏蒸法：古代及民间多采用。用较大的容器将加热煮沸的中药煎剂倾入容器中，容器上盖木板，病人裸坐其上，用被单罩住全身，仅露头面进行熏蒸。

2. 局部熏蒸　将加热煮沸的专业煎剂，倾入大小适中的容器内，药液约占容器的 1/2～2/3，让病人将患部置于容器中，与药液面保持一定距离，最好以毛巾覆于患部与容器，以免热气外逸。

（二）适应证

适用于感冒、头痛、痢疾、白带、慢性风湿性疾病、周围血循环障碍、运动系统疾病、肝炎、肥胖症以及格林－巴利综合征、瘙痒症、各种角膜炎等。

（三）注意事项

1. 蒸气浴室应设观察窗口，治疗时工作人员随时观察病人情况，发现异常及时处理。用简易熏蒸法治疗时，应注意避风保暖，防止受寒。

2. 全身熏蒸者在治疗结束后应适当休息，面部熏蒸时，患部与药液之间要保持适当距离，以温热舒适，不烫伤皮肤为度。

3. 本疗法不宜出汗过多，以免引起虚脱、感冒等，在熏蒸前可适量饮水。

4. 恶性肿瘤、癫痫、急性炎症、心脏功能不全、失血、失水、贫血、精神病等病人禁用全身熏蒸法。

二、熏吸法

熏吸法是让病人以口鼻嗅吸药气或药烟，使药物作用于呼吸道黏膜产生刺激效应，或通过呼吸道黏膜吸收进入血液循环而发挥药理效应的一种治疗方法。

（一）操作方法

用瓶装入药物，暴露瓶口置病人口鼻下，让病人吸药气，或将药物煎汤，趁热让病人吸入蒸气。也可将药物卷入纸筒，点燃生烟，让病人以鼻吸其烟。

新型熏吸法是在上述熏吸法的基础上，结合现代医学理论及技术而创制出的新型外治法。一种方法是将若干经特殊加工的中药置密闭金属容器内，通过高温加热，使其升华为细微颗粒，经口鼻吸入。另一种方法是通过超声雾化器使药液雾化吸入，这些方法使传统的熏吸法变得更为方便、迅捷、有效，值得提倡。

（二）适应证

主要适用于小儿风寒感冒、头痛、关膈不通、呃逆、不思饮食、疟疾等。

（三）注意事项

1. 使用吸烟法时，须先分析药物烟气中所含物质，如含有害物质较多或对治疗不利的药物不宜选用。

2. 吸药物烟气时，鼻与药液之间应注意保持适当的距离，不可太近，以免烫伤。

附：烟熏法

烟熏法是用中草药燃烧的烟气防治疾病的方法，本法较少用于小儿，此处仅作一简单介绍。本法借助温暖氤氲的药性，直达病所，起到开窍救急，止咳化痰，杀虫止痒，活络除痛，退疹拔毒，保健防疫，醒脑提神等多种作用，且作用都比较直接迅捷。

（一）操作方法

1. 桶熏法 把药物放在桶内点燃，使其冒烟而不可着火，令患者坐在桶上，让烟熏患处。此法适合于熏治肛肠疾病和妇科疾病。

2. 筒熏法 把药物放入瓷筒（或瓷瓶）内点燃，令患者将患处放在筒上，使烟直接熏疗患处，或将药物研碎后用纸紧卷成筒状，点燃熏之。

3. 室熏法 将药物置室内安全处（放熏炉内）点燃，密闭门窗，使药气弥漫全室，借以熏疗。此法适合于流行病季节，起到消毒、杀菌、清洁空气之作用。

4. 药烟熏法 将中草药研成粗末装入烟斗、烟锅或卷在纸中如香烟状，点燃后吸之。此法多用来治疗呼吸道疾病，如咳嗽等，也可用来解郁降逆。

5. 药纸熏法 将所选药物研成细末，用较厚草纸卷之点燃生烟，直接熏患处。

6. 香炉熏法 将药香折成段放入香炉内点燃，其烟从盖上的小孔和香炉四周冒出，用于灭蚊、除湿、辟秽、祛病等。若把香炉盖去掉也可直接熏患处。

本疗法临床应用，一般一日熏 1～2 次，须视患者接受能力而定，每次烟熏时间可依据具体病情确定。

（二）适应证

适用于牙痛、牙关紧闭不开之实证，舌肿不收、咽喉肿痛、面神经麻痹、大小便不通，以及神昏、咳喘、头痛、胃痛、腹痛等内科病证。也可用于消毒、杀菌、灭蚊等。

（三）注意事项

1. 本疗法以燃着冒烟为度，一般不宜用火焰熏烤，以免灼伤皮肤。
2. 咽部不宜用秽恶气味较重的药物，以免刺激咽喉。
3. 随时根据患者对热感程度的反应，调节烟熏的距离。
4. 室内烟雾弥漫时，要注意空气流通。
5. 熏后应妥当处理，以免引燃其他物品。

第二节 洗 法

洗法是用药液洗患处、头、手足、肛门、前阴、眼目等局部乃至全身的一种常用的外治疗法。因操作方法不同，洗法可有沐浴法、淋洗法、冲洗法、擦洗法、浸洗法之分。按洗浴部位不同，洗法又可分为目浴、四肢浴、坐浴、头面浴等。

一、沐浴法

沐浴法是用药物煎汤沐浴，以治疗疾病的方法。其与一般洗法的区别在于洗浴范围大，浸浴时间长。

（一）操作方法

根据具体病证选取适当药物，将所选药物制成煎剂，然后把药液加入浴盆或浴缸内的热水中，趁热洗头部及全身。也可将药物装入纱包，放入热水中进行沐浴。一般每日洗 1~2 次，每次 15~30 分钟，10~15 次为 1 个疗程。

（二）适应证

适用于伤风、感冒、咳嗽（支气管炎）、风湿痹证（风湿性关节炎、类风湿性关节炎）、腰腿关节疼痛、扭伤、风疹、小儿麻疹、痘疹透发不畅、小儿麻痹后遗症、皮肤湿疹、体癣、头癣、瘙痒症等。

（三）注意事项

1. 浴液温度要适中，一般为 30℃~40℃，不能过热，以免烫伤；也不可过冷，温度过低则达不到治疗目的。

2. 沐浴时要注意保暖，避免受寒、吹风，洗毕应立即拭干，盖被保暖。

3. 高热大汗、心功能不全、有出血倾向等病人不宜进行全身沐浴。

4. 对全身沐浴者，饭前或饭后 30 分钟内均不宜进行。因饭前洗浴易致低血糖而虚脱昏倒，饭后即洗浴则可影响胃肠消化功能，从而影响食物的消化吸收。对于体弱和心脑等病者，不宜单独洗浴，应有家属助浴，洗浴时间亦不宜过长。

二、淋洗法

淋洗法，又称淋射法，是用药物煎剂或冲剂不断喷洒患处的一种外治法。

（一）操作方法

将所选药物煎汤去渣，趁热把药水装入小喷壶内不断淋射患处，喷淋时于患处下面放置容器，接盛药水，再加热后倒入小喷壶内喷淋，可如此循环喷淋。在淋洗时，可轻按伤口四周，并用镊子持消毒棉球擦拭伤口，将脓液及坏死组织淋洗干净。淋洗后，根据伤口情况进行常规换药。每日淋洗 2～4 次，每次 15 分钟左右，每剂药可连用 2 天。

（二）适应证

主要用于疖、痈破溃流脓或创伤感染、皮肤溃疡等，尤其适用于发生于腹部及腰背部者。

（三）注意事项

1. 淋洗时，药液量之大小、喷淋时间之长短可依具体病证而定。

2. 若用于痈肿溃疡，药水不能重复使用。

3. 淋洗时应注意保暖，治疗完毕要擦干局部皮肤。

4. 夏季药液放置时间不宜过长，以免变质，可在冰箱（柜）内保存，尽量用新鲜药液淋洗。

三、冲洗法

冲洗法是用药物煎汤冲洗清洁伤口，促进疮口愈合的方法。

（一）操作方法

根据具体病证选择适当药物，将药物煎汤去渣，加入适量的凉开水冲洗创口。每日冲洗数次，至脓水尽。

（二）适应证

主要用于外科疮疡后期，脓肿已溃，脓水较多时。

四、擦洗法

擦洗法是用药物煎汁，擦洗患处的一种治疗方法。

（一）操作方法

首先辨病辨证选药，将所选药物加水浓煎，去渣，待药汁温热时擦洗患处。如用于治疗各种疣，最好擦破表皮，以微微觉痛效果较好。每日 2 ~ 3 次，每次擦洗 10 分钟左右。

（二）适应证

主要适用于各种疣（如扁平疣等）、头痛、风湿性关节炎、脱发等。

（三）注意事项

擦洗时用力不可过猛。

五、浸洗法

浸洗法是用药水、药汁、药酒、药醋浸洗患处或其他局部以达治疗目的的方法。本法可使药液较长时间地作用于患处，发挥治疗作用。

（一）操作方法

根据不同病证选取适当药物，将所选药物加工取汁，用以浸洗患处或身体局部。每日浸洗 1 ~ 2 次，每次浸洗30 ~ 60 分钟。同时可根据病证的寒热，采用冷浸或热浸。

（二）适应证

各种癣证，如手癣、足癣、甲癣、体癣、股癣等。跌打损伤之肢体肿胀疼痛，以及风寒感冒汗不出、脚气冲心、小便不通、脱肛、阴挺等。

（三）注意事项

1. 治疗股癣时，浸洗液浓度不能过高。

2. 治疗时要注意保暖，避风寒，浸洗完毕，要将局部擦干。

第三节　熏洗法

熏洗法是将药物煎煮后先用蒸气熏疗，再用药液淋洗，浸浴全身或局部患处，以治疗疾病的方法。

一、操作方法

1. 全身熏洗法　将药物煎取汤液倾入浴盆内，先在盆内放一小木凳，高出液面 3 寸左右，令患者坐在小木凳上，用布单或毯子从上面盖住，仅露头面在外，勿使热气外泄。待药液不烫人时，取出小木凳，患者浸于药液内，进行全身沐浴，以汗出为度。全身熏洗法主要用于全身性皮肤病等疾患。

2. 局部熏洗法　是用药物煎汤，先熏后洗头面、手足、四肢、眼等身体局部，以治疗局部疾病的方法。

（1）头面熏洗法：将药物煎汤倒入清洁消毒的脸盆中，先俯首与盆保持一定距离，进行头面部熏蒸，待药液温度适宜再进行沐发、洗头、洗面。主要用于头面部疾病的治疗和护发美容等。面部急性炎症渗出明显的皮肤病应慎用此法。

（2）目浴法：将药物煎汤滤渣后倒入洗杯内，先俯首，使眼部与杯口相对进行熏蒸，待温适宜即用消毒纱布或棉球吸取药液淋洗患眼，每日 2～3 次，每次 20 分钟。此法是利用药液的温热作用，使眼部气血流畅，促进药物的局部吸收，而达到疏通经络、消肿、收泪止痒等目的。眼部有新鲜出血或患有恶疮者忌用本法。

（3）手足四肢熏洗法：先熏手足四肢，然后再浸泡淋洗。该方法是临床经常使用的治病护肤的方法。

（4）坐浴法：将药物煎汤，趁热倒入盆内，盆上放置带孔横木架，患者暴露臀部坐在木架上，进行熏蒸，待药汤不烫人时，拿掉横木架，将臀部浸入盆中浸洗。此法主要用于肛门及会阴部疾病。

（5）溻渍法：将药物装在纱布袋内缝好或扎好，放在砂锅或搪瓷盆内，加水煮开以后，再继续煮 10～30 分钟。然后将药袋取出，再将药汤倒入木盆中，或用原来的搪瓷盆，于盆上放置带孔横木架，将患肢放在横木架上进行熏洗，外盖布单或毛巾，不然热气外透，待药汤不烫时，再用消毒纱布或干净毛巾蘸药汤或用药袋热渍患处，稍凉时再换热药汤，连续趁热溻渍患处。这种溻渍方法多用于四肢或头面部的疾患。

二、注意事项

1. 熏洗时为防止药液蒸气散失，要加盖被单或用厚纸卷成筒状罩住患部和盛药液的容器（如熏眼时）。

2. 有些病证需延长熏蒸时间，可用铁秤砣或洗净的鹅卵石烧红，放入盆内，延长加热时间，加强蒸发。

3. 其他注意事项参见全身熏蒸与沐浴法。

小儿药浴疗法

第五章　小儿药浴疗法的基本要求

一、药浴疗法所用的器具

1. 浴盆　全身药浴用。

2. 木桶　大小木桶若干个。大木桶用于全身药浴，小木桶用于四肢手足熏洗。

3. 浴缸　没有浴盆、木桶时，可以家庭用的浴缸代替。

4. 坐浴盆　肛门及会阴部疾病坐浴熏洗用。

5. 搪瓷脸盆　用于头面部、四肢、手足部熏洗，也可作为坐浴盆用。

6. 小喷壶　用于淋洗患处。

7. 洗眼杯　用于眼部疾病洗浴。

8. 电炉或火炉　用于煎煮药物。

9. 砂锅或搪瓷锅　用于煎煮药汤，也可用搪瓷脸盆代替。

10. 小木凳或带孔木架　熏洗时用于放置患肢。

11. 纱布垫或布垫　用于热罨患部。

12. 布巾或毛巾　用于蘸药汤溻渍淋洗患部，或药浴后擦干身体。

13. 布单或毯子　在药浴时，围盖浴盆，阻止药物蒸气外透。

14. 消毒换药设备　消毒纱布、干棉球、碘酒棉球、乙醇棉球、红汞、龙胆紫（甲紫）、消毒镊子、换药碗，以及常用中药膏、散等，用于药浴后伤口换药。

二、药浴前的准备

1. 应用药浴疗法时，应先向病人或家属说明药浴疗法的优点、操作方法及注意事项，使其对药浴疗法有个正确认识，以便与医务人员互相配合，坚持治疗，战胜疾病。

2. 药浴前，将所用的器械、物品准备完善。在冬季药浴时，应注意保暖，药汤的多少应视药浴的部位而定，局部药浴所用药汤量较少，全身药浴药汤量要多些。

3. 药浴部位有伤口时，应事先做好换药的准备工作。

4. 病人的两手和患部，在药浴前应先用温开水洗干净。

5. 洗浴前应嘱病人解大小便。

三、水温的选择

药浴疗法按水温高低可分为热水药浴（39℃～45℃）、温水药浴（37℃～38℃）、平温药浴（34℃～36℃）、凉水药浴（25℃～33℃）。

可用水温计来测量水温。较简易的方法是根据皮肤的感觉来测知水温。一般来说，若皮肤触水不烫是与皮肤温度相当为温水；触水热且烫手，但能忍受为热水；触水稍温为平温；触水觉凉为凉水。

1. 热水药浴　主要适用于风湿性关节炎、风湿性肌痛、慢性肌炎、肌纤维组织炎、类风湿性关节炎、各种骨伤后遗症等。热水药浴因具有发汗的作用也常应用于感冒初起、尿毒症、周围神经炎、神经根炎、肥胖症、银屑病等疾病的治疗。

2. 温水药浴　适应于一般临床各科疾病的治疗，是药浴疗法经常采用的水温。

3. 平温药浴　适应于精神过度兴奋、失眠、各种疼痛、消化功能不良等疾病。若高热时可作为降温手段。

4. 凉水药浴 主要适应于急性扭挫伤的初期。

四、操作程序

1. 将煎好的药汤倒入容器内，先进行熏蒸，待药汤不烫时，再浸洗患部。有伤口时，重洗前应先取下敷料（特别是油性药膏敷料），按换药方法擦净伤口，再进行熏洗。

2. 根据患者的病情和发病部位的不同，可采用溻渍、淋洗、沐浴、坐浴等不同的方法进行药浴。药浴伤口时，浴盆及其他用具均须无菌，并注意无菌操作，不要用手接触敷料和伤口。

3. 药浴完毕后，用干毛巾擦干患部或全身，如为全身沐浴应换干净衣服，盖好被毯卧床休息30分钟。如有伤口时，药浴完毕后，用消毒纱布擦干患处，根据伤口情况进行换药。

4. 最后，清理用品，将浴盆、木桶、纱布垫等洗净，擦干或晾干，放置整齐，以备下次应用。

五、治疗的时间与疗程

临床上应用药浴疗法，一般每日1~2次，每次0.5~1小时，以3~30天为1个疗程。如为全身性皮肤病（皮肤瘙痒病、银屑病等）进行全身药浴时，每日可用两剂洗药煎汤洗浴，洗浴时间可适当延长，以全身发汗并有舒适感觉为度。

第六章 开展小儿药浴疗法相关软硬件标准

一、小儿药浴单元建设标准

1. 目的 制订小儿药浴单元建设标准，为开展小儿药浴疗法提供参考。

2. 范围 适用于开展小儿药浴疗法的医疗机构。

3. 制订 "小儿药浴疗法临床操作规范研究"课题组。

4. 内容

（1）小儿药浴单元区域分配：分为药浴准备单元、药浴操作单元2个独立区域，设通道相连：

1）药浴准备单元参考面积：$12\sim20m^2$。

2）药浴准备单元功能布局：护士工作台、应急抢救单元、患儿浴前浴后准备台、浴后留观及候诊区。

3）药浴操作单元参考面积：$12\sim15m^2$。

4）药浴操作单元功能布局：药浴操作单元2套、药液准备操作单元2套、浴后清洁操作单元2套、浴后皮肤干拭操作单元2套、小儿专用浴厕1套。

（2）各功能区任务分配：

1）准备单元任务分配：①护士工作台：接诊、知情同意、登记、观察、预约。②应急抢救单元：可设置成抢救柜或抢救车，配置常用的小儿抢救药品、抢救器械和抢救操作规范。③浴前浴后准备台：设置2套单元床和单元柜，单元柜分清洁、污物两个区，用于小儿浴前浴后的更衣保洁处置。④浴后留观及候诊区：设置2~4个浴后留观、候诊小单元，是浴后体温病情观测及候浴病人休息的区域。

2）操作单元任务分配：①药浴操作单元：设置木制小儿专用药浴桶，用于药液的沐浴、淋浴、泡浴、浸浴、擦浴，可双向操作。应设置两个以上单元。②浴后清洁操作单元：设置药浴后清洁处置，配小儿专用浴托，可双向操作。应设置两个以上单元。③药液准备操作单元：设置药液配制、储备、加热设备，单向操作。应设置两个以上单元。④浴后皮肤干拭操作单元：设置单元床、清洁和污物柜，用于浴后的皮肤干拭和包裹处置。应设置两套以上单元。⑤小儿专用浴厕：设置小儿专用卫生区，用于小儿排泄物的处置。

二、小儿药浴单元基本配置标准

1. 目的　制订小儿药浴单元基本设备配置标准，指导建设药浴单元。

2. 范围　适用于医疗机构的小儿药浴单元建设。

3. 制订　"小儿药浴疗法临床操作规范研究"课题组。

4. 内容

设备名称	规格及数量	用途	备注
冷暖空调	2台1.5匹	调节室温	洗浴室、休息室各一台
排气扇	1台	换气	洗浴室
热水器	1台80L	水温调节	—
空气消毒机	1台	空气消毒	—
电磁炉	1台2000W	煎药	—
小儿多功能熏洗床	1张	熏蒸	—
煎药锅	2个28cm	煎药、储存	—
储物架	1套	存放衣物等	休息室

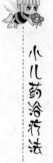

小儿药浴疗法

设备名称	规格及数量	用途	备注
桌椅	1 套	家长休息	休息室
洗衣机	1 台	清洁、烘干浴巾	休息室
饮水机	1 台	饮用水	—
浴盆柜具	1 套	洗浴装置	可用浴盆代替
浴托	5 件	固定、防滑	—
水温计	2 个	测量水温	—
体温计	2 个	测量体温	—
壁挂式温湿度表	1 个	监测温湿度	—
大浴巾	10 条	包裹患儿	—
小方巾	10 条	擦洗	—
一次性浴袋	若干	隔离	—
不锈钢量杯	1 个 1L	测量药液	—
不锈钢长柄过滤筐	2 个	过滤药渣	—
耐消毒光滑玩具	若干	转移注意力	—
婴儿洗护用品	1 套	洗护	—
小儿熏洗操作流程表	1 份	规范操作	—
应急预案表	1 份	规范处理意外事件	—
患儿信息采集表	1 本	采集患儿信息	—
床单元	1 套	患儿更衣、休息	—
抢救设备	1 套	急救	含药品和一次性器材

设备名称	规格及数量	用途	备注
吸氧吸痰装置	1 套	急救	—
消毒保洁设备	1 套	消毒、保洁	—
音乐设备	1 套	创造温馨环境	—

三、小儿药浴单元环境控制标准

1. 目的 指导小儿药浴单元环境控制，增加患儿的安全感和依从性。

2. 范围 适用于小儿药浴治疗单元。

3. 制订 "小儿药浴疗法临床操作规范研究"课题组。

4. 内容

（1）人文环境：

①操作者端庄稳重，举止大方，有亲和力；以乐观、开朗的心情，亲切的语言，诚恳态度进行有效沟通；操作稳、准、轻、快，以取得患儿的信赖。

②请患儿生活中最密切的人陪伴，增加其安全感。

（2）物理环境：

①温度：室温 22℃ ~ 24℃，冬季及新生儿室温24℃ ~26℃。

②湿度：室内湿度 50% ~60%。

③通风：根据温差和风力、风向，操作前后开窗通风15 ~30 分钟或安装空气调节器。

④音响：可设悦耳动听的背景音乐，噪音控制在 75 dB以下，患儿睡眠时噪音 < 35dB；室内人员要做到说话轻、走路轻、操作轻、开关门窗轻。

⑤采光：自然光源和人工光源（白炽灯管）相结合、亮度以视觉上感觉舒适、欢快和明亮为佳；睡眠时有遮光措施。

⑥装饰：可调节光线的淡雅窗帘，室内整洁美观，陈设简单、实用、齐全，色彩搭配协调、温馨。

⑦单元设置：药浴设备、热水器、温湿度计、冷暖空调、排气扇、取暖设备、水温计、小儿游泳圈、玩具、手消毒液、浴液、药浴药液容器及储物架、防滑垫、处置床。

（3）生物环境：

①按六步洗手法进行洗手，浴巾、玩具等应每人1份或一用一消毒。

②药浴设备等无法进行浸泡和打包消毒的用品用后可根据其材料进行有效擦拭消毒。

③防滑垫浸泡消毒30分钟。

④每天用静态消毒机消毒30分钟，传染病病人药浴时可用动态消毒机进行全程消毒或加消毒30分钟一次，每月做空气培养一次。

⑤空调在冬、夏使用前或使用两个月应深度清洗一次。

四、小儿药浴疗法安全标准

1. 目的　制订小儿药浴疗法安全标准，确保小儿药浴单元安全。

2. 范围　适用于小儿药浴单元的安全控制。

3. 制订　"小儿药浴疗法临床操作规范研究"课题组。

4. 内容

（1）用药安全标准：

①药物浓度：药浴药物浓度控制在1%~5%。

②药物温度：熏蒸药液温度一般在50℃~70℃，蒸气温度在42℃以下，浸泡温度38℃~40℃。

③过敏性：选择致敏性低的药物。

④酸碱度：pH4.5~7.0。

⑤眼部选无腐蚀性药物，其他可选无腐蚀性或低腐蚀性的药物。

（2）禁忌证：

①可疑急腹症者。

②有大范围感染性病灶并已化脓破溃、面部危险三角区感染者。

③软组织损伤48小时内者。

④眼出血、细菌性结膜炎患者。

⑤出血性疾病患者。

⑥感觉功能损伤、意识不清者。

⑦治疗部位有金属移植物者。

⑧急性传染性疾病、恶性肿瘤、严重心脏病、呼吸困难者。

⑨危重外科疾病、严重化脓感染疾病，需要进行抢救者。

⑩小儿多动不能配合者。

（3）病人安全标准：

①冬季注意保暖。

②大汗、饥饿、过饱、过度疲劳者不宜进行熏洗。

③进餐前后30分钟内禁止熏洗。

④伤口部位熏洗者，按无菌操作进行。

⑤所有用物每人一份，避免交叉感染。

⑥颜面部熏洗者，洗毕30分钟后再外出。

五、小儿药浴药物煎煮标准操作规范（SOP）

1. 目的　制订小儿药浴疗法药物准备操作规范，为开展小儿药浴疗法药液煎煮提供参考。

2. 范围　适用于开展小儿药浴疗法的医疗机构。

3. 制订　"小儿药浴疗法临床操作规范研究"课题组。

4. 内容

（1）药材按照直径0.5cm大小进行切割粉碎，增加药物的表面积和截面积，提高药物有效成分的煎出率。

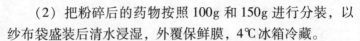

（2）把粉碎后的药物按照 100g 和 150g 进行分装，以纱布袋盛装后清水浸湿，外覆保鲜膜，4℃冰箱冷藏。

（3）冰箱内每天保存两种剂量的药物各 5 份。超过 48 小时的药物弃掉。

（4）药浴时取出所需剂量药物，加水 1200ml 煎煮，开锅后煎煮 5 分钟后起锅过滤。第一煎滤出药液 1000ml。

（5）药液加入药浴容器内，稀释至所需温度和浓度（2%）。

（6）取原药渣加水 3000ml，再次煎煮，开锅后煎煮 3 分钟。

（7）第二煎过滤出药液 3000ml，作为浴中加热使用。

六、小儿药浴单元应急预案

1. 目的 制订小儿药浴单元应急措施，提高突发事件的处理效率，减少突发事件造成的损失。

2. 范围 适用于小儿药浴过程中突发事件的处理。

3. 制订 "小儿药浴疗法临床操作规范研究"课题组。

4. 内容

（1）停水（图 6 - 1）：

①接到停水通知，提前储水，通知相关人员暂缓入选新病例。

②届时将电热水器电源切断，以免无水干烧损坏热水器。

③使用储备水按时为已入选的患儿完成第二、第三日洗浴计划。

④当突然停水，应立即查找原因，电话通知水工班，查清故障原因及大约来水时间，同时切断热水器电源。

⑤安抚正在洗浴的患儿，使用电热水器内储水完成本次洗浴。

⑥若无法在当日来水，培训第二、第三日待洗患儿家

长，回家自洗。

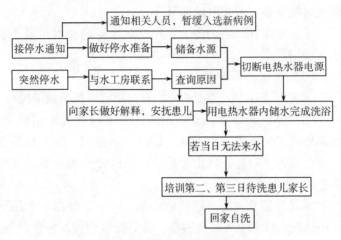

图 6-1　停水应急流程图

（2）停电（图6-2）：

①接到停电通知，通知相关人员暂缓入选新病例，做好停电准备。

②将各种用电仪器关闭，以免突然来电时损坏仪器。

③电话通知已预约病人，暂缓来院并等通知。

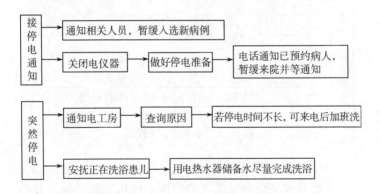

图 6-2　停电应急流程图

④突然停电，应立即查找原因，电话通知电工班，若停电时间不长，可来电后加班洗。

⑤安抚正在洗浴的患儿，用电热水器内储水尽量完成本次洗浴。

（3）溺水（图6－3）：

①洗浴全程专人监护患儿，安全固定浴托避免滑脱。

②发现患儿溺水，立即出浴，浴巾包裹置于俯卧位，腹部垫高，头下垂，护士以手拍背促水排出，清除口鼻分泌物，拉舌于口外，防止舌后坠，保持呼吸道通畅，通知医生。

③观察患儿神志、瞳孔、心率、呼吸、脉搏、血压及发绀情况，注意有无呼吸困难。备好抢救药物及抢救设备，积极配合抢救。

④必要时建立静脉通路，遵医嘱用药，注意掌握输液速度，防止扩容后出现心力衰竭。

⑤必要时吸入高流量经30%～50%酒精湿化的氧气，以降低肺泡内泡沫的表面张力。

⑥准确记录出入液量，做好相关护理记录。

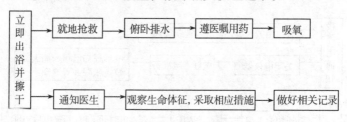

图6－3 溺水应急流程图

52

（4）高热惊厥（图6－4）：

①患儿发生惊厥，应立即出浴，浴巾包裹，就地抢救并通知医生。

②去枕仰卧，头偏向一侧，及时清除口鼻分泌物，保

持呼吸道通畅。

③立即指压人中、合谷等穴位，备好吸痰器及急救药品。

④给予安定针每千克体重 0.3 ~ 0.5mg 灌肠以镇静。

⑤给予鼻导管吸氧每分钟 0.5 ~ 1L 或面罩吸氧每分钟 2 ~ 3L。

⑥迅速建立静脉通路，按医嘱应用各种药物如赖氨匹林针以每千克体重 0.015 ~ 0.025g 稀释后静推；地塞米松针以每千克体重 0.2 ~ 0.5mg 稀释后静推，并观察患儿用药后的表现。

⑦保持安静，减少各种刺激，不要强行置压舌板于齿间，做好安全防护。

⑧体温过高者采取降温措施，已窒息或呼吸不规则者给予人工呼吸或气管插管。

⑨密切观察患儿意识、面色、体温、呼吸、脉搏、血压及瞳孔的变化。

⑩做好对家属的健康宣教及心理安抚工作。

⑪做好相关的护理记录。

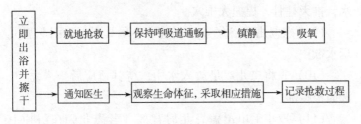

图 6-4　高热惊厥应急流程图

七、小儿外感发热药浴疗法标准操作规范（SOP）

1. 目的　制订小儿药浴疗法治疗小儿外感发热临床技术操作规范，为开展小儿药浴疗法提供参考。

2. 范围 适用于开展小儿药浴疗法的医疗机构。

3. 制订 "小儿药浴疗法临床操作规范研究"课题组。

4. 内容

（1）操作者衣帽整齐，洗手戴口罩。

（2）核对患儿信息：姓名、年龄、诊断，并评估其既往史、过敏史、全身皮肤状况、心理状态等。

（3）按要求随机分组。

（4）关闭门窗，调节室温至24℃~26℃。患儿排空大小便，测量体温。

（5）选择相应的中药浸泡、煎煮。并准备浴盆、一次性浴罩、水温计、浴巾、毛巾、浴托等。

（6）浴盆上罩一次性浴罩，注入36℃温水（2岁以下12L，2岁以上27L），水中放漂浮的小玩具。

（7）将煎好的中药滤除药渣（第一煎2岁以下1 L，2岁以上2 L），注入浴盆温水中搅拌，约37℃~38℃。原药渣加水，二次煎煮，过滤备用。

（8）脱去衣服，浴巾包裹，再次检查全身皮肤状况；进行皮肤预处理（约3分钟）：按摩风池、风府穴，清天河水，推天柱骨，提捏大椎穴。

（9）抱患儿至浴盆旁，取盆中小玩具引逗，引起患儿玩水欲望。

（10）先将患儿双足放入水中，待其适应后坐入盆中，液面至腰部。

（11）取小毛巾覆盖患儿肩背部（若患儿躺在浴托上时毛巾覆盖其腹部），另舀盆中水淋洗液面以上皮肤约1~2分钟，待患儿已适应水温后，再取第二煎药液（约3 L）逐渐加入浴盆调至所需水温，并在出浴前保持此水温。

（12）患儿浸泡约10分钟，取出小毛巾（或包着药渣的软布包）进行擦拭，自下而上擦拭双上肢外侧，自上而下沿足阳明胃经走向擦拭双下肢及脊椎两侧皮肤，以微红为宜。若患儿汗出，给予温开水饮用。

（13）药浴时，引逗患儿，注意观察患儿面色、呼吸、体位及出汗量，有不良现象应立即停止药浴并平卧处理。

（14）药浴毕，温水冲去药液，浴巾包裹并擦干，穿好衣服稍事休息。

（15）观察患儿精神、出汗量、皮肤情况，30分钟后测体温，评价效果，做好记录，有异常现象及时通知医生。

（16）鼓励患儿多饮水，可进食高热量、高蛋白、高维生素、易消化的流质或半流质饮食。

（17）清理用物，按要求处理。

各 论

第七章 新生儿疾病

第一节 胎 黄

胎黄是以婴儿出生后皮肤、面目出现黄疸为特征的病证，因与胎秉因素有关，故称"胎黄"或者"胎疸"。西医称其为新生儿黄疸，包括新生儿生理性黄疸和血清胆红素增高的一系列疾病，如溶血性黄疸、胆道畸形、胆汁淤滞、肝细胞性黄疸等。胎黄的发病率东方人高于西方人，我国南方高于北方，母乳喂养儿高于人工喂养儿。

【病因病机】

《诸病源候论·胎疸候》指出："小儿在胎，其母脏气有热，熏蒸于胎，致生下小儿体皆黄。"说明了胎黄可由湿热郁蒸引起。《临证指南医案·疸》指出："阴黄之作，湿从寒水，脾阳不能化热，胆液为湿所阻，渍于脾，浸淫皮肤，色如熏黄。"说明胎黄可由脾阳不足生湿寒化引起。《张氏医通·黄疸》指出："诸黄多湿热，然经脉久病，不无瘀血阻滞也。"说明无论湿热黄疸或寒湿黄疸，皆可致经脉瘀积。总之，胎黄病位在脾胃、肝胆，其病机主要为脾胃湿热或寒湿内蕴，肝失疏泄，胆汁外溢而致发黄，日久则气滞血瘀。

【辨证论治】

一、湿热郁蒸

1. 症状 面目皮肤发黄，色泽鲜明如橘皮，小便深黄，哭闹不安，不欲吮乳，呕吐腹胀，大便秘结，或有发热，舌质红，苔黄腻。

2. 处方

[处方1] 茵陈蒿汤加味。

组成：茵陈12g，大黄9g，栀子12g，泽泻9g，车前子9g，黄芩12g。

用法：蒸气熏法。取上药加入清水1000~1500ml煮沸，取药液倒入有嘴壶中，盖住壶口。趁热将壶嘴对准患儿口鼻熏蒸，并令患儿深吸之，熏蒸至药凉。每日1剂，早晚各1次，治愈为度。

功用：清热利湿退黄。

[处方2]

组成：黄柏30g。

用法：药浴法。将上药加水2000~2500ml，煎煮去渣，待水温适宜时，给患儿淋浴，反复淋洗或擦洗10分钟。每日1~2次。

功用：清热利湿退黄。

[处方3]

组成：大黄、硝石、黄柏、山栀各10g。

用法：药浴法。将上药加水煎汤1000ml，擦洗全身。每日2次，3日为1个疗程。

功用：泻火解毒，清热燥湿，凉血散瘀。

二、寒湿阻滞

1. 症状 面目皮肤发黄，色泽晦暗，日久难退，精神

小儿药浴疗法

萎靡，四肢欠温，不思进食，大便溏薄色灰白，小便短少，舌质淡，苔白腻。

2. 处方

［处方1］茵陈理中汤加减。

组成：茵陈12g，干姜9g，党参12g，白术9g，薏苡仁9g，茯苓12g，甘草6g。

用法：蒸气熏法。取上药加入清水500～1000ml煮沸，取药液倒入有嘴壶中，盖住壶口。趁热将壶嘴对准患儿口鼻熏蒸，并令患儿深吸之，熏蒸至药凉。每日1剂，早晚各1次，治愈为度。

功用：温中化湿退黄。

［处方2］

组成：十大功劳叶（阔叶）350g。

用法：药浴法。将上药切碎加水4000ml煎汤倒入盆中，待温给患儿洗澡，每日1次。

功用：化湿退黄。

三、气滞血瘀

1. 症状　面目皮肤发黄，颜色逐渐加深，晦暗无华，甚则色呈墨绿，右胁下痞块质硬，肚腹膨胀，青筋显露，或见瘀斑、衄血，唇色暗红，舌质紫，可见瘀点。

2. 处方

［处方1］血府逐瘀汤加减。

组成：柴胡9g，郁金9g，川芎12g，桃仁9g，红花9g，赤芍12g，丹参9g，当归12g，生地黄9g，茵陈蒿12g，干姜9g，党参12g，白术12g，茯苓9g，薏苡仁12g，荆芥9g，甘草6g。

用法：蒸气熏法。取上药加入清水1000～1500ml煮沸，取药液倒入有嘴壶中，盖住壶口。趁热将壶嘴对准患儿口鼻熏蒸，并令患儿深吸之，熏蒸至药凉。每日1剂，早晚各 1 次，治愈为度。

功用：理气化瘀消积。

［处方 2］

组成：大黄、硝石、黄柏、山栀各 10g。

用法：药浴法。将上药加水煎汤 1000ml，擦洗全身。每日 2 次，3 日为 1 个疗程。

功用：泻火解毒，清热燥湿，凉血散瘀。

第二节 脐 炎

脐炎是指小儿出生后结扎断脐护理不善，或先天性异常而发生的脐部病证。其中，脐部湿润不干者称为脐湿；脐部红肿热痛，流出脓水者称为脐疮。脐湿、脐疮西医学泛指新生儿脐炎。此病发生在新生儿期，一般预后良好。但脐疮处置不当亦可酿成败血症等重症。

【病因病机】

《太平圣惠方》中所言："夫小儿脐湿者，亦由断脐之后，洗浴伤于湿气，水入脐口，致令肿湿，经久不干也。"说明产生脐湿、脐疮的原因主要是由于断脐后护理不当，感受外邪所致。婴儿洗浴时，脐部为水湿所侵，或为尿液浸渍；或脐带未干，脱落过早；或为衣服摩擦损伤等，使湿浊浸淫皮肤，久而不干者，则为脐湿。若湿郁化热，或污秽化毒，则湿热之邪蕴郁，营卫失和，气滞血瘀而致脐部红、肿、热、痛，进而湿热酿毒化火，毒聚成疮，致脐部溃烂化腐，则为脐疮。

【辨证论治】

一、脐湿

1. 症状 脐带脱落以后，脐部创面渗出脂水，浸渍不干，或见微红。

2. 处方

组成：大桉树叶适量。

用法：擦洗法。将上药加水煎汤，蘸汤液擦洗患处，每日1次，治愈为度。

功用：收敛燥湿。

二、脐疮

1. 症状 脐部红肿热痛，甚则糜烂，脓水流溢，可伴恶寒发热，啼哭烦躁，口干欲饮，唇红舌燥，甚则神昏、抽搐。舌质红，苔黄腻，指纹紫。

2. 处方

[处方1]

组成：苦参、白鲜皮、地肤子、土茯苓、蛇床子、蒲公英各30g，蝉蜕12g，黄芩15g。

用法：熏洗法。将上药煎汤，先熏后洗患处。每日2次，每次20分钟。5~7日为1个疗程。

功用：清热利湿，散风止痒。

[处方2]

组成：艾叶、川椒、荆芥各15g，苦参、芒硝各60g，明矾50g。

用法：熏洗法。上药水煎，先熏后洗患处，每日2次，每次15~20分钟，每日用药1剂。7日为1个疗程。

功用：清热燥湿，祛风止痒。

第三节　硬肿症

　　硬肿症是新生儿时期特有的一种严重疾病，是由多种原因引起的局部甚至全身皮肤和皮下脂肪硬化及水肿，常伴有低体温或多器官功能低下。其中，只硬不肿者称新生儿皮脂硬化症；由于受寒所致者又称新生儿寒冷损伤综合征。本病属于中医学"五硬"、"胎寒"等病证范畴。硬肿症多见于寒冷的冬春季节，若由于早产或感染引起者亦可见于夏季。硬肿症多发生在生后 7~10 日的新生儿。新生儿由于受寒、早产、感染、窒息等原因都可引发本病，重症者预后较差，病变过程中可并发脑炎和败血病，严重者常合并脑出血等而引起死亡。

　　中医学归纳本病的病机为阳气虚衰、寒凝血涩，现代进一步认识到"血瘀"在病机中的重要性，采用药物口服、外敷等多种治疗方法，提高了治疗效果，降低了病死率。

【病因病机】

　　《诸病源候论·胎寒候》曰："小儿在胎时，其母将养取冷过度，冷气入胞，伤儿肠胃。"说明小儿若护养保暖不当，复感寒邪，致使气血运行失常为发病之外因；初生小儿本为稚阴稚阳之体，尤其是先天禀赋不足阳气虚弱者，此为发病的内因。中医学认为，患儿先天禀赋不足，命门火衰，风寒之邪客于肌肤，寒邪凝滞，气血运行不畅，阳气不布，致营卫不和，肌肤不温，皮下脂肪变硬发凉。总之，阳气虚弱，寒凝血涩是发病的主要病机。

62

【现代研究】

　　1. 刘宗媛报道用艾叶煎汤令患儿洗浴，体温恢复正常时间和硬肿消肿时间均较西医组短，两组具有显著差异。

2. 徐迪三认为治疗新生儿硬肿症，重点应从"瘀"着手，盖瘀血不去，则新血不生，故用益气和营，清热活血之法，同时参用古人浴体之法，加用外敷药，以开发腠理，疏泄阳气，内外同治，温凉并进，从而可取得较好效果。

【辨证论治】

一、寒凝血滞

1. 症状 患儿全身欠温，四肢发凉，臀、小腿、臂、面颊等部位肌肤硬肿，难以捏起，色暗红、青紫，或红肿如冻伤，反应尚可，哭声较低，指纹红滞。

2. 处方

[处方1] 防风浴。

组成：防风、艾叶各30g，胡椒20粒，干姜25g。

用法：药浴法。上药加水3000ml煎至2500ml，去渣取液。把药液倒入浴盆内，将小儿放入浴盆内浸浴，保持药液温度在39℃~45℃，室内温度37℃以上。每日1~3次，每次20~30分钟，在熏洗后喂患儿少量温开水。

功用：温经散寒，活血消肿。

[处方2] 艾叶浴。

组成：艾叶500g。

用法：药浴法。先加水3000ml煎熬至1000ml，每次取250ml加温水于浴盆中，水温保持在37℃~38℃，在洗浴过程中缓缓加入热水，每次洗浴15~20分钟，浴后拭干，着柔软单衣，每日可洗浴2~3次。

功用：温经散寒，活血消肿。

[处方3] 韭菜浴。

组成：新鲜韭菜200~250g。

用法：药浴法。加清水 2500～3000ml，煮沸至韭菜熟而发黄，待其降温至 40℃～42℃备用，在 26℃～28℃室温中将患儿放入韭菜水中沐浴。除患儿头部外，身体其他部分均浸泡在韭菜水中，并用煮熟变软的韭菜揉摩皮肤，硬肿部位着重按摩，洗浴 5～10 分钟，水温下降至 37℃～38℃时即抱起患儿，擦干身体，包好取暖，每日 1～2 次。

功用：温经散寒，活血散肿。

[处方4] 经验方。

组成：伸筋草、祁艾、桑枝各 15g，透骨草、刘寄奴、官桂各 7.5g，苏木、草红花各 4.5g。

用法：将上药共研末，装纱布内，用桑木架在水锅上蒸后备用，或加水煮沸后备用。用时热溻或浸洗患处。每日或隔日 1 次。

功用：活血通络，温经软坚。

二、阳气虚弱

1. 症状 患儿全身冰冷，肌肤板硬而肿，范围波及全身，皮肤暗红，僵卧少动，反应极差，气息微弱，哭声低怯，吸吮困难，面色苍白，尿少或无，唇舌色淡，指纹淡红沉伏。

2. 处方

[处方1] 硬肿温浴汤。

组成：附子、肉桂、川草乌、乳香、没药、当归、红花、川芎、赤芍、白术、白芍、透骨草、甘草各等量。

用法：药浴法。将上药加水 3000ml 煎至 2500ml，去渣取液。把药液倒入浴盆内，保持药液温度在 39℃～45℃，将患儿裸体放入盆内，温浴 20～30 分钟，室内温度保持 35℃左右。浴毕，以毛巾揩干包裹，每日 1 次。

功用：温阳通络，活血化瘀。

［处方2］桂附煎。

组成：桂枝、附子各60g，干姜、丹参、赤芍、甘草各30g。

用法：熏洗法。将上药加水2500ml煎煮30分钟，去渣取汁。待药温37℃左右时，将患儿仰卧浴盆药汁中浸泡，每次10～20分钟，每日1～2次，连洗3～5日。浴后立即保温并保持室温在22℃～24℃。

功用：温经散寒，活血化瘀。

第八章 小儿肺系疾病

第一节 感 冒

感冒是小儿时期常见的外感性疾病之一，临床以发热、鼻塞流涕、喷嚏、咳嗽为特征，感冒又称伤风。本病一年四季均可发病，以冬春多见，在季节变换、气候骤变时发病率高。可发生于任何年龄的小儿。小儿患感冒，因其生理病理特点，易于出现夹痰、夹滞、夹惊的兼夹证，一般预后较好。西医学将感冒分为普通感冒和流行感冒。

【病因病机】

小儿感冒的病因有外感因素和正虚因素。主要病因为感受外邪，以风邪为主，常兼杂寒、热、暑、湿、燥等，亦有感受时行疫毒所致。外邪侵犯人体，是否发病还与正气强弱有关，当小儿卫外功能减弱时遭遇外邪侵袭，则易于感邪发病。感冒的病变脏腑在肺，随病情变化，可累及肝脾。外邪经口鼻或皮毛侵犯肺卫。肺司呼吸，外合皮毛，主腠理开合，开窍于鼻。皮毛开合失司，卫阳被遏，故恶寒发热，头痛身痛。咽喉为肺之门户，外邪上受，可见鼻塞流涕，咽喉红肿；肺失清肃，则见喷嚏咳嗽。风为百病之长，风邪常兼夹寒、热、暑、湿等病因为患，病理演变上可见兼夹热邪的风热证、兼夹寒邪的风寒证及兼夹暑湿的湿困中焦等证。肺脏受邪，失于清肃，津液凝聚为痰，壅结咽喉，阻于气道，加剧咳嗽，此即感冒夹痰。小儿脾常不足，感受外邪后往往影响中焦气机，减弱运化功能，致乳食停积不化，阻滞中焦，出现脘腹胀满、不思乳食，或伴呕吐、泄泻，此即感冒夹滞。小儿神气怯弱，感邪之后热扰肝经，易导致心神不宁，生痰动风，出现一时性惊厥，此即感冒夹惊。

【历史沿革】

《外治寿世方》治疗伤寒感冒，风寒发汗，以苍术、羌活、明矾、生姜汁为丸，握手心，夹腿间，侧卧暖盖取汗，不汗热汤催之。暴寒中人，伏于少阴，经旬日始发为咽痛者，俗名肾伤寒，用半夏、桂枝、甘草、姜汁调。暴寒袭入肌肤，触之若无皮者，川椒烧酒煎，布蘸熨之。

【现代研究】

1. 《中医熏洗疗法大全》一书中提到用外洗、熏蒸等外治方法治疗感冒。

2. 《熏洗疗法》一书中提到用外洗治疗时行感冒。

3. 刘氏对小儿外感高热的治疗，宗"体若燔炭，汗出而散"，"热者寒之"及"釜底抽薪"之旨，本柴葛解肌汤三阳并治思想组成柴胡退热方。方以金银花、连翘清热解毒；薄荷、荆芥、防风疏风解表，增强发汗之力，以解太阳之表；柴胡、黄芩以清解少阳之邪；石膏清泻肺胃气分之实热；配伍羚羊角以增强泻火解毒、清退高热的作用，并可防止小儿高热惊厥的发生。诸药合用，共奏清热解毒、疏风解表之功。熏洗方选用青蒿、香薷芳香辛散，善解暑退热。通过温热熏洗沐浴，疏通经脉，鼓舞卫气，开泄汗腺，从而逐邪外出。

4. 杨氏用香苏液矿石熏蒸治疗外感900例。香苏液：紫苏、柴胡、浓薄荷水等中药各适量，经煎煮去渣浓缩，然后盛入玻璃瓶备用。用时浓度稀释 20% 为宜。熏蒸室采用木质材料密封设计，留排气小窗，安装密封式电热蒸炉，炉上放置矿石备用，设置坐椅。病人换上科室的短衣裤，进入熏蒸室内，坐于椅上，并在蒸炉矿石上浇上稀释后的香苏液进行熏蒸，室内温度保持 60℃ ~ 80℃ 范围，时间每次 15 ~ 20 分钟，每日 1 次。香苏液有辛温解表、散寒、发汗的作用，矿石熏蒸达到开启腠理，发散风邪的作用，遇到重伤风患者，根据病情可配合穴位推拿。

小儿药浴疗法

【辨证论治】

一、风寒感冒

1. 症状 恶寒发热，无汗，头痛，鼻塞流涕，喷嚏，咳嗽，喉痒，舌偏淡，苔薄白，脉浮紧。

2. 处方

[处方 1]

组成：浮萍、鲜生姜、葱白各 15 ~ 30g，白酒少许。

用法：药浴法。上药共捣烂，煎汤半盆，入白酒少许，备用。待药温适宜，嘱患者洗浴（胸腹部要多洗一会儿），每次洗 5 ~ 10 分钟。洗后用柔软毛巾将水擦干，避风，覆被安卧，待其微汗出即可。每日洗 1 次。

功用：辛温解表。

[处方 2] 苏桂麻黄煎。

组成：紫苏 15g，桂枝 9g，麻黄、生姜各 12g，甘草 3g。

用法：熏洗法。将上药加水 3000ml，煮沸 10 分钟后取汁熏洗头面，直至出汗。每日 1 次。

功用：发汗解表，辛温散寒。

二、风热感冒

1. 症状 发热重，恶风，有汗或无汗，头痛，鼻塞流

68

脓涕，喷嚏，咳嗽，痰黄黏，咽红或肿，口干而渴，舌质红，苔薄白或黄，脉浮数。

2. 处方

［处方1］

组成：葱白10g，胡麻叶15g，白芷10g，藁本10g，蛇床子15g。

用法：药浴法。加水煎煮，取药汁不冷不热时洗浴全身，每日1次。

功用：辛凉解表。

［处方2］桑菊芦根汤。

组成：芦根30g，桑叶、菊花、薄荷各9g。

用法：药浴法。上药加清水1000ml，煎沸3~5分钟，将药液倒入小盆内，待汤药温度适宜，给患儿洗澡，周身洗透，尤其胸腹部应多洗一会儿，每次洗10分钟。洗后用柔软毛巾将水擦干，覆被待微汗出即可。每日1次。

功用：辛凉发汗。

三、暑邪感冒

1. 症状　发热无汗，头痛鼻塞，身重困倦，咳嗽不剧，胸闷泛恶，食欲不振，或有呕吐泄泻，舌质红，苔黄腻，脉数。

2. 处方

组成：香薷12g，羌活10g，苏叶12g，厚朴12g，淡豆豉10g，藿香12g。

用法：沐浴法。上药水煎2次，混匀，待温擦浴全身。每次10~20分钟，每日2次，每日换药1剂，3日1个疗程或病愈停药。

功用：清暑解表。

四、时行感冒

1. 症状　全身症状较重，壮热嗜睡，汗出热不解，目赤咽红，肌肉酸痛，或有恶心呕吐，或见疹点散布，舌红苔黄，脉数。

2. 处方

［处方1］银翘洗剂。

组成：银花15g，连翘15g，黄芩15g，板蓝根15g，竹叶15g，薄荷20g，檀香片20g，大青叶30g，菊花30g，冰片3g。

用法：药浴法。将银花、连翘、黄芩、菊花、大青叶、板蓝根置于砂锅加水3000ml，煮沸10分钟后，投入薄荷、檀香片同煎5分钟，滤出汁另贮，再加水2500ml，煮沸10分钟后，取汁，二煎药汁合并，兑入冰片，倒入浴盆，按全身洗法浴洗全身。每次15分钟，以出汗为佳。每日1剂，洗1~2次。

功用：辛凉解表，清热解毒。

［处方2］葱白二叶煎。

组成：紫苏叶60g，陈艾叶60g，葱白50g。

用法：熏洗法。上药加清水1500ml，煮沸5分钟，连渣倒入脚盆中，盆中放一张小木凳。嘱患者脱去鞋袜，将两足踏在小木凳上，并用大围巾将膝部以下及脚盆共同覆盖熏之。待周身有微汗出时，旋即擦干腿足，避风片刻。每日1剂，熏洗1~2次。

功用：辛温解表，疏风散寒。

五、兼证

（一）夹痰

1. 症状 感冒兼见咳嗽较剧，咳声重浊，喉中痰鸣，苔滑腻，脉浮数而滑。

2. 处方

组成：银花4~6g，连翘4~6g，牛蒡子3~5g，大青

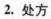

叶 3 ~6g，薄荷 2 ~4g，甘草 2 ~4g，菊花 4 ~6g，川贝4 ~6g，鱼腥草 4 ~6g。

用法：上药水煎，加水量为煎成药液的 2 ~3 倍，先武火，待小沸后改为文火煎煮 10 分钟，两煎汇集在一起，用多层纱布过滤，滤液备用。每次取药液适量放入超声雾化仪中，药温 36℃ ~38℃ 为宜，每 6 小时用药 1 次，每次吸 10 ~15 分钟。

功用：疏风解表化痰。

（二）夹滞

1. 症状　感冒兼见脘腹胀满，不思饮食，呕吐酸腐，口气秽浊，大便酸臭，或腹痛泄泻，或大便秘结，舌苔垢腻，脉滑。

2. 处方

组成：银花 4 ~6g，连翘 4 ~6g，牛蒡子 3 ~5g，大青叶 3 ~6g，薄荷 2 ~4g，甘草 2 ~4g，菊花 4 ~6g，谷芽4 ~6g，山楂 4 ~6g。

用法：上药水煎，加水量为煎成药液的 2 ~3 倍，先武火，待小沸后改为文火煎煮 10 分钟，两煎汇集在一起，用多层纱布过滤，滤液备用。每次取药液适量放入超声雾化仪中，药温 36℃ ~38℃ 为宜，每 6 小时用药 1 次，每次吸 10 ~15 分钟。

功用：解表兼以消食导滞。

（三）夹惊

1. 症状　感冒兼见惊惕啼叫，夜卧不安，磨牙，甚则惊厥抽风，舌尖红，脉弦。

2. 处方

组成：天麻、朱砂各 3g，乌蛇肉（酒浸）5g，白矾、青黛各 6g，麝香 1.5g。

用法：共研细末，贮瓶备用，勿泄气。用时每取本散9g，桃枝（枝叶）1握，加清水适量煎数沸。待温后用毛巾蘸药水外洗胸、腹、头面及四肢，每次洗5～10分钟。每日1～2次，勿浴背。

功用：清热息风，开窍护脑。

第二节　咳　嗽

咳嗽是小儿肺系疾患中一种常见病证，以咳嗽、咳痰为主要表现。《幼幼集成·咳嗽证治》曰："凡有声无痰谓之咳，肺气伤也；有痰无声谓之嗽，脾湿动也；有声有痰谓之咳嗽，初伤于肺，继动脾湿也。"说明咳和嗽在含义上是不同的，临床上二者多并见，难以截然分开，故通称咳嗽。本病一年四季均可发生，以冬春二季发病率高。任何年龄小儿皆可发病，以婴幼儿多见。

【病因病机】

《活幼心书·咳嗽》指出："咳嗽者，固有数类，但分冷热虚实，随证疏解，初中时未有不因感冒而伤于肺。"说明了咳嗽的病因多由外感引起。此外，《景岳全书·咳嗽》指出："夫外感之咳，必由皮毛而入，盖皮毛为肺之合，而凡外邪袭之，则必先入于肺，久而不愈，则必自肺而传于五脏也。内伤之嗽，必起于阴分，盖肺属燥金，为水之母，阴损于下，则阳孤于上，水涸金枯，肺苦于燥，肺燥则痒，痒则咳不能已也。"说明了咳嗽也可由内因引起。总之，小儿咳嗽有外感咳嗽和内伤咳嗽之分，其发病机理皆为肺脏受累，宣肃失司而成。

【历史沿革】

1. 《肘后备急方》载崔知悌疗久嗽熏法。每旦取款冬花如鸡子许，少蜜拌花使润，纳一升铁铛中，又用一瓦碗钻一孔，孔内安一小竹筒，笔管亦得，其筒稍长，作碗铛相合，及撞筒处，皆面泥之，勿令漏气，铛下着炭，少时款冬烟自从筒出，则口含筒，吸取烟咽之。如胸中少闷，须举头，即将指头捻筒头，勿使漏烟气，吸烟使尽止。凡如是五日一为之，待至六日，则饱食羊肉一顿，永瘥。

2. 《小儿卫生总微论方》记载治疗小儿咳嗽。以生姜四两，煎汤沐浴。

【现代研究】

1. 王秀华通过中药足浴治疗慢性支气管炎62例，认为慢性支气管炎病程长，缠绵难愈，一般均长期服药，损伤脾胃。足浴方法给药可避免脾胃再损害，足部是三阴经的起点，又是三阳经的终点。足掌有300多处穴位，有支气管反射区，双足通过经络与脏腑密切相关。中药浸足使药物经足部皮肤穴位吸收，发挥药物的治疗作用，改善内脏产生的病理变化，调理肺功能，起到止咳化痰的效果。

2. 《中医足部外治法》一书中提到用足浴法治疗咳嗽的可行性。

3. 《熏洗疗法治百病》一书中则善用口鼻熏蒸治疗咳嗽。

4. 白氏以自拟方足熏洗配合足部特定穴位按摩治疗痰热型咳嗽疗效显著，安全无毒副作用，能缩短住院天数，降低住院费用，提高病人满意度。

【辨证论治】

一、风寒咳嗽

1. 症状　咳嗽频作，声重，咽痒，咳痰清稀为主要表现，伴恶寒发热，无汗，鼻塞，流清涕，头身酸楚疼痛不适等表证，舌苔薄白，脉浮紧或指纹浮红。

2. 处方　紫苏枇杷煎。

组成：枇杷叶、紫苏叶、杏仁各60g。

用法：上药加水3000ml煎沸15分钟，取汁另盛，药渣加水1500ml煮沸15分钟，取汁，二煎药汁合并倒入浴盆，按全身熏洗法操作。每次30分钟，每日1剂，熏洗2次。

功用：疏风散寒，宣肺止咳。

二、风热咳嗽

1. 症状　咳嗽不爽，痰黄黏稠，不易咯出，口渴咽痛，鼻流浊涕，伴有发热头痛，恶风，微汗出，舌质红，苔薄黄，脉浮数，指纹红紫。

2. 处方　止嗽散。

组成：荆芥、陈皮各9g，紫菀、白前、百部、桔梗各18g，甘草6g。

用法：蒸气熏法。取上药加入清水1000～1500ml煮沸，取药液倒入有嘴壶中，盖住壶口。趁热将壶嘴对准患儿口鼻熏蒸，并令患儿深吸之，熏蒸至药凉。凉后加热，反复重吸。每日1剂，早晚各1次。

功用：疏风清热，宣肺止咳。

三、痰热咳嗽

1. 症状　咳嗽痰黄，稠黏难咯，面赤唇红，口苦作渴，或有发热、烦躁不宁，尿少色黄，舌红苔黄腻，脉滑数，指纹色紫。

2. 处方 熏嗽方。

组成：款冬花蜜拌，晾干。

用法：将药放入有嘴壶中点燃之，吹熄明火后，即盖住壶口，旋即将壶口对准患者口鼻熏之，吸之。若胸中发闷，抬起头，以指掩壶嘴，稍定再熏吸之，每次熏吸 3~5 分钟，每日 1 次。

功用：清肺化痰止咳。

四、痰湿咳嗽

1. 症状 咳嗽重浊，痰多壅盛，色白而稀，胸闷纳呆，苔白腻，脉濡。

2. 处方

组成：麻黄、杏仁、半夏、苍术各 25g，甘草 9g。一方加鸡蛋（连壳）1 枚。

用法：蒸气熏法。上药 2 剂，一剂为本方，加入清水 1500ml 煮沸 5 分钟后，取药液倒入有嘴壶中，盖住壶口，封严，趁热将壶嘴对准患儿口鼻熏之，吸之，反复 5 分钟；并令患儿深吸之，熏蒸至药凉。凉后加热至沸，如同上法，再将壶嘴对准患者胸背部熏洗 15 分钟；拭干后，同时用加蛋方，将蛋放入砂锅内，加清水适量，水超出药面 1cm 放入鸡蛋，以文火煮沸 15 分钟，待药性渗入蛋后取出鸡蛋，趁热取鸡蛋滚烫患者背部的心俞、肺俞和涌泉穴，均取双侧穴。蛋凉再入药液中煮沸再烫，如此反复滚烫 15 分钟。每日各 1 剂，日烫洗 2 次。

功用：燥湿化痰止咳。

第三节 肺炎喘嗽

肺炎喘嗽是小儿时期常见的肺系疾病之一，以发热、咳嗽、痰壅、气急、鼻煽为主要症状，重者涕泪俱闭、面色苍白发绀。肺炎喘嗽的病名首见于谢玉琼的《麻科活人全书》。本病一年四季均可发生，尤以冬春两季为多。好发于婴幼儿，年龄越小越容易发病，且病情越严重。本病预后一般良好。

【病因病机】

引起肺炎喘嗽的病因主要有外因和内因两大类。外因主要是感受风邪，小儿寒温失调，风邪外袭而为病，风邪多夹热或夹寒为患，其中以风热为多见。肺炎喘嗽的病变主要在肺。肺为娇脏，性喜清肃，外合皮毛，开窍于鼻。感受风邪，首先侵犯肺卫，致肺气郁闭，清肃之令不行，而出现发热、咳嗽、痰壅、气促、鼻煽等症。痰是其病理产物，常见痰热胶结，阻塞肺络，亦有痰湿阻肺者，肺闭可加重痰阻，痰阻又进一步加重肺闭，形成宣肃不行，病情加重。

【历史沿革】

《外治寿世方》记载了对咳嗽呛逆的治疗。雄黄（一钱，研细），黄纸（三张），用鸡蛋白将雄黄调匀。搽黄纸上晒干。卷成纸管或置烟筒内。烧燃吸之如吃烟样。少顷呕吐嗽止。每日1次。

【现代研究】

1. 《儿科疾病外治法》一书中指出中药蒸气吸入治疗

肺炎喘嗽。

2.《沐浴法百病妙治》一书中指出可用芥末浴治疗肺炎喘嗽。用芥末粉 200~500g，少量水将药调成糊状，直至出现芥子油气味，加入浴盆中，水温 35℃~38℃，进行浸洗，治疗小儿支气管炎、肺炎等疾病。

【辨证论治】

一、风寒闭肺

1. 症状 恶寒发热，无汗，呛咳不爽，呼吸急促而喘，痰白而稀，口不渴，舌质不红，舌苔薄白或白腻，脉浮紧，指纹青红。

2. 处方

组成：麻黄 3g，桂枝 3g，白芍 3g，鱼腥草 10g，夏枯草 10g，鹅不食草 10g，赤芍 10g，桔梗 2g，细辛 2g。

用法：上药浓煎 50ml 备用。每次取药液 10ml 超声雾化吸入。

功用：辛温宣肺，化痰止咳。

二、风热闭肺

1. 症状 初起证稍轻，见发热恶风，咳嗽气急而喘，痰多，痰稠黏或黄，口渴咽红，舌红，苔薄白或黄，脉浮数。

2. 处方

组成：桑叶 15g，杏仁 10g，知母 15g，前胡 10g，白前 10g，桔梗 6g，甘草 3g，金银花 20g，鱼腥草 20g。

用法：上药水煎备用。用雾化法将药液气雾吸入，每日 3 次，5~7 日为 1 个疗程。

功用：辛凉宣肺，清热化痰。

三、痰热闭肺

1. 症状 发热烦躁，咳嗽喘促，呼吸困难，气急鼻煽，喉间痰鸣，口唇紫绀，面赤口渴，胸闷胀满，泛吐痰涎，苔黄质红，脉弦滑。

2. 处方

组成：鱼腥草 20g，远志 10g，葶苈子 10g。

用法：上药煎药液 40ml 备用。取药液分 3 ~ 4 次超声雾化吸入。

功用：清热宣肺，涤痰定喘。

第四节 哮 喘

哮喘是小儿时期的常见肺系疾病，以发作性喉间哮鸣气促，呼气延长为特征，严重者不能平卧。哮指声响，喘指气息，临床上哮常兼喘。本病包括了西医学的喘息性支气管炎、支气管哮喘。本病发作有明显的季节性，以冬季及气温多变季节发作为主，年龄以 1 ~ 6 岁多见。95% 的发病诱因为呼吸道感染，发病有明显的遗传倾向，起病愈早遗传倾向愈明显。古代医籍对哮喘记载甚多，金元之前，多列入喘门，《丹溪心法·喘论》首先命名为"哮喘"。

【病因病机】

本病的发病原因有内因、外因。内因责之于痰饮内伏，与肺脾肾三脏有关，外因主要为感受外邪，接触异气。小儿肺脏娇嫩，脾常不足，肾常虚。肺虚则卫外失固，腠理不密，易为外邪所侵，邪阻肺络，气机不利，津液凝聚为痰；脾主运化水谷精微，脾虚不运，生湿酿痰，上贮于肺；肾气虚弱，不能蒸化水液而为清津，上泛为痰，聚液成饮。外因以外感六淫为主，六淫之邪，冬春多为风寒、风热，或秋季乍冷乍热，外邪乘虚入侵而诱发。邪入肺经，引动伏痰，痰阻气道，肺失肃降，气逆痰动而为哮喘。此外，若接触异气，如异味、花粉、煤烟、羽毛等，或嗜食酸咸甜腻，也能刺激气道，影响肺的通降功能而诱发哮喘。情志失调和过度疲劳也是小儿哮喘的重要诱因。哮喘的病位主要在肺，其主要发病机理为痰饮内伏，遇外来因素感触而发，反复不已。若痰饮不除，脏气虚弱未复，哮有夙根，触遇诱因又可引起哮喘再次发作。若反复发作，致使正气衰减，疾病迁延，缠绵难愈。

【历史沿革】

《外治寿世方》记载治疗哮吼妙法。用凤仙花（又名指甲花）连根带叶熬出浓汁在背心上用力擦洗，冷则随换，以擦至极热为止。无则用生姜擦之。再用白芥三两，轻粉、白芷各三钱，共研为末，蜂蜜调匀做饼，火上烘热，贴背心第三节骨根，务必极力忍耐，切勿轻易揭去。冷则将药饼启下，烘热再贴。多备药饼换贴，不可间断。轻则贴一二日，重则贴三日。虽患此数十年者，贴至数日断根，无论寒热虚实、盐酱醋酒哮吼痰气结胸及咳嗽痰喘。

【现代研究】

1.《内科疾病外治法》一书中用烟熏法治疗喘证。采用细辛、牙皂、王不留行、艾叶，共研细末放入竹筒中燃烟，使患者吸之。

2.《沐浴法百病妙治》一书中指出可用单纯温泉浴、氯化钠泉浴、硫黄泉浴等治疗哮喘。

【辨证论治】

一、寒性哮喘

1. 症状 咳嗽气喘，喉间有痰鸣音，痰多白沫，形寒肢冷，鼻流清涕，面色淡白，恶寒无汗，舌淡红，苔白滑，脉浮滑。

2. 处方

[处方 1]

组成：麻黄 20g，桂枝 6g，白芍 24g，细辛 6g，半夏 20g，五味子 15g，甘草 6g，生姜 4 片。

用法：擦洗法。将上药加水浓煎，取汁 500ml。待药汁温后擦洗后背，每次 15 分钟，每日 3 次。

功用：温肺散寒，化痰定喘。

[处方 2]

组成：射干 12g，麻黄 8g，法半夏 10g，细辛 6g，款冬花 10g，杏仁 10g，五味子 10g，苏子 10g，生姜 5 片，炙甘草 6，紫菀 10g，橘红 10g。

用法：将上药放入有嘴壶中，加水煮沸，患者从壶嘴吸入蒸气。每日 2 ~ 4 次，每次 15 ~ 20 分钟。每日 1 剂，10 日为 1 个疗程。雾吸时，可先在患者口鼻周围涂以凡士林，以防熏烫伤。

功用：温肺散寒，化痰平喘。

[处方 3] 射干麻黄剂。

组成：射干 12g，麻黄 8g，法半夏、紫菀、款冬花、杏仁、五味子、苏子、橘红各 10g，生姜 5 片，细辛、炙甘草各 6g。

用法：熏蒸口鼻。将上药加水 1500ml，煮沸，取汁倒入保温瓶内，用蒸气熏口鼻。每次 15 ~ 20 分钟，每日 1 剂，熏 3 ~ 4 次。10 日为 1 个疗程。

功用：温肺散寒，化痰平喘。

二、热性哮喘

1. 症状 咳嗽哮喘，声高息涌，咳痰稠黄，喉间哮吼痰鸣，胸膈满闷，身热，面赤，口干，咽红，尿黄便秘，舌质红，苔黄腻，脉滑数。

2. 处方

[处方 1]

组成：麻黄 15g，杏仁 20g，生石膏 60g，甘草 6g，苍耳子 20g，辛夷 15g，黄芩 20g，白芍 24g，夏枯草 20g。

用法：擦洗法。将上药加水浓煎，取汁 500ml。待药汁温后擦洗后背，每次 15 分钟，每日 3 次。

功用：清肺化痰，止咳平喘。

[处方 2]

组成：麻黄 8g，杏仁 10g，生石膏 30g，苏子 10g，白果 10g，法半夏 10g，黄芩 12g，葶苈 30g，桑皮 10g，冬瓜仁 30g，鱼腥草 30g，浙贝母 10g，瓜蒌 30g，海浮石 30g。

用法：将上药放入有嘴壶中，加水煮沸，患者从壶嘴吸入蒸气。每日 2～4 次，每次 15～20 分钟。每日 1 剂，10 日为 1 个疗程。雾吸时，可先在患者口鼻周围涂凡士林，以防熏烫伤。

功用：清肺化痰平喘。

三、外寒内热

1. 症状 恶寒发热，鼻塞喷嚏，流清涕，咳痰黏稠色黄，口渴引饮，大便干结，舌红，苔薄白，脉滑数。

2. 处方

组成：细辛、牙皂各 10g，王不留行 6g，艾叶适量。

用法：上药共研末，分为 3 份，每日 1 份，分两次放入竹筒中燃烟，患者吸烟。

功用：解表清里，定喘止咳。

四、肺实肾虚

1. 症状 病程较长，哮喘持续不已，动则喘甚，面色欠华，小便清长，常伴咳嗽，喉中痰吼，舌淡苔薄腻，脉细弱。

2. 处方 哮喘药浴方。

组成：白凤仙花草 1 株，延胡索 15g，艾叶 30g，杏仁 30g，诃子 20g，白果仁 25g，川椒目 15g。

用法：水煎熏洗肺俞穴、云门穴、中府穴，每日 2 ~ 3 次。

功用：泻肺补肾。

第五节　小儿反复呼吸道感染

反复呼吸道感染是指在一段时间内反复发生感冒、扁桃体炎、支气管炎、肺炎等呼吸道疾病。本病多见于 6 个月 ~ 6 岁的小儿，1 ~ 3 岁的幼儿更为常见。以冬春气候变化剧烈时容易发病，夏天有自然缓解的趋势，一般到学龄期前后明显好转。若反复呼吸道感染，治疗不当，容易发生咳喘、水肿、痹证等，严重影响小儿的生长发育和身心健康。中医古籍提及的"虚人感冒"、"体虚感冒"与本病接近。

【病因病机】

小儿脏腑娇嫩，肌肤薄弱，藩篱疏松，阴阳二气稚弱，复感邪则肺、脾、肾三脏更为不足，卫外功能薄弱，对外邪的抵抗能力差，加上寒暖不能自调，一旦偏颇，六淫之邪不论从皮毛而入，或从口鼻而受，均及于肺，导致小儿反复呼吸道感染。

【现代研究】

1.《感冒病临床治疗学》一书中用熏剂疗法治疗喘证。采用川芎、当归、荆芥穗，水煎熏头面，并用此汤液外擦胸背。

2. 程氏用桑叶、茵陈各 20g，草决明 15g，谷精草、白菊花、木瓜各 30g，僵蚕、薄荷 5g，先将前 7 味药加冷水 5000ml，煎沸 15 分钟，去渣取汁，将药液倒入浴盆中，加入薄荷充分搅匀，待药液温后进行全身洗浴，每次洗 20 分钟。每周 1~2 次。

【辨证论治】

营卫失和，邪毒留恋

1. 症状 反复感冒，恶寒怕热，不耐寒凉，平时汗多，肌肉松弛；或伴有低热，咽红不消退，扁桃体肿大；或肺炎喘嗽后久不康复；舌淡红，苔薄白，或花剥，脉浮数无力。

2. 处方

组成：生麻黄适量。

用法：鼻嗅疗法。上药酒煎，鼻嗅。或者烧麻黄烟嗅。

功用：宣肺通窍，温通营卫。

第九章　小儿脾系疾病

第一节　积　滞

积滞是指小儿由于内伤乳食，停聚中焦，积而不化，气滞不行所形成的一种脾胃病证。临床以不思乳食，食而不化，脘腹胀满，嗳气酸腐，大便酸臭不调为特征。明代《婴童百问·第四十九问》明确本病病名，"小儿有积滞，面目黄肿，肚热胀痛，复睡多困，哭啼不食，或大便闭涩，小便如油，或便利无禁，粪白酸臭，此皆积滞也。"本病一年四季皆可发生，尤以夏秋季节暑湿当令之时发病率较高。小儿各年龄组皆可发病，但以婴幼儿为多见。本病预后一般较好，个别患儿可因积滞日久，迁延失治，进一步损伤脾胃，导致气血化源不足，营养及生长发育障碍而转化为疳证。

现代对小儿积滞的研究不断深入，在临床研究方面，已从单方、单药治疗发展为中药、针灸、熏洗等综合疗法，成方研究发展为中药有效成分的提取，在辨证基础上结合现代检测手段，与辨病相结合治疗，从而明显提高疗效。在实验研究方面，进行了食积动物造模，寻求中药治疗积滞的作用机理。

【病因病机】

《证治准绳·幼科·宿食》指出："小儿宿食不消者，胃纳水谷而脾化之，儿幼不知撙节，胃之所纳，脾气不足以胜之，故不消也。"说明了积滞的病因多由乳食不节，伤及脾胃，致脾胃运化功能失调引起。此外，《诸病源候论·小儿杂病诸候·宿食不消候》指出："宿食不消由脏气虚弱，寒气在脾胃之间，故使谷气不化也，宿谷未消，新谷又入，脾气既弱，故不能磨之，则经宿而不消也。"说明了积滞也可由脾胃虚弱，腐熟运化不及引起。总之，小儿积滞病因有食伤与正虚两方面，乳食停聚中焦，积而不化，气滞不行为其基本病理改变。

【历史沿革】

《幼幼集成》曰："治伤冷食及难化之物，用生姜、紫苏煎浓汤，置浴盆内，令患者乘热坐汤内。以手揉其胸，以热汤淋之，气通即化矣。"

【现代研究】

江育仁认为，小儿积滞可用鲜生姜捣碎煎汤，冷却到温度适宜，给患儿洗澡，洗后擦干，保温使患儿微汗。在浸泡过程中，能促进皮肤的血液循环，使药物通过皮肤起到调和气血，温经活络，祛除病邪的作用。

【辨证论治】

一、乳食内积

1. 症状 不思乳食，脘腹胀满、疼痛，嗳腐酸馊，或呕吐食物、乳片，大便酸臭，苔厚腻，脉弦滑，指纹紫滞。

2. 处方

[处方1] 姜苏洗剂。

组成：生姜、紫苏叶各30g。

用法：药浴法。上药加水适量，煎煮5分钟后去渣，置药汤于盆中，自上而下揉洗腹部，至冷为止，每次15分钟。每日 2 次，连用 2 日。

功用：消食化滞，温中散寒。

[处方 2]

组成：白术、枳实、大黄、槟榔各等量。

用法：熏洗法。将上药共研粗末，每次取 500～1000g，加水适量，煎沸 5 分钟，倒入盆内，趁热熏蒸腹部。待温后，用毛巾蘸药液擦洗胸口至小腹部，每次熏洗 30 分钟。每日 2～3 次。下次用时再加热即可，每剂药可连用 2 次。

功用：消乳化食，和中导滞。

二、脾虚夹积

1. 症状 不思乳食，食则饱胀，腹满喜按，面色萎黄，形体消瘦，神疲肢倦，大便稀溏酸臭，夹有不消化食物，舌质淡，苔白腻，脉细滑，指纹淡滞。

2. 处方

[处方 1]

组成：党参、白术、麦芽、陈皮各适量。

用法：药浴法。将上药共研粗末，每次取 500～1000g，加水 3000ml，煎取 2500ml。把药液倒入浴盆中趁温时沐浴。沐浴时间根据药液水温而定，水凉出浴。每日 2 次。

功用：健脾助运，消食化滞。

[处方 2]

组成：枳实、木香、陈皮、莱菔子各适量。

用法：药浴法。将上药加入清水 2000～2500ml，煎煮沸 10 分钟。取出药液，倒入盆中，加水至 10000～15000ml，待温度适宜时沐浴。每次 20～30 分钟，每日 2～3 次。下次用时再加热即可，每剂药可连用 2 次。

第二节 滞 颐

滞颐是指小儿口中涎水不自觉地从口中流溢出来的一种病证。因涎水常滞渍于颐下而得名，俗称"流涎"、"流口水"。《医学正传》曰："小儿颐者，流涎出而渍于颐也。"本病多见于3岁以下幼儿，可分为生理性和病理性两种。若因小儿脏腑娇嫩，诸器官尚未发育成熟，吞咽功能较差，不能及时吞咽过多唾液或因出牙时三叉神经受到刺激而涎出过多者，为生理现象。

【病因病机】

小儿滞颐的病因是小儿为稚阴稚阳之体，机体柔嫩，形气未充，脾常不足，腠理疏松，一旦寒温不适，饮食不调，养护失宜，首伤脾胃，使其机能失常，水湿、饮食运化受滞，津液固摄障碍。其主要病机可以"寒"、"热"二字概之。一是脾胃虚寒，不能收摄其津液，廉泉松弛，流涎不止。《诸病源候论》曰："脾之液为涎，脾胃虚冷，不能收摄其津液，故流出渍于颐也。"一因小儿脾常不足，乳食不节，损伤脾胃，使湿热内蕴，或热性病后，湿热滞于脾胃，阳明经热迫津外泄。《医学大全》曰："小儿心胃火盛，廉泉穴开，则口中流水不绝。"

【历史沿革】

《小儿卫生总微方论》记载治疗小儿滞颐，涎从口出，浸渍颐颊，口角下生疮，以桑白皮汁涂口中。另一方以东行牛口中沫，涂儿口及颐上，治小儿口角下黄肌疮，以羊角灰和猪脂敷。

【现代研究】

谢英彪认为通过中药浸足使药物经足部皮肤穴位吸收，发挥药物的治疗作用，改善内脏产生的病理变化，调节脾胃，收到收摄止涎的效果，且小儿易于接受。

【辨证论治】

一、脾胃虚寒

1. 症状 涎液清稀，多如水漏，颐部肌肤湿烂作痒，面白唇淡，形体消瘦，兼便溏不臭，尿清频数，舌质淡，苔白滑，脉沉无力，指纹淡红。

2. 处方

[处方1] 吴桂煎。

组成：肉桂15g，吴茱萸15g。

用法：将上药同入锅中，加水适量，煎煮20分钟，去渣取汁，倒入泡足器中，待药液降至40℃时，浸泡双足30分钟，每晚1次，10日为1个疗程。

功用：温脾，散寒，缩涎。

[处方2] 益智仁五味子方。

组成：益智仁40g，五味子20g。

用法：将上药同入锅中，加水适量，煎煮20分钟，去渣取汁，倒入泡足器中，待药液降至40℃时，浸泡双足30分钟，每晚1次，10日为1个疗程。

功用：温补脾肾，缩涎。

二、脾胃湿热

1. 症状 流涎黏稠，肌肤红赤，口角赤烂，进食时更甚，兼大便燥结臭秽，尿短，面黄，舌质红，苔黄厚腻，脉滑数有力，指纹紫滞。

小儿药浴疗法

2. 处方　白矾煎。

组成：白矾 50g。

用法：上药加清水 1000ml，煎沸倒入盆中，待药液降至 40℃时，浸泡双足 30 分钟，每日早晚各 1 次。

功用：清热，消炎，收敛。

第三节　鹅口疮

鹅口疮是由白色念珠菌引起的口腔疾病，因患者口腔、舌上满布白屑，状似鹅口，故称"鹅口疮"。因其色白似雪片，又名"雪口"。本病一年四季均可发病，多见于初生儿、早产儿、久病体虚婴幼儿及过用广谱抗生素的小儿，如治疗及时，预后良好。少数邪盛正虚者，白屑堆积，可蔓延至鼻腔、咽喉、气道、肠胃，影响吮吸、呼吸、消化，甚至危及生命。

【病因病机】

本病内因主要为胎热内蕴。婴幼儿口腔黏膜嫩薄，不耐邪热熏灼，故易于发病。外因多为久病大病之后，由于正气亏虚，或调护不当，口腔不洁，感受秽毒之邪所致。病位在心脾肾，因少阴之脉通于舌，太阴之脉通于口，感受秽毒之邪，循经上炎，熏灼口舌则口舌漫生白屑。病机主要为心脾积热和虚火上炎。早在《诸病源候论·小儿杂病诸候·鹅口候》中就指出："小儿初生口里白屑起，乃至舌上生疮，如鹅口里，世谓之鹅口。此由在胎时受谷气盛，心脾热气熏发于口故也。"明代《外科正宗·鹅口疮》曰："鹅口疮，皆心脾二经胎热上攻，致满口皆生白斑雪片，甚则咽间叠叠肿起，致难乳哺，多生啼叫。"

西医学认为，本病由于患儿机体抵抗力较差，白色念珠菌在口腔内大量繁殖而引起，发病也常与长期使用广谱抗生素或激素有关。

【历史沿革】

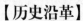

1.《幼科类萃》曰："小儿初生口内白屑满舌上如鹅之口，故曰鹅口也。此乃胎热而心脾最盛重发于口也。用发缠指头蘸薄荷自然汁水拭口内，如不脱，浓煮粟米汁拭之。"

2.《药王全书》以含漱法治疗口疮。"蔷薇根皮四两，黄柏三两，升麻三两，生地五两，上四味……去渣含之，瘥止，含极，吐却更含。"

3.《外科正宗·鹅口疮》云："以青纱一条裹筋头上，蘸新汲水揩出白胎，以净为度，重手出血不妨，随以冰硼散搽之，内服凉膈之药。"

【现代研究】

邹曼将心脾积热型鹅口疮 69 例随机分为两组，治疗组以鹅口一方治疗，对照组以制霉菌素治疗，用药 5 天，比较两组间的疗效。结果：治疗组 36 例，治愈 6 例，有效 27 例，无效 3 例，总有效率 91.7%；对照组 33 例，治愈 1 例，有效 23 例，无效 9 例，总有效率 72.7%。组间疗效比较经 Ridit 分析有显著性差异。结论：鹅口一方治疗鹅口疮比制霉菌素不仅有更好疗效，而且不良反应发生率低，未发现对肝肾功能造成损害，故更值得在临床上推广。

【辨证论治】

一、心脾积热

1. 症状 口腔满布白屑，周围焮红较甚，面赤，唇红，烦躁，多啼，口干或渴，大便干结，小便黄赤，舌红，

90

苔薄白，脉滑或指纹青紫。

2. 处方

[处方1]

组成：连翘10g，竹叶10g，黄芩6g，栀子6g，蒲公英10g，射干3g，马勃3g，薄荷3g，甘草6g，麦芽15g。

用法：擦洗及内服疗法。每日1剂，加水400ml煎至100～150ml，待适温，先取适量清洗、擦拭口腔黏膜，每日4～6次，余下汤剂分2～3次服用。治愈为度。

功用：清热解毒，去腐生肌。

[处方2]

组成：野菊花10g，蒲公英10g，犁头草10g，百草霜10g，甘草6g，明矾2g。

用法：搽洗疗法。以上前5味药加入适量水，浸泡30分钟后煎煮，去渣浓缩至200ml，加入明矾溶化，待温度适宜，用消毒棉签蘸药液洗涤口腔，随洗随拭。每日5～6次，每次5～10分钟。每日1剂，一般2～3日即可。

功用：清热解毒，祛腐生新。

二、虚火上浮

1. 症状　口腔内白屑散在，周围红晕不著，形体瘦弱，颧红，手足心热，口干不渴，舌红苔少，脉细或指纹紫。

2. 处方

组成：生地10g，知母10g，黄柏10g，丹皮10g，夏枯草10g，苦参10g，地榆10g，紫草10g。

用法：上述药物以冷水300ml浸泡30分钟，武火煎至水沸后，改为文火煎40分钟，取汁50ml，每日3～5次以无菌棉签蘸取药汁拭口，5日为1个疗程。

功用：滋阴潜阳，引火归源。

第四节 口 疮

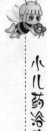

口疮是以口颊、唇舌、齿龈、上腭等处出现黄白色溃疡，疼痛流涎，或伴发热为特征的一种口腔疾患。若满口糜烂，色红作痛者，称为口糜；溃疡只发生在口唇两侧，称为燕口疮。本病可以单独发生，也可伴发于其他疾病中。本病属西医学口炎范畴，包括溃疡性口炎、疱疹性口腔炎等，多由细菌、病毒、螺旋体等感染所致。口疮一年四季均可发生，无明显的季节性。发病年龄以 2~4 岁为多见，预后良好。若体质虚弱，则口疮反复出现，迁延难愈。

【病因病机】

口疮病位在心脾胃肾，心开窍于舌，心脉通于舌上；脾开窍于口，脾络通于口；肾脉循喉咙连舌本；胃经循颊络齿龈。所以，无论外感、内伤，凡化热、化火者均可循经上炎，熏蒸口舌而发病。心脾积热上熏，虚火上浮熏蒸口舌而致口疮。总之，小儿口疮发生的原因以外感风热乘脾、心脾积热上熏、阴虚虚火上浮为多见。《幼幼集成》曰："口疮者，满口赤烂，此因胎禀本厚，养育过温，心脾积热，熏蒸于上，以成口疮……口疮服凉药不效，乃肝脾之气不足，虚火浮上而无制……若吐泻后口中生疮，亦是虚火。"

【历史沿革】

《外治寿世方》记载治疗口内上生痛。"名悬痈，口上如紫葡萄，难伸缩，难开合，内出血，作食盐（烧红），枯矾各等分，研细末，筷头蘸点，三五次自消，治口舌生疮，风火牙疼。上热足凉者，白矾（三两）热汤化之，足浸半日，效。"

【现代研究】

1. 谢英彪等运用生地 30g，丹皮 15g，玄参 20g，知母 15g，黄柏 15g 煎汁进行足浴，利用全方滋阴清火的作用治疗虚火上炎型复发性口疮，取得了较好的疗效。

2. 胡献国运用大黄 10g，黄连 10g 煎汁进行足浴，利用全方清热解毒，通腑泻火的作用治疗脾胃积热型口疮。

【辨证论治】

一、风热乘脾

1. 症状 以口唇、颊内、齿龈、上腭等处出现疱疹溃疡，周围黏膜掀红，灼热疼痛，流涎拒食，伴有发热恶风，咽喉红肿疼痛，舌质红，苔薄黄，脉浮数，指纹浮紫。

2. 处方

组成：银花 30g，蒲黄 30g，薄荷 5g，细辛 5g，生甘草 5g。

用法：含漱法合足浴法。取上药清水泡 5～10 分钟，煎汁，取出一小杯含漱，每次含漱持续 3 分钟，每日 4 次，其余药待适温时倒入木桶中足浴 10～30 分钟，每日 2 次，每日 1 剂，5 日为 1 个疗程，治愈为度。各药用量随小儿年龄和病情加减。

功用：疏风泻火，清热解毒。

二、脾胃积热

1. 症状 颊内、齿龈、上腭、唇角等处溃疡较多，或满口糜烂，周围黏膜红赤灼热，疼痛拒食，烦躁流涎，面赤唇红，或伴身热，口臭，小便短赤，大便干结，舌质红，苔黄厚，脉滑数，指纹紫滞。

2. 处方

组成：大黄 10g，黄连 10g。

用法：含漱法合足浴法。取上药清水泡 5～10 分钟，煎汁，取出一小杯含漱，每次含漱持续 3 分钟，每日 4 次，其余药待适温时倒入木桶中足浴 10～30 分钟，每日 2 次，每日 1 剂，5 日为 1 个疗程，治愈为度。各药用量随小儿年龄和病情加减。

功用：清热解毒，通腑泻火。

三、心火上炎

1. 症状 口舌溃疡或糜烂，舌尖边较多，色红赤灼热，疼痛烦躁，叫扰啼哭，面赤口渴，或伴发热，小便短赤，舌尖红赤，苔薄黄，脉细数，指纹紫。

2. 处方

组成：生地 30g，木通 10g，芦根 50g，玄参 20g，生甘草 5g。

用法：取上药清水泡 5～10 分钟，煎汁，取出一小杯含漱，每次含漱持续 3 分钟，每日 4 次，其余药待适温时倒入木桶中足浴 10～30 分钟，每日 2 次，每日 1 剂，5 日为 1 个疗程，治愈为度。各药用量随小儿年龄和病情加减。

功用：清心泻火，凉血解毒。

四、虚火上浮

1. 症状 口腔溃疡或糜烂，稀散，周围色红不著，疼痛不甚，反复发作或迁延不愈，神疲颧红，盗汗口干，手足心热，舌红，苔少或花剥，脉细数，指纹淡紫。

2. 处方

组成：生地 30g，丹皮 15g，玄参 20g，知母 15g，黄柏 15g。

用法：煎汁足浴，各药用量随小儿年龄和病情加减。

功用：滋阴降火，引火归元。

第五节 厌 食

厌食是小儿时期的一种常见病证，临床以较长时期厌恶进食，食量减少为特征。古医籍文献中无"厌食"病名，但记载的"恶食"、"不思食"、"不嗜食"等病的主要临床表现与本病相同。本病可发生于任何季节，但夏季暑湿当令之时可使症状加重。各年龄儿童均可发病，以1~6岁为多见。城市儿童发病率较高。长期厌食可致免疫力下降，严重影响小儿的生长发育、营养状况以及智力发育。

【病因病机】

本病多由喂养不当，他病伤脾，先天不足，情志失调引起。《灵枢·脉度》指出："脾气通于口，脾和则口能知五谷矣。"《素问·痹论》所说："饮食自倍，肠胃乃伤。"其病变脏腑主要在脾胃，若脾胃不和，纳化失职，则造成厌食。

《小儿药证直诀·虚羸》指出："脾胃不和，不能乳食，至肌瘦，亦因大病，或吐泻后，脾胃尚弱，不能传化谷气也。"《幼幼新书·肌肤羸瘦》指出："儿羸瘦不生肌肤，皆脾胃不和，不能饮食，故气血衰弱，不荣肌肤。"

小儿属稚阴稚阳之体，故其"脾常不足"包括阴阳两方面的不足。《温病条辨·小儿咳》指出小儿生长发育过程是"阴气长而阳气充"，提示阳不充自有阴之亏，阴不足也表现阳气损，可见小儿多以阴亏为本，阳损为标。

【历史沿革】

1. 熏洗疗法是中药外治的最早使用方法之一，在儿科疾病治疗中占有特殊地位。最早的儿科专著《颅囟经》有熏洗方2首，用于疾病的预防。

2. 钱乙的《小儿药证直诀》也颇推崇熏洗疗法。

【现代研究】

1. 容文提出了食物熏洗疗法：取炒谷芽、麦芽、薏苡仁、山药、山楂各等量煎汤，先熏洗头面部，再熏洗胃脘部，每日2次；或食物涂擦疗法：取葱头1个，剥去外皮，涂擦心前区及上腹部，每日1～3次。

2. 李乃庚提到了药熨法。用桂附熨（肉桂、附子、细辛、川芎、生姜各等分，切片入醋中浸泡1周后，煎药汁，去渣），将直径2～3cm、厚1cm的棉球趁热蘸药汁置于囟门，棉球凉后，再用热水瓶将其温热，每次30分钟，每日3～4次，20日为1个疗程。

3. 孙远岭提到了热熨法。用神曲散（神曲50g，苍术20g，枳壳20g，石菖蒲10g，麦皮100g）加醋炒热，装入棉布口袋，热熨中脘穴20分钟左右，早晚各1次，2日就可收效，亦可连用3～5日。

【辨证论治】

一、脾失健运

1. 症状 厌食初期，以食欲不振，厌恶进食，食而乏味为主症，精神、形体如常。

2. 处方

组成：藿香、吴茱萸、山药、车前子各10g，木香、丁香各5g。

用法：上药煎汤，洗浴患儿腹部，每次15分钟，每日2次。

功用：调和脾胃，运脾开胃。

二、脾胃气虚

1. 症状　以不思乳食，面色少华，肢倦乏力，形体消瘦为主症，舌淡，苔薄白，脉缓无力。

2. 处方

[处方1]

组成：槟榔2份，高良姜1份。

用法：上药煎汤取汁，待温度适宜后洗浴腹部。每日1次。

功用：健脾益气，佐以助运。

[处方2]

组成：连翘、橘皮各30g，土茯苓20g。

用法：将上药用纱布包扎，放入适量水中浸泡一段时间，再将药和水一起入锅煎后，去渣取汤，倒入浴盆内，待不烫手时洗浴患儿，每日1次。

功用：健脾助运，益气。

三、脾胃阴虚

1. 症状　不思进食，食少饮多，皮肤失润，大便偏干，小便短黄，甚或烦躁少寐，手足心热，舌红少津，苔少或花剥，脉细数。

2. 处方

组成：麦冬、沙参、葛根各500g，石斛、砂仁、太子参、花粉各20g，沉香100g。

用法：以上8味分别烘干，共研细末，装入枕芯，制成药枕，令患儿侧卧枕之。

功用：健脾滋阴，佐以助运。

第六节　腹　痛

腹痛是小儿时期常见的一种病证，以胃脘以下、脐周及耻骨以上部位疼痛为主要症状。疼痛发生于胃脘以下、脐部以上部位者为大腹痛；发生于脐周部位者为脐腹痛；发生于小腹两侧或一侧者为少腹痛；发生于脐下腹部正中者为小腹痛。腹痛可由多种疾病引起，临床上大致分为内科性与外科性疾病两大类，又以内科性腹痛中的再发性腹痛最为多见。本病可发生于任何年龄与季节，年长儿多能自诉腹部疼痛，婴幼儿往往不能正确表达，常以无故啼哭为主要临床表现。

【病因病机】

《诸病源候论·腹痛候》曰："小儿腹痛，多由冷热不调，冷热之气与脏腑相击，故痛也。"《小儿药证直决·脉证治法》提出"积痛"。《幼幼集成·腹痛证治》说："上焦者痛在膈上，此胃脘痛也；中焦者痛在中脘，脾胃间病也；下焦痛者在脐下，肝肾病也。然由虚实之分，不可不辨。辨之之法，但察其可按者为虚，拒按者为实，久病者多虚，暴病者多实，得食稍减者为虚，胀满畏食者为实，痛而轻缓莫得其处者为虚，痛剧而坚定不移者为实。虚实既确，而则治有准则矣。"

【历史沿革】

1.《肘后备急方》载有"治卒心腹烦满，又胸胁痛欲死，以热汤令灼灼尔，渍手足，复易秘方。""治霍乱心腹胀痛烦满短气……浓煮竹叶汤五六升，令灼已转筋处。又方取楠若樟木，大如掌者削之，以水三升，煮三沸，去滓，令灼之也。"

2.《本草纲目·马鞭草》中以马鞭草煎汤浴身治小肠气。马鞭草一两，酒煎滚服，以汤浴身，取汗甚妙。

【辨证论治】

一、腹部中寒

1. 症状 突发腹痛，疼痛剧烈，阵阵发作，痛处喜暖，得温则舒，遇寒痛甚，肠鸣辘辘，面色苍白，痛甚者额冷汗出，唇色紫暗，肢冷，或伴吐泻，小便清长，舌淡红，苔白滑，脉弦紧，指纹色红。

2. 处方

组成：白胡椒9g，艾叶15g，透骨草9g。

用法：足浴法。上药加入清水2000ml，煮3~4沸。取出药汁，倒入盆中，熏洗小儿双脚，水凉为止。每日1剂，每日3次，连用2~3日。

功用：疏风散寒，理气止痛。

二、乳食积滞

1. 症状 脘腹胀满，按之疼痛加剧，不思乳食，嗳腐吞酸，或腹痛欲泻，泻后痛减，或时有呕吐，吐物酸馊，矢气频作，粪便臭秽，夜卧不安，舌质偏红，苔厚腻，脉沉滑，指纹紫滞。

2. 处方

[处方1]

组成：皂角、莱菔子、韭菜根、生姜、葱白各适量。

用法：药浴法。上药煎汤两次，混合两次药液备用。让患儿伏在药盆上，熏蒸腹部，其周围以毛巾盖严，减少热气散失，待药液温热时，用毛巾蘸药水洗浴腹部，每日1~2次。治愈为度。

功用：消食导滞，行气止痛。

［处方2］

组成：莱菔子30g。

用法：足浴法。上药浸黄酒中，取出滴入温水中足浴，也可浴后擦隐白穴。

功用：消食导滞，行气止痛。

三、胃肠结热

1. 症状　腹痛胀满，疼痛拒按，烦躁口渴，喜冷饮，面赤唇红，手足心热，大便秘结，小便黄赤，舌质红，苔黄燥，脉滑数，指纹紫滞。

2. 处方

组成：鲜小蓟30g，大黄10g。

用法：熏洗法。上药加清水1000ml，煎沸5～10分钟。连渣倒入痰盂内，令患者趁热坐在痰盂上熏蒸肛门，待温，再淋洗肛门，每次熏蒸15～30分钟。不应，次日再如法用1次。

功用：泻热通便，导积止痛。

四、脾胃虚寒

1. 症状　腹痛绵绵，时作时止，痛处喜温喜按，得食稍缓，面白少华，精神倦怠，手足不温，乳食减少，食后作胀，大便稀溏，唇舌淡白，脉沉缓，指纹淡红。

2. 处方

［处方1］

组成：胡椒、吴茱萸各30g。

用法：药浴法。上药加清水1000ml，煎煮数沸，将药液倒入盆内，趁热熏洗患儿腹部，待温时，浸泡双足，每次熏洗20分钟。每日1剂，浸浴1次，治愈为度。

功用：温中散寒，健脾助运。

［处方 2］

组成：黑附子 12g，吴茱萸、桂圆肉、胡椒、干姜各 10g。

用法：足浴法。上药研为细末，用开水调成膏敷中封穴上，外加热敷。

功用：温中理脾，缓急止痛。

［处方 3］

组成：吴茱萸、小茴香等分适量。

用法：药浴法。将上药用水煎，取汁 1500ml，待水温适宜用毛巾擦洗腹部，每次 20 分钟，每日 3 次，5 日为 1 个疗程。

功用：温中理脾，缓急止痛。

五、气滞血瘀

1. 症状 腹部刺痛或胀痛，经久不愈，痛有定处，按之痛剧，或腹部有癥瘕结块拒按，肚腹硬胀，青筋显露，舌紫暗或有瘀点，脉涩，指纹紫滞。

2. 处方

［处方 1］

组成：透骨草、延胡索、归尾、姜黄、川椒、海桐皮、威灵仙、川牛膝、乳香、没药、羌活、白芷、苏木、五加皮、红花、土茯苓各 9g。

用法：药浴法。将上药共为粗末，用纱布包扎好，加水煎煮后，过滤去渣，乘热熏洗或溻渍患处，每日 2 次，每次 1~2 小时。治愈为度。

功用：活血散瘀，舒筋止痛。

［处方 2］

组成：小蓟 60g，益母草 30g，牛膝 15g，车前子 10g，血余炭 3g。

用法：药浴法。将上药加清水 1000ml 煎沸，去渣，将药液倒入盆中，趁热熏洗下腹部。每日早晚各 1 次。

功用：活血散瘀，舒筋止痛。

［处方 3］

组成：莱菔子 120g，生姜 60g，葱（连须根）120g，白酒 1 杯。

用法：药浴法。将上药加清水 1000ml 煎沸，去渣，将药液倒入盆中，趁热熏洗下腹部。每日早晚各 1 次。

功用：理气止痛。

［处方 4］

组成：陈皮、枳实、木香适量。

用法：药浴法。将上 3 药装纱布包内，放进热水浴池半小时后应用。可进入药池浸泡 20 分钟，每日 1 次。

功用：理气止痛。

第七节　腹　胀

腹胀是指腹部胀满的一种病证，可继发于多种疾病过程中，也可单独出现。一般功能性腹胀多属良好；器质性病变、感染中毒性疾病或急腹症等疾病中出现的腹胀，全身症状严重，若治疗不及时或治疗不当，预后不良。腹胀的发病可见于任何年龄，四季均可发生。

【病因病机】

本病病因可分为内外两方面。内因为先天不足，脾胃虚寒，肝脾气郁等；外因则责之乳食积滞，感受外邪，蛔虫结聚，湿热内蕴等诸种因素，最终导致气机郁滞，腹部胀满。

【历史沿革】

1. 《素问·阴阳应象大论》说："寒气生浊，热气生清；清气在下，则生飧泄，浊气在上，则生䐜胀。"

2. 《金匮要略·腹满寒疝宿食病脉证治》说："病者腹满，按之不痛为虚，痛者为实。"指出了腹胀的病因、分类与简要鉴别。

3. 《诸病源候论·腹胀候》说："腹胀是冷气客于脏故也，小儿脏腑嫩弱，有风冷邪气客之，搏于脏气，则令腹胀。"明确指出小儿腹胀与风冷邪气关系密切。

【辨证论治】

一、食积腹胀

1. 症状 脘腹胀满，痞硬拒按，嗳腐吞酸，呕恶不食，腹痛肠鸣，或痛则欲泻，泻后痛减，大便酸臭或秘结，夜眠不安，手足心热，苔白厚或白腻，脉沉滑，指纹沉滞。

2. 处方

组成：伤乳食者，用消乳丸加减：麦芽、神曲、香附、砂仁、陈皮、炙甘草等。伤食者，用保和丸加减：山楂180g，神曲60g，莱菔子30g，半夏90g，茯苓90g，陈皮30g，连翘30g。

用法：蒸气熏洗。取上药加入清水1000～1500ml煮沸，取药液倒入盆中，待温度适宜熏洗患儿腹部，每日1剂，早晚各1次，治愈为度。

功用：消食导滞行气。

二、虫积腹胀

1. 症状 腹部胀满，多伴脐周腹痛，时作时止，痛止如常人，或消瘦神疲，食少乏力，或烦躁不安，面色萎黄或苍白，或嗜食异物，大便或干或溏或见虫体，舌淡，苔薄白或花剥。

2. 处方

组成：安虫用乌梅丸：乌梅 480g，细辛 180g，干姜 300g，当归 120g，熟附子 180g，川椒 120g，黄连 480g，党参 180g。腹痛缓解后用追虫丸：使君子、苦楝根皮、槟榔、雷丸、芜荑。

用法：蒸气熏洗。取上药加入清水 1000～1500ml 煮沸，取药液倒入盆中，待温度适宜熏洗患儿腹部，每日 1 剂，早晚各 1 次，治愈为度。

功用：安蛔止痛，行气。

三、湿热腹胀

1. 症状 脘痞腹胀，头昏身重，胸闷不饥，午后身热，汗出不解，口渴不欲饮，大便秽臭或便溏不爽，小便短少，脉濡数或滑数，苔厚腻或厚或黄或白。

2. 处方

组成：湿重于热用三仁汤：杏仁 15g，白蔻仁 6g，薏苡仁 18g，通草 6g，滑石 18g，厚朴 6g，半夏 15g，竹叶 6g。热重于湿用甘露消毒丹：滑石 450g，白蔻仁 120g，茵陈 330g，石菖蒲 180g，木通 150g，薄荷 120g，黄芩 300g。

用法：蒸气熏洗。取上药加入清水 1000～1500ml 煮沸，取药液倒入盆中，待温度适宜熏洗患儿腹部，每日 1 剂，早晚各 1 次，治愈为度。

功用：清热利湿，行气。

四、气结腹胀

1. 症状 精神抑郁，腹胀嗳气，胸闷胁痛，不思饮食，或腹部攻撑作痛，部位不定，可牵引腰及少腹，舌淡红，苔薄白，脉弦紧。

2. 处方 六磨汤加减。

组成：沉香、木香、槟榔、乌药、枳实、大黄各 10g。

用法：蒸气熏洗。取上药加入清水 1000～1500ml 煮沸，取药液倒入盆中，待温度适宜熏洗患儿腹部，每日 1 剂，早晚各 1 次，治愈为度。

功用：行气消胀。

五、脾虚腹胀

1. 症状 腹部胀满，不思饮食，食则饱胀，腹满喜按，或伴消瘦，困倦乏力，面色萎黄，大便溏薄，唇舌淡白，苔白，脉细弱。

2. 处方 香砂六君子汤加减。

组成：木香 2g，半夏 3g，茯苓 6g，陈皮 3g，砂仁 2.5g，党参 6g。

用法：蒸气熏洗。取上药加入清水 1000～1500ml 煮沸，取药液倒入盆中，待温度适宜熏洗患儿腹部，每日 1 剂，早晚各 1 次，治愈为度。

功用：理气健脾。

六、脏寒腹胀

1. 症状 腹胀脘闷，腹满时减，复如故，得热则舒，精神困倦，怯寒懒动，面白肢冷，或呕吐下利，小便清长，口不渴，舌淡，苔白，脉沉迟。

2. 处方 砂半理中汤加减。

组成：半夏 90g，砂仁 90g，人参 90g，白术 90g，干姜 90g，甘草 90g。

用法：蒸气熏洗。取上药加入清水 1000～1500ml 煮沸，取药液倒入盆中，待温度适宜熏洗患儿腹部，每日 1 剂，早晚各 1 次，治愈为度。

功用：温中散寒理气。

第八节 便 秘

便秘是消化系统疾患中一种常见病证，以粪便在肠内滞留过久，秘结不通，排便周期延长，或周期不畅，但粪质干结，排出艰难，或粪质不硬，虽有便意，但便而不畅为主要表现。《伤寒论》曰："其脉浮而数，能食，不大便者，此为实，名曰阳结也。其脉沉而迟，不能食，身体重，大便反硬，名曰阴结也。"说明本病可分为阳结和阴结两类。《医学启源·六气方治》曰："凡治脏腑之秘，不可一例治疗，有虚秘，有实秘。"说明本病又可分为虚秘和实秘。本病临床上较为常见，男女老幼皆可发生，小儿患病有其独特临床特点，任何年龄小儿皆可发病。

【病因病机】

《金匮要略·五脏风寒积聚病脉证并治》指出："跌阳脉浮而涩，浮则胃气强，涩则小便数，浮涩相搏，大便则坚，其脾为约。麻仁丸主之。"《圣济总录·大便秘涩》指出："大便秘涩，盖非一证，皆荣卫不调，阴阳之气相持也。若风气壅滞，肠胃干涩，是谓风秘，胃蕴客热，口糜体黄，是谓热秘；下焦虚冷，窘迫后重，是谓冷秘。或肾虚小水过多，大肠枯竭，渴而多秘者，亡津液也。或胃燥结，时作寒热者，中有宿食也。"说明了便秘的病因多由外感、胃热、脏腑虚弱引起。总之，小儿便秘有外感便秘和内伤便秘之分，其发病机理皆为胃肠功能紊乱，传导失司而成。

【历史沿革】

1.《世医得效方·秘涩》有槐花煎汤淋洗治疗脏腑秘。

2.《理瀹骈文》有熏洗法治热结便秘。"大便实结不下。将烈火煮竹叶一锅,乘热倾桶内,撒绿矾一把,以熏之;或用萝卜叶,或用青菜。"

3.《外治寿世方·卷三》载:"大小便闭塞不通,以病人坐桶上,烧皂角烟熏自通。"

【辨证论治】

一、热秘

1. 症状　大便干结,腹胀腹痛,口干口臭,面红心烦,或有身热,小便短赤,舌红,苔黄燥,脉滑数。

2. 处方

[处方1]

组成:鲜小蓟30g,大黄10g。

用法:熏洗法。取上药加入清水1000ml,煮沸5～10分钟,连渣倒入痰盂内,令患者趁热坐在痰盂上熏蒸肛门,待温,再淋洗肛门,每次熏洗15～30分钟。不应,次日再如法用1次。

功用:清热通便。

[处方2]

组成:鲜首乌、全瓜蒌各30g,大黄6g。

用法:熏洗法。上药加入清水800ml,煎沸5分钟,连渣倒入痰盂内,令患者趁热坐在痰盂上熏蒸肛门,待温,再淋洗肛门,每次熏洗30分钟。每日1次,每剂可用2次。治愈为度。

功用:润肠通便。

[处方3]

组成:槐花30～50g。

用法:熏洗法。上要加入清水500ml,煎数沸,连渣倒入痰盂内,令患者趁热坐在痰盂上熏蒸肛门,待温,再淋洗肛门，每次熏洗 25～30 分钟。每日 1 次，治愈为度。

功用：凉血清热通便。

[处方 4]

组成：芒硝、大黄、甘遂、牵牛子各等量。

用法：淋洗法。将上药加水煎汤，水量多少依据浴盆而定，待药液 40℃时，淋浴全身，要让药液不断流动，冲洗腹部，水凉出浴。每日 2 次。

功用：清热通便。

二、冷秘

1. 症状 大便艰涩，腹痛拘急，胀满拒按，胁下偏痛，手足不温，呃逆呕吐，舌苔白腻，脉弦紧。

2. 处方

组成：肉苁蓉 30g，干姜 6g，葱白 5 根。

用法：熏洗法。上药加入清水 500～1000ml，煮数沸，连渣倒入痰盂内，令患者趁热坐在痰盂上熏蒸肛门，待温，再淋洗肛门，每次熏洗 30 分钟。

功用：温中通便。

三、脾虚秘

1. 症状 大便并不干硬，虽有便意，但排便困难，用力努挣，面色无华，肢倦懒言，舌淡苔白，脉弱。

2. 处方

组成：不蛀皂角适量。

用法：熏法。将药放在碗内点燃烧之，吹灭置于桶内，令患者坐在桶上，熏其后阴（肛门）15～30 分钟。不应，次日再如法用药 1 次。

功用：通窍排便。

四、阴虚秘

1. 症状 大便干结，如羊屎状，形体消瘦，潮热盗汗，舌红少苔，脉细数。

2. 处方

组成：鲜首乌、全瓜蒌各30g，大黄6g。

用法：熏洗法。上要加入清水800ml，煎沸5分钟，连渣倒入痰盂内，令患者趁热坐在痰盂上熏蒸肛门，待温，再淋洗肛门，每次熏洗30分钟。每日1次，每剂可用2次。治愈为度。

功用：润肠通便。

第九节 泄 泻

泄泻是小儿脾系疾患中一种常见病证，以大便次数增多，粪质稀薄或如水样为主要表现。古代将大便溏薄而势缓者称为泄，大便清稀如水而势急者称为泻，说明泄和泻在含义上是不同的，临床上多先后出现，难以截然分开，故一般统称泄泻。本病一年四季均可发生，以夏秋二季发病率高。不同的季节发生的泄泻，表现有所不同。任何年龄小儿皆可发病，以2岁以下小儿为多见。

【病因病机】

《素问·举痛论》说："寒气客于小肠，小肠不得成聚，故后泄腹痛发。"《素问·至真要大论》说："暴注下迫，皆属于热。"《素问·阴阳应象大论》说："湿盛则濡泄。""春伤于风，夏生飧泄。"《杂病源流犀烛·泄泻源流》说："是泄虽有风、寒、热、虚之不同，要未有不源于湿者也。"指出风、寒、湿、热皆可致泄，其中以湿邪最为多见。《素问·痹论》说："饮食自倍，肠胃乃伤。"指出饮食亦可致泄。素体脾胃气虚、脾肾阳虚或病久累及者，泄泻则多缠绵难愈。《幼幼集成·泄泻证治》说："夫泄泻之本，无不由于脾胃。盖胃为水谷之海，而脾主运化，使脾健胃和，则水谷腐化而为气血以行荣卫。若饮食失节，寒湿不调，以致脾胃受伤，则水发为湿，谷反为滞，精华之气不能输化，乃至合污下降，而泄泻作矣。"总之，泄泻的病因有感受外邪、饮食所伤、禀赋不足以及久病脏腑，其主要病机是脾病湿盛，脾胃运化功能失调，肠道分清泌浊传导功能失司而成。

【历史沿革】

1. 《蜉溪外治方选·泄泻门》有梧桐叶煎汤沐足治疗泄泻不止。"泄泻不止，诸药罔效，梧桐叶煎汤沐足。"

2. 《理瀹骈文》有以乌梅煎汤坐熏法治泻痢。

3. 《理瀹骈文》载："四时暴泻痢，四肢脐腹冷，坐深汤中浸至膝上，生阳之道极速。然轻症自妙。"

【辨证论治】

一、湿热泻

1. 症状 大便水样，或如蛋花汤样，泻势急迫，量多次频，气味臭秽，或夹少许黏液，腹痛阵作，发热烦哭，口渴喜饮，食欲不振，或伴呕恶，小便短黄，舌质红，苔黄腻，脉滑数，指纹紫。

2. 处方

[处方1]

组成：葛根50g，车前草150g，白扁豆100g。

用法：足浴法。上药加入清水2000ml，煮沸20~30分钟。取出药汁，倒入盆中，温洗双脚（过足踝），水温保持在30℃上下，每次熏洗30~60分钟，每日2~3次，治愈为度。

功用：清肠解热，化湿止泻。

［处方2］

组成：茜草30～60g。

用法：足浴法。上药加水连煮3次，去渣混合，待温频洗双足，每次30～60分钟，每日2～3次，连洗3～4日。

功用：清肠解热，化湿止泻。

［处方3］

组成：金丝草30g。

用法：足浴法。上药加水500ml煮5～10分钟，去渣，待温频洗双足，每次30～60分钟，每日1次，连洗3～4日。

功用：清肠解热，化湿止泻。

［处方4］

组成：新鲜葎草250～300g。

用法：足浴法。上药洗净，切碎，放入砂锅内，加清水2000ml煮30分钟，去渣，将药液倒入盆内，待温频洗双足及小腿，每次20分钟，每日1次，每剂用2次，重者每日3次，治愈为度。

功用：清肠解热，化湿止泻。

二、风寒泻

1. 症状　大便清稀，夹有泡沫，臭气不甚，肠鸣腹痛，或伴恶寒发热，鼻流清涕，咳嗽，舌质淡，苔薄白，脉浮紧，指纹淡红。

2. 处方

［处方1］霍香正气散加减。

组成：霍香9g，苏叶6g，炙甘草6g，白芷9g，生姜6g，半夏6g，茯苓9g，陈皮6g，大枣2～3枚。

用法：蒸气熏法。取上药加入清水1000～1500ml煮沸，取药液倒入有嘴壶中，盖住壶口。趁热将壶嘴对准患儿口鼻熏蒸，并令患儿深吸之，熏蒸至药凉。每日1剂，早晚各1次，治愈为度。适用于年长儿。

功用：疏风散寒，化湿和中。

[处方2]

组成：白胡椒9g，艾叶15g，透骨草9g。

用法：足浴法。上药加入清水2000ml，煮3~4沸。取出药汁，倒入盆中，熏洗小儿双脚，水凉为止。每日1剂，每日3次，连用2~3日。

功用：疏风散寒，化湿和中。

[处方3]

组成：刺蒺藜30~60g。

用法：足浴法。上药加入清水2000ml，煮沸30分钟。去渣取汁，将药液倒入盆内，温洗双下肢，并不断搓洗足底、足背及腓肠肌，每次洗浴15~20分钟。每日1剂，每日洗2次，5~7日为1个疗程，均在1~2个疗程内治愈。

功用：祛风除湿，调理肝脾。

三、伤食泻

1. 症状　大便稀溏，夹有乳凝块或食物残渣，气味酸臭，或如败卵，脘腹胀满，便前腹痛，泻后痛减，腹部胀痛拒按，嗳气酸馊，或有呕吐，不思乳食，夜卧不安，舌苔厚腻，或微黄，脉滑实，指纹滞。

2. 处方

组成：黄荆叶30g，木瓜50g，辣蓼草50g。

用法：熏洗法。上药加入清水2000ml，煮沸20~30分钟。取出药汁，倒入盆中，温洗四肢，水温保持在30℃上下，每次熏洗30~60分钟，每日2~3次，治愈为度。

功用：运脾和胃，消食化滞。

四、脾虚泻

1. 症状　大便稀溏，色淡不臭，多于食后作泻，时轻时重，面色萎黄，形体消瘦，神疲倦怠，舌淡苔白，脉缓弱，指纹淡。

2. 处方

[处方1]

组成：白胡椒9g，艾叶15g，透骨草9g。

用法：足浴法。上药加入清水2000ml，煮20分钟。取出药汁，倒入盆中，熏洗小儿双脚约10分钟。每日1剂，每日3次，连用2~3日。

功用：疏风散寒，化湿和中。

[处方2]

组成：透骨草15g，艾叶9g，桂枝9g，川花椒9g。

用法：足浴法。上药加入清水2000ml，煮沸20~30分钟。取出药汁，倒入盆中，温洗双脚（过足踝），水温保持在30℃上下，每次熏洗10分钟，每日2~3次，治愈为度。

功用：温脾暖胃，助阳止泻。

五、脾肾阳虚泻

1. 症状 久泻不止，大便清稀，澄澈清冷，完谷不化，或见脱肛，形寒肢冷，面色㿠白，精神萎靡，寐时露睛，小便色清，舌淡苔白，脉细弱，指纹色淡。

2. 处方

[处方1]

组成：人参5g，干姜5g，五味子15g，赤石脂15g，苍术20g。

用法：足浴法。上药加入清水2000ml，煮沸20~30分钟。取出药汁，倒入盆中，温洗双脚（过足踝），水温保持在30℃上下，每次熏洗30~60分钟，每日2~3次，治愈为度。

功用：温肾暖脾，助阳止泻。

[处方2]

组成：鬼针草60g。

用法：足浴法。上药加入清水 2000ml，煮沸 20～30 分钟。取出药汁 1000ml，倒入盆中，温洗双脚（过足踝），水温保持在 30℃上下，每次熏洗 30 分钟，每日 2～3 次，治愈为度。

功用：暖肠止泻。

第十节 疳 证

疳证是由喂养不当或多种疾病影响，导致脾胃受损，气液耗伤而形成的一种慢性消耗性疾病。以形体消瘦，面色无华，毛发干枯，精神萎靡或烦躁，饮食异常为特征。本病多发生于 5 岁以下小儿。疳证是古代儿科的四大要证之一，近 20 多年来，随着社会经济的发展，本病发病率下降，且重症减少，临床以轻症居多。

西医病名为慢性营养缺乏症（营养不良），也包括由此引起的多种维生素缺乏症。

【病因病机】

《小儿药证直诀·诸疳》指出："疳皆脾胃病，亡津液之所作也。""积为疳之母。"《幼科铁镜·辨疳疾》所言："疳者……或因吐久、泻久、痢久、疟久、热久、汗久、咳久、疮久，以致脾胃亏损，亡失津液而成也。"说明疳证多由于饮食不节，喂养不当及禀赋不足或疾病影响所致。总之，疳证的主要病位在脾胃，基本病机为脾胃受损，津液消亡而成。

【历史沿革】

《万病回春·下疳》有治疳汤熏洗治疗下疳。川楝子、黄连、瓦松、花椒、艾叶、葱根，各等分，煎水入盆内，用布蘸药液敷疮上，立效。

【辨证论治】

一、疳气

1. 症状 形体略瘦，面色少华，毛发稀疏，不思饮食，精神欠佳，性急易怒，大便干稀不调，舌质略淡，苔薄微腻，脉细有力。

2. 处方

组成：生姜、紫苏叶各30g。

用法：药浴法。加水适量，煎煮5分钟去渣，倒于盆中，自上而下揉洗腹部，至冷为止。每次15分钟，每日2次，连用2日。

功用：调脾助运。

二、疳积

1. 症状 形体明显消瘦，腹部膨胀，面色萎黄，发结如穗，精神烦躁，睡卧露睛，动作异常，纳呆厌食，或善食易饥，或嗜食异物，舌淡苔腻，脉沉细而滑。

2. 处方

组成：桃枝、柳枝各60g。

用法：药浴法。将上药切碎，加入清水1500ml煎煮，去渣取药液。待药液温热时沐浴，浴后保暖。每日1次，治愈为度。

功用：消积理脾。

三、干疳

1. 症状 肢体枯瘦如柴，面白无华，毛发干枯，腹凹如舟，精神萎靡，懒言少动，表情呆滞，头大项细，貌似老人，不思食，大便稀溏或便秘，舌质淡嫩，舌苔少，脉细弱。

2. 处方

组成：肥猪肉 100g，首乌 30g。

用法：药浴法。将上药加水 500ml 煎煮去渣，用纱布或药棉蘸药汤擦洗全身皮肤，每日 1~2 次，连续 10 日为 1 个疗程。擦洗时要保持一定的室温，防止着凉。

功用：补益气血。

第十一节 呕 吐

呕吐是因胃失和降，气逆于上，以致乳食由胃中上逆经口而出的一种病证。古人将有声有物谓之呕，有物无声谓之吐，有声无物谓之哕。但临床很难截然分开，故一般并称呕吐。凡内伤乳食，大惊卒恐，以及其他脏腑疾病影响胃的功能而致胃气上逆，均可引起呕吐。如能及时治疗，预后尚好。经常或长期呕吐，则损伤胃气，胃纳失常，可导致津液耗损，气血亏虚。呕吐可见于西医的多种疾病，如消化功能紊乱、急慢性胃炎、消化性溃疡、秋季腹泻等。

小儿哺乳后，乳汁自口角溢出者，称为"溢乳"、"漾乳"，一般不属病态。本病发展无年龄及季节限制，但临床以婴幼儿和夏秋季节多见。

116

【病因病机】

小儿呕吐的原因不外其脏腑娇嫩，脾虚胃弱，脾升胃降的生理功能易于紊乱，加之小儿寒暖不能自调，乳食不能自节，感受外邪、伤于乳食等均易于损伤脾胃而发呕吐，以乳食伤胃、胃中积热、脾胃虚寒、肝气犯胃为多见。病变部位主要在胃，与肝脾二脏密切相关。其基本病理改变为胃失和降，气机上逆。正如《幼幼集成·呕吐证治》所言："盖小儿呕吐有寒有热有伤食，然寒吐热吐，未有不因于伤食者，其病总属于胃。"若脾胃不和，升降失司，胃气上逆，则发生呕吐；肝主疏泄，助脾胃之运化，若肝气失和，横逆犯胃，胃失和降，亦致呕吐。

【历史沿革】

《世医得效方》治翻胃呕吐，大便秘结虚冷者，续以葱椒煎汤熏身下。

【辨证论治】

一、外邪犯胃

1. 症状 突发呕吐，吐物清冷，胃脘不适或疼痛，伴发热恶寒，鼻塞流涕，全身不适，舌淡红，苔薄白，指纹红，脉浮紧。

2. 处方

组成：生黄芪30g，知母10g，生牡蛎30g，麻黄根15g，生地30g，茯苓20g，黄芩10g。

用法：上药入脸盆，加适量洁净水煎煮，煎至3000ml去渣取汁，趁热熏蒸涌泉、神阙穴。待药液温度适中后用纱布蘸汁擦洗肺俞、心俞及神阙，每次10分钟，每日1次。

功用：疏风散寒，化湿和中。

二、乳食积滞

1. 症状 呕吐乳食，吐物为酸臭乳块或不消化食物，不思乳食，口气臭秽，脘腹胀满，吐后觉舒，大便秘结或泻下酸臭，舌质红，苔厚腻，脉滑数有力，指纹紫滞。

2. 处方

［处方1］消食化积汤。

组成：白术、枳实、大黄、槟榔、皮硝各等分。

用法：上药共研粗末，和匀。用时每取 50～100g 放入罐内，加清水 500～1000ml，煎沸 5 分钟，连渣倒入盆内，趁热熏蒸小儿肚腹部，待温后，用毛巾蘸药水擦洗自胸口至小腹，反复擦洗，每次 15～30 分钟。每日熏洗 2～3 次，每剂连用两次，再用时加热即可。

功用：健脾消食止呕。

［处方2］鸡丑消食汤。

组成：山药、鸡内金、麦芽、黑丑各30g。

用法：上药共研粗末，每取本散 30～50g 放入罐内，加清水 500～750ml，煎煮数沸，连渣倒入盆内，趁热熏蒸小儿肚腹部，待温后，用毛巾蘸药水擦洗自胸口至小腹，每次熏洗 15～30 分钟。

功用：健脾消食，化积逐邪。

三、胃热气逆

1. 症状　食入即吐，呕吐频繁声响，吐物量多臭秽，口渴多饮，面赤唇红，或伴发热，烦躁不安，大便秘结，小便短赤，舌红苔黄，脉滑数，指纹紫滞。

2. 处方

组成：芦根300g。

用法：将上药装入纱布袋水煎后，倒入盛有热水的浴池中备用，熏洗全身20分钟。

功用：清热止呕。

四、脾胃虚寒

1. 症状　起病缓慢，病程较长，食久方吐，时作时止，食少不化，吐物多为清稀痰水或乳食残渣，色淡少味。伴面色苍白，精神疲倦，四肢欠温，腹痛绵绵，得温较舒，大便稀溏，舌淡苔白，脉迟缓无力，指纹淡。

2. 处方

组成：附子30g，吴茱萸15g，生姜15g。

用法：将上药水煎后，去渣，熏洗双足15～30分钟。

功用：温经，散寒，止呕。

五、肝气犯胃

1. 症状　呕吐酸水或食物，嗳气频频，每因情志刺激加重，胸胁胀痛，精神郁闷，易怒多啼，舌边红，苔薄腻，脉弦，指纹紫。

2. 处方

［处方1］

组成：胡椒20g，绿豆15g，黄连120g，干姜120g。

用法：将上药水煎20分钟，去渣，先熏洗胸腹部，再浸双足，每次30～60分钟。

功用：温中，清热，解毒。

［处方2］

组成：苍术30g，麦麸250g，酒或醋适量。

用法：将苍术研末，拌麦麸同炒黄，趁热以酒或醋淬，令患者张口尽吸其热气，另取其中部分药物，用布包，在前胸来回温熨。

功用：疏肝和胃止呕。

第十章 小儿心肝疾病

第一节 汗 证

汗证是指小儿在安静状态下，正常环境中，无故而全身或局部汗出过多为主的病证。由于小儿形气未充，腠理疏薄，加之生机旺盛，清阳发越，在正常环境中，比常人容易出汗，故入睡时头额或身上微有汗出而别无他苦，另因天气炎热，衣被过厚，乳食过急，剧烈活动，恐惧惊吓等所致汗出，均属常态。《幼科发挥》曰："汗者心之液也……故头汗者，乃清阳发越之象，不必治也。"小儿汗证有自汗、盗汗之分。睡中出汗，醒时汗止者，称盗汗；不分寤寐者，称自汗。但往往自汗、盗汗并见。小儿汗证多见于5岁以下的小儿，尤以素体虚弱者多见。多属于西医学自主神经功能紊乱，若是维生素 D 缺乏性佝偻病、结核病、风湿病等患儿有多汗证者，应以原发病为主结合本病辨证治疗。

汗证之分类命名甚众，后世一般分为自汗和盗汗两大类。自汗多因气虚、阳虚，盗汗多因阴虚。

【病因病机】

120

汗为心液，由阳气蒸化津液外泄而产生。生理状况下，营阴内守，卫阳外护，营卫调和，汗出微微而肤润。若是体虚而阳气失于固护，腠理开阖失司，或体内湿热蒸腾，则营阴外泄而多汗。如《小儿卫生总微方论》曰："小儿有遍身喜汗出者，此荣卫虚也。荣卫相随，通行经络，营于周身，环流不惜。荣阴卫阳，荣虚则津液泄越，卫虚则不能固密，故喜汗出也。"小儿汗证的发生，多由体虚所致，其产生原因不外为先天禀赋不足，后天调护失宜。

1. 肺卫不固 小儿肌肤疏薄，若因肺脾气虚，腠理开阖失司，则卫表不能固护，腠理开泄，津液外泄而时时汗出。

2. 营卫失调 小儿营卫薄弱易受伤害，若素体阳虚或病后伤阳，或过用发散，致卫阳不足，腠理不密，营阴失藏，津液外泄，发为汗证。

3. 气阴亏虚 小儿气血薄弱，重病、久病之后耗气伤阴，气虚则不敛阴固液，津液外泄为汗；阴液亏损则虚火内动，逼津外出而为汗。

4. 湿热蒸迫 小儿若素食炙煿饮食，或湿温病未能清解，湿热蕴积于脾胃，内热蒸腾，迫津外泄，可致肌表汗出津津。

由此可见，小儿汗证有虚实之分，虚证有肺卫不固、营卫失调、气阴亏虚，实证多因湿热蒸迫所致。

【历史沿革】

1. 《万病回春》治脚汗方：白矾五钱，干葛五钱，上两味药碾末水煎，逐日洗，自然无汗。

2. 《串雅内外编》治疗手汗。以黄芪一两，葛根一两，荆芥三钱，水煎汤一盆，热熏后温洗，三次即无汗。

3. 《外治寿世方》治阴汗肾虚阳衰，蛇床子酒炒，白矾、陈酱各等分，煎汤洗之。

【现代研究】

手足多汗，浸渍，角质膨胀发白，逐渐形成粟粒样水疱，瘙痒，继而脱皮干燥，微痛。病变皮肤镜检均未发现真菌菌线及孢子。马氏将药物水煎后入盆，先用毛巾热敷，待患者适应后，将手入药液中浸泡。每次 30 分钟，早晚各 1 次。总有效率为 100％，复发者甚少。均未发现不良反应。

【辨证论治】

一、肺卫不固

1. 症状 以自汗为主，或伴盗汗，患儿汗出以头颈、胸背明显，动则尤甚，神疲乏力，面白少华，时易感冒，舌质淡红，边有齿痕，苔薄白，脉细弱。

2. 处方

[处方 1] 玉屏风散加减。

组成：生黄芪 20g，防风 15g，白术 15g，麻黄根 10g，白矾 10g。

用法：将上药入锅，加水煎煮 40 分钟，去渣取汁，与 50℃左右的温水同入泡足器中，泡足 30 分钟，每日 1 剂，10 日为 1 个疗程。

功用：益气固表止汗。

[处方 2] 黄芪五倍子方。

组成：生黄芪 20g，五倍子 25g，仙鹤草 30g。

用法：将上药入锅，加水煎煮 40 分钟，去渣取汁，与 50℃左右的温水同入泡足器中，泡足 30 分钟，每日 1 剂，10 日为 1 个疗程。

功用：益气固表止汗。

[处方 3] 龙骨牡蛎方。

组成：煅牡蛎 30g，煅龙骨 60g，浮小麦 50g，白矾 15g。

用法：将上药入锅，加水煎煮 40 分钟，去渣取汁，趁

小儿药浴疗法

热调入研碎的白矾，倒入泡足器中，泡足 30 分钟，每日 1剂，10 日为 1 个疗程。

功用：益气固表，收敛止汗。

二、营卫失调

1. 症状 自汗为主，或伴盗汗。患儿遍身汗出或半身汗出，抚之不温，畏寒恶风，不发热，或有低热，神疲纳差，或伴便溏，舌质淡红，苔薄白，脉缓。

2. 处方 桂枝糯稻根方。

组成：桂枝 15g，糯米稻根 20g，麻黄根 10g。

用法：将上药入锅，加水煎煮 40 分钟，去渣取汁，与50℃左右的温水同入泡足器中，泡足 30 分钟，每日 1 剂，10 日为 1 个疗程。

功用：调和营卫，收敛止汗。

三、气阴两虚

1. 症状 以盗汗为主，也常伴自汗，患儿形体消瘦，汗出较多，神萎不振，心烦少寐，寐后汗湿衣服，或伴低热，手足心灼热，气弱声微，口唇淡红，舌淡苔少或见剥苔，脉细弱或细数。

2. 处方

[处方 1] 麦冬地骨皮方。

组成：麦冬 20g，地骨皮 30g，糯米稻根 50g，陈醋 30g。

用法：将上药入锅，加水煎煮 40 分钟，去渣取汁，与50℃左右的温水及陈醋同入泡足器中，泡足 30 分钟，每日1 剂，10 日为 1 个疗程。

功用：养阴清热敛汗。

[处方 2] 地黄五味子汤。

组成：生地 20g，山药 15g，知母 10g，麦冬 10g，五味子 15g，白矾 10g。

用法：将上药入锅，加水煎煮 40 分钟，去渣取汁，趁热调入研碎的白矾，倒入泡足器中，泡足 30 分钟，每日 1 剂，10 日为 1 个疗程。

功用：养阴清热敛汗。

四、湿热蒸迫

1. 症状 出汗过多，头额、心胸尤著，动则益甚，汗出肤热，汗渍色黄，口臭纳呆，口渴不欲饮，大便或秘或泻，其味臭秽，小便涩黄，舌质红，苔黄腻，脉滑数。

2. 处方

[处方 1] 逐瘀散。

组成：蛇床子 30g，藁本 30g，山茱萸 30g，防风 15g。

用法：上药捣碎每服用秤称 15g，水煎五七沸，放温去渣，淋洗。

功用：清热祛湿敛汗。

[处方 2] 苍术滑石方。

组成：苍术 30g，滑石 25g，竹叶 20g，冬瓜子 30g。

用法：将上药入锅，加水煎煮 40 分钟，去渣取汁，与50℃左右的温水同入泡足器中，泡足 30 分钟，每日 1 剂，10 日为 1 个疗程。

功用：清热祛湿敛汗。

第二节 夜 啼

夜啼是指婴幼儿入夜啼哭不安，时哭时止，或每夜定时啼哭，甚则通宵达旦，但白天能安静入睡的一种病证。多见于新生儿及婴儿。

啼哭是新生儿及婴儿的一种生理活动，在表达要求或痛苦时出现，如饥饿、惊恐、尿布潮湿、衣被过冷或过热等，此时若喂以乳食、安抚亲昵、更换潮湿尿布、调整衣被厚薄后，啼哭可很快停止，不属病态。

夜啼有轻有重，轻者不治而愈，重者可能是疾病的早期反映。因此，在未找到病因之前，需密切观察病情变化。

【病因病机】

《幼幼集成·夜啼证治》曰："小儿夜啼有数证，有脏寒，有心热，有神不安……脏气寒者，阴胜于夜，至夜则阴极发躁，寒甚腹痛……心热烦啼者，面红舌赤，或舌苔白涩……神不安而啼者，睡中惊悸，抱母大哭，面色紫暗。"寒则痛而啼，热则烦而啼，惊则神不安而啼，说明本病主要因脾寒、心热、惊恐所致。

【历史沿革】

1. 《素问·阴阳应象大论》认为："其有邪者，渍形以为汗。""寒者热之，热者寒之……摩之浴之。"

2. 《素问·至真要大论》曰："脾风……发瘅、腹中热、烦心……可浴。"

【现代研究】

宋祚民认为小儿夜啼多责之于寒、热、惊，治以温中散寒，清热泻火，养阴清热，镇惊安神。无论何种类型，都可选钩藤、蝉蜕。钩藤"主小儿夜惊"，有明显的镇惊作用。

【辨证论治】

一、脾寒气滞

1. 症状　患儿啼哭时哭声低弱，时哭时止，睡喜蜷曲，腹喜摩按，四肢欠温，吮乳无力，胃纳欠佳，大便溏薄，小便较清，面色青白，唇色淡红，舌苔薄白，指纹多淡红。

2. 处方　胡椒山楂方。

组成：白胡椒 15g，焦山楂 30g，炒麦芽 30g。

用法：药浴法。将以上药物同入锅中，加水适量，煎煮 20 分钟，去渣取汁，倒入泡足器中，待水温降至 30℃时，浸泡双足 20 分钟，每晚 1 次，10 日为 1 个疗程。

功用：健脾散寒，消食止痛。

二、心经积热

1. 症状　患儿啼哭时哭声较响，见灯尤甚，哭时面赤唇红，烦躁不宁，身腹俱暖，大便秘结，小便短赤，舌尖红，苔薄黄，指纹多紫。

2. 处方　钩藤山栀方。

组成：钩藤 30g，山栀 20g，菊花 15g。

用法：药浴法。将以上药物同入锅中，加水适量，煎煮 20 分钟，去渣取汁，倒入泡足器中，待水温降至 30℃时，浸泡双足 20 分钟，每晚 1 次，10 日为 1 个疗程。

功用：清心导赤，泻火安神。

三、惊恐伤神

1. 症状　夜间突然啼哭，似见异物状，神情不安，时作惊惕，紧偎母怀，面色乍青乍白，哭声时高时低，时缓时急，舌苔正常，脉数，指纹色紫。

2. 处方　柏子仁牡蛎方。

组成：柏子仁 30g，生牡蛎 40g，生龙骨 40g。

用法：药浴法。将以上药物同入锅中，加水适量，煎煮 20 分钟，去渣取汁，倒入泡足器中，待水温降至 30℃时，浸泡双足 20 分钟，每晚 1 次，10 日为 1 个疗程。

功用：补气养心，镇惊安神。

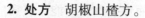

第三节　惊　风

惊风又称惊厥，是小儿常见的急危重症，可发生于许多疾病的过程中，临床以抽搐，并伴有神志障碍为特征。其发病突然，变化迅速，病情凶险。好发于 1～5 岁小儿，年龄越小，发病率越高，一年四季均可发生。根据其临床表现分为急惊风与慢惊风两类，急惊风发病急暴，临床表现多为实证。慢惊风多由久病而来，也可由急惊风转变而来，临床多表现为虚证。

西医学中因高热、脑膜炎、脑炎、血钙过低、大脑发育不全、癫痫等所致的抽搐属此范畴。

【病因病机】

《小儿药证直诀》指出："小儿急惊者，本因热生于心。身热面赤引饮，口中气热，大小便黄赤，剧则搐也。盖热盛则风生，风属肝，此阳盛阴虚也。"说明急惊风的病变部位主要在心、肝。

《小儿药证直诀》指出："因病后或吐泻，脾胃虚损，遍身冷，口鼻气出亦冷，手足时瘛疭，昏睡，睡露睛。此无阳也。"说明慢惊风由于禀赋不足，久病正虚而致，以脾肾阳虚，或肝肾阴虚为其主要发病原因。由于暴吐暴泻，久吐久泻，或温热病后正气亏损，脾肾亏虚，化源不足；或肝肾阴虚，虚风内动。其病变部位在脾、肾、肝三脏。

【历史沿革】

1. 《五十二病方》中载有熏洗方 8 首，其中用于儿科惊风的有"婴儿病痫方"。

2. 《世医得效方》曾使用药物治疗急惊风、脐风，洗熨 1～2 次即可显效或痊愈。同时，凡见一证，无论何病，均可用之亦多效。

3.《普济方》用慎火草适量，煎水浴足，主治惊风烦热。

4.《普济良方》用杏仁、桃仁各 7 粒，面粉 15g 共捣烂如泥，用烧酒调和成糊状，外涂擦两手心、足心，治疗急慢惊风获奇效。

【现代研究】

1. 柴文举用银花、薄荷、酒精再加蒸馏水至 100ml，重点擦洗曲池、大椎、风池、风府穴及腋下等处，具有清热解毒的功效，从而治疗惊风引起的发热。

2. 宋雪英等以山栀、桃仁、面粉等分。山栀为末，桃仁捣泥，与面粉合，加鸡蛋清调和，敷两足心。寓"血行风自灭"。蛋清性味甘、凉，优于清热解毒。

3. 漆浩以鲜地龙 3～4 条，白蜜少许，煎煮 1000ml 浴液，洗足时用纱布 1 块将药摊上，敷贴在足的四趾间。以牙皂 20g，朱砂 10g，研末，煎煮 3000ml 溶液并蘸姜汁浴足，并用毛巾点擦丘墟穴。洗浴时，以生姜 30g，麝香虎骨膏药 1 张，将生姜捣烂和膏药一起煎水，除药渣后洗浴，并点搓照海穴。

【辨证论治】

一、风热动风

1. 症状 一般先见风热表证，很快发作抽风，持续时间不长，体温常在 38.5℃ 以上，并多见于体温的上升段，一般一次发热只抽一次，抽两次者少见。

2. 处方

［处方 1］

组成：蜂房 30g，水 1000g。

用法：将上药加水煎煮，去渣后温洗全身。

功用：疏风清热，熄风定惊。

[处方2]

组成：薄荷油1～2滴。

用法：用温水半面盆，加入薄荷1～2滴，搅匀，给患儿擦洗全身。薄荷油不可多用，否则擦洗后会出现寒战。也可用鲜荷叶10～20片，浸泡于热水中数分钟，等水温适中时，擦洗患儿。

功用：疏散风热，祛风定惊。

二、气营两燔

1. 症状 以壮热不退，头痛项强抽搐，常见神昏，同时见恶心呕吐为特征，舌红苔黄，脉弦数。病情严重者高热不退，反复抽搐，神志昏迷，舌红苔黄腻，脉滑数。

2. 处方

组成：安宫牛黄丸1丸，大黄苏打片10片。

用法：安宫牛黄丸以温水100g溶解，加入研成细末的大黄苏打片，用注射器吸取药液，用导管直接推入肛门，保留15分钟，可出现肠鸣腹泻，燥屎排尽，热退抽止。

功用：清气凉营，息风开窍。

三、邪陷心肝

1. 症状 起病急骤，迅速见到发热，神昏，抽搐，两目上视，舌质红，苔黄腻，脉数。

2. 处方

[处方1]

组成：杏仁7粒，桃仁7粒，栀子7个，飞罗面15g。

用法：上药共捣烂，用好酒调匀，敷两足心（涌泉穴）。

功用：清心开窍，泻火息风。

［处方2］

组成：钩藤 15g，栀子、天竺黄各 9g，僵蚕 6g。

用法：上药加清水 1000ml，煎数沸，将药液倒入小盆内，待温度适宜时，用毛巾蘸药水外洗胸、腹、头面及四肢，反复擦洗，每次洗 5~10 分钟。每日 2 次，每剂可用 2 日。

功用：清肝化痰，息风止痉。

四、湿热疫毒

1. 症状 持续高热，频繁抽风，神志昏迷，谵语，腹痛呕吐，大便黏腻或夹脓血，舌质红，苔黄腻，脉滑数。

2. 处方

［处方1］

组成：银花、板蓝根各 10g，黄芩 20g。

用法：各药用适量水煎煮 2 次，混合各药液过滤去沉淀物，再浓缩至 100ml，每次用 30~50ml 药液先熏洗后灌肠，每日 2 次，热甚者可加安乃近 1~2ml 同灌。

功用：清热化湿，解毒息风。

［处方2］

组成：大黄 5g。

用法：将大黄浸泡于 30ml 水中 1 夜，取浸泡液涂囟门上。

功用：清热解毒定惊。

五、惊恐惊风

1. 症状 暴受惊恐后惊惕不安，以惊惕战栗，喜投母怀，夜间惊啼为特征，甚至惊厥，抽风，神志不清，大便色青，脉律不整，指纹紫滞。

2. 处方

组成：铅粉、鸡蛋清。

用法：调如泥状，睡前敷足心两涌泉穴处，白天洗去，连用 2～3 天。涌泉穴为肾经之井穴，有通关、开窍、安神、镇静之作用。

功用：清热息风，镇惊开窍。

六、脾虚肝亢

1. 症状　精神萎靡，嗜睡露睛，面色萎黄，不欲饮食，大便稀溏，色带青绿，时有肠鸣，四肢不温，抽搐无力，时作时止，舌淡苔白，脉沉弱。

2. 处方　蝉蜕煎。

组成：蝉蜕 15g，天竺黄 9g。

用法：上药加清水 500ml，煎数沸。将药液倒入小盆内，待温度适宜时，用毛巾蘸药水，外洗胸、腹、头面及四肢，反复洗之，每次 10 分钟，每日 2 次，每日 1 剂。

功用：息风，化痰，止痉。

七、脾肾阳衰

1. 症状　精神委顿，昏睡露睛，面白无华或灰滞，口鼻气冷，额汗不温，四肢厥冷，溲清便溏，手足蠕动震颤，舌质淡，苔薄白，脉沉微。

2. 处方

组成：活蟾蜍 1 只。

用法：将活蟾蜍（即癞蛤蟆）破腹除去内脏，放在孩童肚脐上，待蟾蜍发热后另换 1 只。

功用：益气健脾，温肾回阳。

八、阴虚风动

1. 症状　精神疲惫，形容憔悴，面色萎黄或时有潮红，虚烦低热，手足心热，易出汗，大便干结，肢体拘挛或强直，抽搐时轻时重，舌绛少津，苔少或无苔，脉细数。

2. 处方

[处方1]

组成：生地15g，麦冬15g，鳖甲10g，牡蛎10g，鸡蛋清适量。

用法：以上前4味共研细末，再加入适量鸡蛋清，调匀成糊状，敷于脐部，然后用消毒纱布覆盖，再用胶布固定，每日换药1次，连敷7日为1个疗程。

功用：滋阴生津，息风定惊。

[处方2]

组成：天麻、朱砂各30g，乌蛇肉（酒浸）5g，白矾、蝎尾、青黛各6g，麝香1.5g。

用法：共研细末，贮瓶备用，勿泄气。用时每取本散9g，桃枝（枝叶）1握，加清水适量煎数沸。待温后用毛巾蘸药水外洗胸、腹、头面及四肢，每次洗5～10分钟。每日1～2次，勿浴背。

功用：息风定惊。

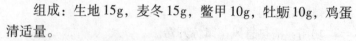

第四节　病毒性心肌炎

病毒性心肌炎是由病毒感染引起的以局限性或弥漫性心肌炎性病变为主的疾病。以神疲乏力，面色苍白，心悸，胸闷，头晕，气短，肢冷，多汗为临床特征。根据本病的主要临床症状，属于中医学"风温"、"心悸"、"怔忡"、"胸痹"等范畴。《素问·平人气象论》曰："乳之下，其动应衣，宗气泄也。"其记载与本病有关。

本病发病年龄以3～10岁小儿多见，其临床表现轻重不一。多数患者预后良好，但少数患者可发生心源性休克、心力衰竭，甚则猝死，也有的迁延不愈而形成顽固性心律失常。

【病因病机】

小儿正气亏虚是本病发生的内在因素，感受温热邪毒是引发该病的外因，瘀血、痰浊为主要病理产物，气阴耗伤、血脉瘀阻为主要病理变化，病变部位主要在心，常涉及肺脾肾。小儿肺脾常不足，卫外不固，易受风热、湿热之邪侵袭，邪毒由表入里，留而不去，内舍于心，导致心脉痹阻，心血运行不畅，心失所养而出现心悸、怔忡之症；邪毒化热，耗伤气阴，导致心之气阴不足，心气不足，运血无力，气滞血瘀而见心悸、胸痛；心阴耗伤，心脉失养，阴不制阳，可见心悸不宁；若患儿心阳受损，心脉失于温养，可见怔忡不安，畏寒肢冷等症。素体肺脾气虚，或久病伤及肺脾，常致病情迁延，肺虚则治节无权，水津不布，脾虚则运化失司水湿内停，导致痰湿内生，与瘀血互结，阻滞脉络，可见胸痛、胸闷之症。本病迁延不愈，常损阴伤阳，气阴亏虚，心脉失养，出现以心悸为主的虚证，或者兼有瘀阻脉络的虚实夹杂证。总之，本病以外感风热、湿热邪毒为发病主因，瘀血、痰浊为主要病理产物，气阴耗伤、血脉瘀阻为主要病机变化。成无己《伤寒明理论》云："其气虚者，由阳气虚弱，心下空虚，内动而为悸也；其停饮者，有水停心下，心主火而恶水，水既内停，心不自安，则为悸也。"提出心悸病因不外气虚痰饮两端。

【历史沿革】

1. 《金匮要略》救卒死而壮热者方：矾石半斤，以水一斗半煮消，以渍脚令没踝。救卒死而四肢不收失便者方：马屎一升，水三斗，煮取二斗以洗之。

2. 《外治寿世方》治痰厥死：巴豆捣，绵纸包，取板油作燃，烟熏鼻中片刻，出痰血即愈。心腹卒然胀痛急煮热汤（须百沸者）：以渍手足，即易之。

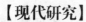

【现代研究】

苏培基用苦参15g，丹参15g，川芎10g，郁金10g，当归10g，益母草15g，桂枝10g，木香10g，上药加水3000ml，煎煮30分钟，取汁熏蒸双足，待温度适中，浸浴双足。每次30分钟，每日1次，7日为1个疗程。病毒性心肌炎主要病机为外邪侵袭内滞，影响气血运行，气滞血瘀。丹参活血化瘀，安神除烦；川芎活血通络，行气止痛；当归养血活血，益母草活血祛瘀；郁金祛瘀止痛行气解郁，清心凉血；苦参清热燥湿；木香疏利气机；桂枝温通心阳；诸药组合具有活血祛瘀，行气通络作用。临床研究发现，丹参、川芎、当归、益母草、苦参、桂枝均有改善心功能，降低心肌耗氧量，抗心律失常的作用，丹参、川芎还有镇静作用。中药浸足借热力和药力作用，直达病所，发挥作用。

【辨证论治】

一、风热犯心

1. 症状 低热绵延或不发热，心悸气短，胸闷胸痛，头晕乏力，鼻塞流涕，咽红肿痛，咳嗽，肌肉酸楚疼痛，舌质红，苔薄黄，脉数或结代。

2. 处方 银花解毒汤。

组成：银花30g，连翘30g，板蓝根30g，丹参50g，北五加皮9g，苦参9g。

用法：上药加清水1500ml，煎沸5～10分钟后，将药液倒入木桶内，至适温时浸泡双足20～30分钟。每日1次，10日为1个疗程。药量随患儿年龄和病情加减。

功用：清热解毒，宁心复脉。

二、气阴亏虚

1. 症状 心悸不宁，活动后尤甚，少气懒言，神疲倦怠，头晕目眩，五心烦热，夜寐不安，舌光红少苔，脉细数或促或结代。

2. 处方 益心洗剂。

组成：生地45g，五味子30g，麦冬20g，竹叶10g，党参20g。

用法：以上材料加水3000ml，煮沸30分钟，去渣取药液，待药温后浸浴双足，每次30分钟，每日1次，7日为1个疗程，每剂可用2次。治愈为度，药量随患儿年龄和病情加减。

功用：益气养阴，宁心复脉。

三、痰瘀阻络

1. 症状 心悸不宁，胸闷憋气，心前区痛如针刺，脘闷呕恶，面色晦暗，唇甲青紫，舌体胖，舌质紫暗，或舌边尖见有瘀点，苔腻，脉滑或结代。

2. 处方

组成：苦参15g，丹参15g，川芎10g，郁金10g，当归10g，益母草15g，桂枝10g，木香10g。

用法：可据病情酌加瓜蒌实15g，薤白15g，半夏9g。上药加水3000ml，煎煮30分钟，取汁熏蒸双足，待温度适中，浸浴双足。每次30分钟，每日1次，7日为1个疗程，每剂可用两次，治愈为度，药量随患儿年龄和病情加减。

功用：豁痰化瘀，活血通络。

第五节 维生素 D 缺乏性佝偻病

维生素 D 缺乏性佝偻病简称佝偻病，是由于体内维生素 D 不足，致使钙磷代谢紊乱而产生的一种以骨骼病变为主的慢性营养缺乏性疾病。以多汗，夜啼，烦躁，枕秃，肌肉松弛，囟门迟闭，甚至鸡胸肋翻，下肢弯曲等为特征。本病好发于 3 岁以下婴幼儿，以冬春两季多见，我国北方发病率高于南方，工业城市高于农村，人工喂养的婴儿发病率高于母乳喂养者。本病一般预后良好，但病情重、迁延失治者，常可遗留骨骼畸形，甚至影响儿童正常生长发育。

本病属中医"五迟"、"五软"、"龟胸"、"龟背"、"夜惊"、"汗证"等范畴。早在《小儿药证直诀》中已有本病胸骨与脊柱畸形的记载，称"龟胸"、"龟背"。在《诸病源候论》一书中，提出了背偻、多汗、齿迟，发稀等与本病相似的症状。《幼幼集成》中更提出了完整的辨证论治方法。

【病因病机】

佝偻病的发病原因有先天禀赋不足，后天喂养失宜，疾病损脾伤正等。其中先天禀赋不足，后天养护失宜为多见。病变部位主要在脾、肾，常累及心、肺、肝三脏。脾肾不足，精血亏虚，骨脉失养为本病发生之关键。总之，本病的发生，既有先天因素，也有后天因素，两者常同时存在，相互影响，终致脏腑虚损，气血耗伤，筋骨、肌肉失其充养而发病。初起以肺脾气虚为主，常兼心血不足，心神不宁症状；进而脾虚及肝，筋失所养，肝木亢旺；病久则肾精亏损，髓不充骨，骨失所养而致骨骼畸形等。

西医学认为，本病是由于患儿光照不足，或维生素 D 摄入不足，或生长发育过快，或由于肝肾损害使维生素 D 的羟化作用发生障碍，导致钙磷代谢失常，引起以神经精神症状为主要表现。

【历史沿革】

1.《颅囟经》载澡浴方：苦参、茯苓皮、苍术、桑白皮、白矾治疗小儿数岁不能行。

2.《幼幼新书》以澡浴方治疗小儿脚纤细无力行立不得。苦参、茯苓皮、苍术、桑白皮、白矾、葱白，沸水二升浸药一两与儿浴，温处避风。

【现代研究】

1.《家庭熏洗治病小窍门》一书中提到用熏洗疗法治疗小儿五六岁不能行的可行性。用洗法治疗小儿脚纤细无力行立不得，擦洗法治疗小儿龟胸、龟背。

2.《当代儿科学常见病妙方》中提到用洗浴疗法治疗小儿佝偻病。取苦参茯苓汤洗则可调整肤腠阴阳，使阴平阳秘，腠理坚固，外不受邪，内不留邪，相得益彰。

【辨证论治】

一、脾肺气虚

1. 症状 形体虚胖，神疲乏力，面色苍白，多汗，发稀易落，肌肉松软，大便不实，纳食减少，囟门开大，易反复感冒，舌淡，苔薄白，脉细软无力。

2. 处方

组成：苦参、茯苓、苍术、桑白皮、白矾各半两，葱白少许。

用法：熏洗法。上药锉细，每浴时取一两，加入清水

1000ml 煮沸，倒入盆中。趁热先熏蒸，熏蒸至温度适宜时再行坐浴。每日熏洗 1 次，每次 20 ~ 30 分钟。温暖处避风熏洗。

功用：健脾补肺。

二、脾虚肝旺

1. 症状　头部多汗，面色少华，发稀枕秃，纳呆食少，坐立、行走无力，夜啼不宁，易惊多惕，甚至抽搐，囟门迟闭，齿生较晚，舌淡，苔薄，脉细弦。

2. 处方

组成：柴胡、草乌头、赤小豆、吴茱萸、羌活、晚蚕砂各 1 两为末，黑豆 3 升。

用法：取黑豆用热水泡少顷，去黑豆，放入药末，煮沸，盛入盆中熏患肢 30 分钟。每日 1 次，每日 1 剂，治愈为度。可同时服用益脾镇静散。

功用：健脾平肝。

三、脾肾亏损

1. 症状　面㿠虚烦，多汗肢软，神情淡漠，智力不健，出牙、坐立、行走迟缓，头颅方大，鸡胸龟背，肋骨串珠、外翻，下肢弯曲，或见漏斗胸等，舌淡，苔少，脉细无力。

2. 处方

[处方 1]

组成：龟尿。

用法：擦洗疗法。取上药适量，擦洗胸骨及背部。每日 1 次，温暖处，避风擦洗，治愈为度。同时内服补肾地黄丸。

[处方 2]

组成：草乌头、当归、地龙、木鳖子、紫贝齿、椒目、葱须、荆芥各 1 两。

用法：淋洗疗法。上药为末，加水 3000ml，煎煮 30 分钟，去渣，候适温，使小儿露脚趾甲，从上淋洗至下。每日 1 次，每日 1 剂，治愈为度。

功用：补肾填精。

第六节 过敏性紫癜

过敏性紫癜是以毛细血管炎为主要病理表现的过敏性疾病，以皮肤紫癜、消化道黏膜出血、关节肿痛和肾炎为主要临床表现。常见于儿童，2 岁以下的幼儿少见。男孩发病约 2 倍于女孩。发病季节以冬春为多，夏季较少。

【病因病机】

小儿素体正气亏虚是发病之内因，外感风热时邪及其他异气是发病之外因。若因外感风热邪毒及异气蕴阻于肌表血分，迫血妄行，外溢皮肤孔窍，以实证为主。若因素体心脾气血不足，肾阴亏损，虚火上炎，血不归经所致，以虚证为主。由于小儿为稚阴稚阳之体，气血未充，卫外不固，外感时令之邪，六气皆易从火化，蕴郁于皮毛肌肉之间。风热之邪与气血相搏，热伤血络，迫血妄行，溢于脉外，渗于皮下，发为紫癜。若小儿先天禀赋不足，或疾病迁延日久，耗气伤阴，均可致气虚阴伤，病情由实转虚，或虚实夹杂。气虚则统摄无权，气不摄血，血液不循常道而溢于脉外；阴虚火炎，血随火动，渗于脉外，可致紫癜反复发作。

【现代研究】

张邦福把本病辨为风湿郁热、热迫血行、血络郁滞、气不摄血四型，分别给予疏风除湿、清热凉血、祛瘀通滞、益气摄血等方药，使血液外溢之源得以澄清，皮肤紫癜之症得以消除。

【辨证论治】

一、风热伤络

1. 症状 起病较急，全身皮肤紫癜散发，尤以下肢及臀部居多，呈对称分布，色泽鲜红，大小不一，或伴痒感，可有发热、腹痛、关节肿痛、尿血等，舌质红，苔薄黄，脉浮数。

2. 处方 银翘散加减。

组成：银花30g，连翘30g，牛蒡子18g，薄荷18g，荆芥12g，淡豆豉15g，苦桔梗18g，甘草15g。

用法：蒸气熏洗。取上药加入清水1000～1500ml煮沸，取药液倒入盆中，待温度适宜熏洗患部，每日1剂，早晚各1次，治愈为度。

功用：疏风散邪，清热凉血。

二、血热妄行

1. 症状 起病较急，皮肤出现瘀点瘀斑，色泽鲜红，或伴鼻衄，齿衄，便血，尿血，血色鲜红或紫红，同时见心烦，口渴，便秘，或伴腹痛，或有发热，舌红，脉数有力。

2. 处方 清瘟败毒散加减。

组成：水牛角180g，生地30g，玄参12g，丹皮12g，赤芍12g，生石膏60g，知母12g，黄连12g，栀子12g，黄芩12g，竹叶12g，连翘12g，桔梗12g，甘草12g。

用法：蒸气熏洗。取上药加入清水1000～1500ml煮沸，取药液倒入盆中，待温度适宜熏洗患部，每日1剂，

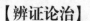

早晚各 1 次，治愈为度。

功用：清热解毒，凉血止血。

三、胃肠积热

1. 症状 下肢皮肤满布瘀斑紫斑，腹部阵痛，口臭纳呆腹胀，或牙龈出血，大便溏，色暗红或褐紫，或便下蛔虫，舌红，苔黄，脉滑数。

2. 处方 葛根芩连汤合小承气汤加减。

组成：葛根 15g，黄芩 9g，黄连 9g，大黄 12g，枳实 12g，玄明粉 6g。

用法：蒸气熏洗。取上药加入清水 1000 ~ 1500ml 煮沸，取药液倒入盆中，待温度适宜熏洗患部，每日 1 剂，早晚各 1 次，治愈为度。

功用：泻火解毒，清胃化斑。

四、湿热痹阻

1. 症状 皮肤紫斑多见关节周围，伴关节疼痛，肿胀灼热，四肢沉重，偶见腹痛，尿血，舌红，苔黄腻，脉滑数或弦数。

2. 处方 四妙丸加减。

组成：苍术 30g，黄柏 30g，牛膝 30g，薏苡仁 30g。

用法：蒸气熏洗。取上药加入清水 1000 ~ 1500ml 煮沸，取药液倒入盆中，待温度适宜熏洗患部，每日 1 剂，早晚各 1 次，治愈为度。

功用：化湿清热。

五、肝肾阴虚

1. 症状 起病较缓，皮肤瘀斑色暗红，时发时隐，或紫癜已消失，但仍伴有腰脊酸软，五心烦热，潮热盗汗，头晕耳鸣，血尿较长时间不消失，舌淡红，脉细数。

2. 处方 茜根散合六味地黄丸加减。

组成：茜草 12g，生地 9g，侧柏叶 6g，黄芩 12g，当归 6g，熟地 6g，山茱萸 12g，山药 6g，丹皮 12g。

用法：蒸气熏洗。取上药加入清水 1000～1500ml 煮沸，取药液倒入盆中，待温度适宜熏洗患部，每日 1 剂，早晚各 1 次，治愈为度。

功用：滋阴益肾，活血化瘀。

第十一章　小儿肾系疾病

第一节　肾小球肾炎

一、急性肾小球肾炎

急性肾小球肾炎，简称急性肾炎，为儿科常见的免疫反应性肾小球疾病，是一组病因不一，临床表现为急性起病，多有前驱感染，以血尿为主，伴有不同程度蛋白尿，可有浮肿、高血压或肾功能不全等特点的肾小球疾患。分为急性链球菌感染后肾小球肾炎和非链球菌感染后肾小球肾炎。小儿绝大多数属急性链球菌感染后肾小球肾炎，学龄前儿童发病率较高。本病是小儿时期常见的一种肾脏疾病，以5～14岁多见，小于2岁少见，男女之比约为2∶1。

此病发病后轻重悬殊，轻者除实验室检查异常外，临床无明显症状，重者可出现并发症（高血压脑病、急性循环充血及急性肾功能衰竭）。近年来，由于早期即采取中西医结合治疗，严重并发症明显减少，多在6个月恢复正常，少数有轻微尿改变持续1年左右，预后大多良好。中医古代文献中无肾炎病名记载，但据其临床表现，多属"水肿"、"尿血"范畴。

【病因病机】

急性肾炎的主要病因为外感风邪、湿热、疮毒，导致肺脾肾三脏功能失调，其中以肺脾功能失调为主。《医宗金鉴·幼科杂病心法要诀》曰:"小儿水肿,皆因水停于肺脾二经。"小儿先天禀赋偏虚,脏腑娇嫩,风、热、毒与水湿互结,通调、运化、开阖失司,水液代谢障碍而为肿;脾气困阻,不能转输水湿;肾气虚衰,不能化气行水;热伤下焦血络而致尿血。重症水邪泛滥可致邪陷心肝、水凌心肺、水毒内闭之证。若湿热久恋,伤阴耗气,可致阴虚邪恋或气虚邪恋,使病程迁延;病久入络,致脉络阻滞,尚可出现尿血不止、面色晦滞、舌质紫等瘀血之症。

【历史沿革】

1.《本草纲目》记载用败荷叶治疗阳水浮肿。荷叶烧,研水服,治足肿,同藁本煎洗。

2.《本草纲目》记载治疗手足浮肿用桐叶煮汁渍之,并饮少许。或加小豆,尤妙。

3.《蜉溪外治方选》记载水肿自足其,消楠木、桐木煮汁,渍足并饮少许。

4.《急救广生集》记载治疗浮肿,冬瓜皮煎汤,浴洗立消。

5.《理瀹骈文》记载治水肿,用麻黄、羌活、苍术、柴胡、苏梗、荆芥、防风、牛蒡子、忍冬、柳枝、葱白煎浴取汗,此开鬼门之法也。

【辨证论治】

(一)常证

1. 风水相搏

(1)症状:水肿自眼睑开始迅速波及全身,以头面部肿势为著,皮色光亮,按之凹陷随手而起,尿少色赤,微恶风寒或伴发热,咽红咽痛,鼻塞咳嗽,舌质淡,苔薄白或薄黄,脉浮。

（2）处方：

［处方1］

组成：麻黄10g，羌活10g，苍术10g，柴胡10g，苏梗10g，荆芥10g，防风10g，牛蒡子10g，忍冬藤15g，柳枝15g，葱白6g。

用法：洗浴法。煎煮上述药物，滤去药渣，倒出药液，令其降至40℃时淋浴，汗出即可。每日1次。

功用：疏风宣肺，利水消肿。

［处方2］

组成：麻黄30g，桂枝30g，细辛30g，羌活30g，独活30g，荆芥30g，防风30g，苍术15g，白术15g，红花30g。

用法：洗浴法。上药用大锅水煎20分钟，全身洗浴，每次10~30分钟，使周身汗出，浴后注意避免外感风寒。

功用：疏风宣肺，利水消肿。

2. 湿热内侵

（1）症状：头面肢体浮肿或轻或重，小便短赤，或见尿血，烦热口渴，身体困重，舌质红，苔黄腻，脉滑数。

（2）处方：

［处方1］ 二皮煎。

组成：仙水葫芦全草250g，泡桐树根皮250g，茯苓皮100g，硫黄少许。

用法：熏洗法。先将上药前两味洗净切碎，一并置锅内加清水3500ml，煎煮沸15分钟，取汁倒入盆内，先熏蒸全身，待温后用毛巾蘸药液擦洗全身，冷则加热。每次熏洗30分钟，每日2次，每剂可用2~3次，5~7日为1个疗程。

功用：清热利湿。

［处方2］

组成：桐叶、赤小豆适量。

用法：文火煎煮上述两味药，待赤小豆熟透后，取出药液，温度适中后浸洗足膝。

功用：清热解毒，祛风利湿。

（二）变证

1. 邪陷心肝

（1）症状：肢体面部浮肿，头痛眩晕，烦躁不安，视物模糊，口苦，恶心呕吐，甚至抽搐、昏迷，小便短赤，舌质红，苔黄糙，脉弦数。

（2）处方：

组成：白蒺藜。

用法：日日煎汤洗之。

功用：平肝息风，利水消肿。

2. 水凌心肺

（1）症状：全身明显浮肿，频咳气急，胸闷心悸，不能平卧，烦躁不宁，面色苍白，甚则唇指青紫，舌质暗红，舌苔白腻，脉沉细无力。

（2）处方：

血满草20g，细荨麻20g，树芭蕉15g。

用法：加水适量煎煮，取部分药液外洗。

功用：利水消肿，散瘀通络。

3. 水毒内闭

（1）症状：全身浮肿，尿少或尿闭，色如浓茶，头晕头痛，恶心呕吐，嗜睡，甚则昏迷，舌质淡胖，苔垢腻，脉滑数或沉细数。

（2）处方：

［处方1］

组成：赤小豆750g。

用法：文火煎煮赤小豆，待赤小豆熟透后，取出药液，温度适中后浸洗足膝。

功用：清热解毒，利水消肿。

［处方2］二叶煎。

组成：鲜红蓖麻叶（洗净）50g，假蒌叶（洗净）50g，大腹皮50g。

用法：上药加清水3000ml，煎煮沸10分钟，取药液倒入盆内洗浴全身，患肿处多洗。每次洗浴30分钟，每日1~2次，7日为1个疗程。

功用：理气利水消肿。

（三）恢复期

正虚邪恋

（1）症状：头晕乏力，手足心热，腰酸盗汗，或有反复咽红，舌红苔少，脉细数。

（2）处方：加味五苓散。

组成：猪苓、云苓、白术、泽泻、桂枝、桑白皮、车前子、陈皮、生姜皮、茯苓皮各15g，大腹皮30g，白茅根25g。

用法：上药加清水3000ml，煎煮沸10~15分钟，取汁倒入浴盆内，趁热先熏后洗，每次熏洗30分钟。每日1次，每剂用2次，5日为1个疗程。

功用：化气利水，消肿健脾。

二、慢性肾小球肾炎

慢性肾小球肾炎，简称慢性肾炎，是一组以血尿、蛋白尿、高血压和水肿为临床表现的肾小球疾病。临床特点为病程长，起病前多有一个漫长的无症状尿异常期，然后缓慢持续进行性发展，可有不同程度的肾功能减退，最终至慢性肾衰竭。

慢性肾炎，古书中无此病名的记载，与中医学的"石水"相似，但其表现多端，根据不同临床表现归属于不同的中医病证。水肿是该病的主要临床症状，故大部分内容可归于"水肿"的范围。当水肿不明显，而以疲乏无力，腰痛，头晕，蛋白尿及血尿等为主要表现时，可归于"虚劳"、"腰痛"、"眩晕"、"尿血"等范围。本病无明显的季节性。

【病因病机】

慢性肾炎的发生与发展都与正虚邪实有关，正虚为本，邪实为标，是一种虚实夹杂的病证。

1. 正虚主要表现在肺脾肾三脏之虚，而以脾肾亏虚最为常见。《医宗必读》曰："水虽制于脾，实则统于肾，肾本水脏，元阳寓焉，命门火衰，既不能自制阴寒，又不能温养脾土，则阴不从阳，而精化为水，故水肿之证，多属火衰。"《丹溪心法》指出："夫人之所以得其命者，水与谷而已。水则肾主之，谷则脾主之，唯肾虚不能行水，唯脾虚不能制水。肾与脾合气，胃为水谷之海，又因虚不能传化焉，故肾水泛滥反得以浸渍脾土，于是三焦停滞，经络壅塞，水渗于皮肤，注于肌肉而发水肿矣。"

2. 邪实是指诱发因素和病理产物，可分为风、湿、热、毒、瘀五种。"血不利则病水"。风为百病之长，又为百病之首。《素问·风论》谓："风者，善行而数变。"

【历史沿革】

1. 《小品方》载治虚满水肿诸方。"葱合青白切，一升，蒺藜子一升，舂碎，赤小豆一升，菘菜子一升，舂碎，五升，巴豆一百枚，合心皮，打碎。上六物，以水一石二斗，煮取八斗，以淋洗身肿处。"

2. 《幼科发挥》指出："先翁治小儿肿……用五加皮煎汤，抱儿于房内无风处浴之。浴罢上床，令睡一觉，以薄被盖之，得微汗佳，如是肿消而止。未有不效者。"

3.《本草纲目》载："水病足肿，葱茎叶煮汤渍之，日三五次妙。""赤小豆……足肿煮汁渍洗。"

4.《外科大成》指出："洗，有荡涤之功……凡肿四肢，溻渍之；在腰腹背，淋之；在下部浴之。如用药二两，以水二升煎升半，用布帛或棉蘸洗，稍凉再易之，日用三五次……以肿消痛止为度。"

5.《理瀹骈文》曰："治水肿，用麻黄、羌活、苍术、柴胡、苏梗、荆芥、防风、牛蒡子、忍冬、柳枝、葱白煎浴取汗，此开鬼门之法也。"

【现代研究】

1. 朱永芳提出用身痛逐瘀汤内服，陈艾煎水熏蒸加外洗治疗肾病综合征并发下肢静脉血栓1例，1周后患肢完全康复，活动自如。

2. 魏永吾采用自拟方泡浴进行治疗。组方：麻黄20g，防风、连翘、蒲公英、红花各50g，细辛、桂枝、花椒、羌活、菊花各30g，地肤子100g，研末备用。将药用纱布袋包扎，放入浴盆中，用沸水浸泡，待温度适宜后令患者洗浴，保持水温，以出汗为宜，每次20~30分钟，2日1剂，1日1次。15日为1个疗程，一般治疗2个疗程。

【辨证论治】

一、肺肾气虚

1. 症状 颜面水肿或肢体肿胀，疲倦乏力，少语懒言，自汗出，易感冒，腰脊酸痛，面色萎黄，舌淡，苔白润，脉细弱。

2. 处方
组成：灯心草、葱白。

用法：煎浓取汁，加水稀释，洗肿胀处。

功用：补脾益肾。

二、脾肾阳虚

1. 症状　全身水肿，面色苍白，畏寒肢冷，腰脊冷痛，神疲，纳少，便溏，遗精，阳痿，早泄，或月经失调，舌嫩淡胖，有齿痕，脉沉细或沉迟无力。

2. 处方

组成：苍术 9g，厚朴 7g，陈皮 9g，甘草 10g，白术 9g，泽泻 9g，猪苓 12g，茯苓 12g。

用法：敷于脐部，外用热水袋熨之，每日 1 次。

功用：温补脾肾。

三、肝肾阴虚

1. 症状　目干涩或视物模糊，头晕耳鸣，五心烦热或手足心热，口干咽燥，腰脊酸痛，遗精，或月经失调，舌红少苔，脉弦细或细数。

2. 处方

组成：葱白、蒺藜子、赤小豆、菘莱各 1 升，巴豆 100 枚。

用法：淋洗法。上药水煎，以淋洗身肿处。

功用：滋补肝肾。

四、气阴两虚

1. 症状　面色无华，少气乏力，或易感冒，午后低热，或手足心热，腰酸痛，或见水肿，口干咽燥或咽部暗红，咽痛，舌质红，少苔，脉细或弱。

2. 处方

组成：鲜小葫芦全草、泡桐树根皮各 250g，硫黄少许。

用法：沐浴法。将前 2 味药洗净、切碎，再与硫黄一起置于锅内加水煎煮，滤渣后取汁洗澡，每日 2 次，连用

5～7日为1疗程。

功用：益气养阴。

五、兼证

（一）风邪侵袭

1. 症状 眼睑浮肿，继则四肢及全身皆肿，来势多急，多有恶寒，发热，肢节酸楚，小便不利等。

2. 处方

组成：生麻黄、桂枝、细辛各30～60g，羌活、独活各30g，荆芥、防风各30～50g，苍术、白术各15～30g，红花30～60g。热象显著加薄荷30g，柴胡30～60g，柳枝100g；血压偏高加葛根、菊花各30～60g。

用法：沐浴法。上药用大锅水煎煮沸20分钟，然后全身洗浴，每次洗浴15～30分钟，使周身汗出。浴后注意避免外感。重度水肿患者每日1剂，洗浴2次。轻度及中度水肿患者，每2日1剂，每日洗浴1次，疗程依据水肿消退为准，一般多者10次，少者2次，均可达到消除全身水肿目的。

功用：祛风解表，利水消肿。

（二）水湿泛溢

1. 症状 颜面或肢体水肿，舌苔白或白腻，脉缓或沉缓。

2. 处方

[处方1]

组成：酒糟1500g。

用法：热熨法。酒糟蒸热，趁热包在脚上，外裹纱布，以汗出为度，每日1～3次。

功用：利水消肿。

[处方2]

组成：甘遂、黑丑各适量。

用法：热熨法。上药共研细末，备用。将药末炒热敷脐上，胶布密封，上用热水袋熨之，每日换药1次。

功用：利水消肿。

（三）湿热

1. 症状 面浮肢肿，身热汗出，口干不欲饮，胸脘痞闷，腹部胀满，纳食不香，尿黄短少，便溏不爽，舌红，苔黄腻，脉滑数。

2. 处方

组成：马蔺7棵。

用法：熏洗法。将上药水煎后，去渣倒入盆内，患者坐盆上，围棉被发汗，然后再洗腹部与四肢。

功用：清热利湿消肿。

（四）血瘀

1. 症状 面色黧黑或晦暗，腰痛固定或刺痛，肌肤甲错，肢体麻木，舌色紫暗或有瘀斑，脉细涩。

2. 处方

组成：红花、透骨草各100g。

用法：熏洗法。将上药装入纱布袋内缝或扎紧，放入煎药锅内加水至药袋淹没并高出3cm，煮20分钟将药液和药袋同倒入盆中，把患肢最主要的浮肿部位放在盆边用热气熏，待温度低时将药袋取出放于浮肿处敷，可多次放入盆中浸湿更换所敷部位，1剂药可反复使用4～5日。

功用：活血化瘀。

（五）湿浊

1. 症状 纳呆，恶心或呕吐，口中黏腻，脘胀或腹胀，身重困倦，水肿尿少，精神萎靡，舌苔腻，脉沉细或沉缓。

2. 处方

组成：鲜红蓖麻叶、假蒌叶各适量。

用法：沐浴法。将上药洗净、切碎，置于锅中加水煎煮，滤渣后用汤洗患处，每日 1～2 次，连洗 7 次为 1 个疗程。

功用：健脾化湿泄浊。

第二节　尿　频

尿频是小儿常见的一种泌尿系疾病，以小便频数为特征。尿频属于"淋证"的范畴，儿童主要见于热淋和气淋。尿频多发于学龄前儿童，尤以婴幼儿时期发病率最高，女孩多于男孩，但在新生儿或婴幼儿早期，男性发病率却高于女性。本病经过及时治疗预后良好。但是，小儿泌尿道感染常会反复发作迁延至成年后，引起成人终末期尿毒症。

西医学所论之泌尿道感染、结石、肿瘤、白天尿频综合征等疾病均可出现尿频症状，但儿科以尿路感染和白天尿频综合征（神经性尿频）为常见。

【病因病机】

《素问·脉要精微论》云："水泉不止者，是膀胱不藏也。"《诸病源候论·小儿杂病诸候·诸淋候》云："小儿诸淋者，肾与膀胱热也……其状小便出少起数，小腹弦急，痛引脐。"说明尿频病因主要为湿热所致，病位在肾与膀胱，发病机理为湿热内蕴，脾肾气虚而成。

【历史沿革】

1.《急救广生集》曰："小便砂淋，瓦松即生屋上者煎浓汤，乘热熏洗小腹，约两时即通。经验单方。"

2.《理瀹骈文》曰："砂石淋及一切淋属虚者，并治冷闭小便不通，初起热者勿用，久则虽热亦虚，非此不治。用白蔻、砂仁、胡椒、川椒各末一钱，入小布袋内，以好烧酒熬滚热，冲入布袋内，即套上阳头熏之。冷淋寒战后溲，用胡椒煎汤浴腰腹。"

3.《外治寿世方》曰："石淋又名砂淋，瓦松煎浓，乘热熏洗小腹，约两时即通，又地榆煎浴腰腹。"

【现代研究】

蔡血映认为尿路感染虽然属于临床常见疾病，但由于临床抗菌药物使用不当，致使患者菌群失调，甚至产生霉菌，给治疗带来困难。现代药理研究表明：苍柏洗液坐浴方中的药物具有广谱抗菌、消炎、抗寄生虫的作用。

【辨证论治】

一、湿热下注

1. 症状 起病较急，小便频数短赤，尿道灼热疼痛，尿液淋沥混浊，小腹坠胀，腰酸疼痛，婴儿则时时啼哭不安，常伴有发热，烦躁口渴，头痛身痛，恶心呕吐，舌质红，苔薄腻微黄或黄腻，脉数有力。

2. 处方

[处方1]

组成：苦参、黄柏、土茯苓、透骨草、败酱草各30g，红花、丹皮、䗪虫各10g。

用法：熏洗法。上药水煎待温至42℃左右为宜，局部坐浴熏洗，每次30分钟。每剂药用3日，外洗3剂为1个疗程，1~2个疗程后收效。

功用：清热利湿，通利膀胱。

［处方2］

组成：瓦松60g。

用法：熏洗法。将瓦松加水上锅煎煮，取药液1000ml，入盆，熏洗少腹及阴器，每日1次。

功用：清热利湿，通利膀胱。

［处方3］

组成：地榆20g。

用法：熏洗法。用地榆适量煎汤，熏洗脚部。一般每日熏洗1~3次，每次20~30分钟，治愈为度。

功用：清热利湿，排石通淋。

［处方4］蓟坤煎。

组成：小蓟60g，益母草30g，牛膝15g，车前子10g，血余炭3g。

用法：熏洗法。上药加清水1500ml，煎沸5~10分钟，取药液倒入盆中，趁热熏洗下腹部（先熏后洗），每次熏洗30分钟。每日1剂，早晚各1次。

功用：清热凉血，利湿通淋。

［处方5］

组成：鲜茜草根200g。

用法：熏洗法。煎汤外洗会阴部。

功用：清热解毒，利湿通淋。

［处方6］

组成：鲜侧柏叶100g。

用法：熏洗法。煎汤，以布蘸汤擦洗小腹。

功用：清热凉血，利湿通淋。

二、脾肾气虚

1. 症状　病程日久，小便频数，淋沥不尽，尿液不清，神倦乏力，面色萎黄，食欲不振，甚则畏寒怕冷，手足不温，大便稀薄，眼睑浮肿，舌质淡或有齿痕，苔薄腻，脉细弱。

2. 处方

组成：小蓟 60g，益母草 30g，牛膝 15g，车前子 10g，血余炭少许。

用法：熏洗法。共煎汤，以布蘸汤擦洗小腹。

功用：清热凉血，利湿通淋。

三、阴虚内热

1. 症状 病程日久，小便频数或短赤，低热，盗汗，颧红，五心烦热，唇咽干燥，口渴，舌质红，苔少，脉细数。

2. 处方

[处方1] 黄柏苦参汤。

组成：黄柏、苦参、土茯苓、土牛膝、蛇床子各 10g，枯矾 6g。

用法：熏洗法。上药加清水 2500ml，浸泡 5 分钟后，文火煎煮 30 分钟，再将药液倒入盆内，先熏会阴部，然后坐浴，每日熏洗坐浴 15 分钟。每日 2 剂，熏洗 2 次，其中 1 次在睡前进行。

功用：清热解毒，利湿通淋。

[处方2] 解毒通淋汤。

组成：蒲公英、土茯苓、黄柏、苦参、车前子、红藤各 30g。

用法：熏洗法。上药加清水 3000ml，煎沸 5～10 分钟，取药液倒入盆中，趁热先熏蒸会阴部，待温坐浴，并洗少腹部，每次熏洗 30 分钟。每日熏洗 1～2 次，每剂可用 2 洗，5 次为 1 个疗程。

功用：清热解毒，利湿通淋。

小儿药浴疗法

第三节 癃 闭

癃闭是以小便量少，排尿困难，甚则小便闭塞不通为主症的一种病证。《证治准绳·闭癃》云："闭癃合而言之一并也，分而言之有暴久之殊。盖闭者暴病，为溺闭，点滴不出，俗名小便不通是也；癃者久病，溺癃淋沥，点滴而出，一日数十次或百次。"由此可见，癃与闭都是指排尿困难，二者只是在程度上有差别。临床上多合称为癃闭。本病一年四季均可发生。任何年龄小儿皆可发病。若病情轻浅，救治及时，见尿量增多，有望获得痊愈；若病情深重，邪盛正衰，可有"癃"至"闭"，变证迭生。

本病类似于西医学中各种原因引起的尿潴留及无尿证。

【病因病机】

《素问·五常政大论》指出："其病癃闭，邪伤肾也。"说明癃闭的病因可由外邪引起。《灵枢·五味》说："酸走筋，多食之，令人癃。"说明了癃闭的原因亦可由饮食不节引起。《灵枢·口问》所谓："中气不足，溲便为之变。"《灵枢·经脉》所云："肝足厥阴之脉……是主肝所生病者……遗溺，闭癃。"说明脏腑不利也可引起癃闭。《景岳全书·癃闭》言："或以败精，或以槁血，阻塞水道而不通也。"指出病理产物亦可引起癃闭。总之，癃闭的病位在膀胱与肾，与肺脾肾肝有关，发病机理为膀胱气化功能失调而成。

【历史沿革】

1. 《世医得效方·秘涩》载：洗方治胞转小便不能通，先用良姜、葱头、紫苏茎叶各一握，煎汤，密室内熏洗小腹、外肾、肛门，留汤再添，蘸棉洗，以手抚于脐下，拭干，棉被中仰坐垂脚，自舒其气。

2.《万病回春·小便闭》载：麝香、半夏末填脐中，上用葱白、螺狮二味捣成饼封脐上，用布帛缚定。下用皂角烟入阴中，自通。

3.《蜉溪外治方选·二便门》载：二便关格，皂荚烧烟于桶内，坐上熏之。

4.《蜉溪外治方选·卷下·前阴门》载：妇人小便不通，皂角煎汤洗阴户。

5.《蜉溪外治方选·小便门》载：小便虚秘，桃枝、柳枝、木通、川椒各一两，枯白矾三钱，葱白七个，灯心一握，水三十碗，煎至十五碗，用磁钵盛之，乘热熏外肾、小腹，以被围之，不令风入。若冷即易之，再烧再熏，良久便通，效。

6.《急救广生集》载：便闭垂死，桃枝、柳枝、木通、川椒、枯矾各一两，葱白七个，灯心一把，水三十碗煎。半用瓷罐热盛，一半熏外肾周围，以被围绕，不令外风得入。冷即易之，其效大奇。

7.《理瀹骈文》载：（小便闭）良姜、苏叶、葱、凤仙煎洗（小腹）。

（小便）热闭……一用桃枝、柳枝、木通、花椒、明矾各一两，葱白、灯心各一把，煎汤围被熏洗，再炒盐熨其脐下，亦可栀子等味……血闭，韭白浓煎洗脐下。

（小便闭）或身无汗，葱汤入浴盆坐没脐，被围汗出，欲尿即尿于汤中。

小便不通，黄酒浸脚。

8.《外治寿世方》载：大小便闭塞不通，以病人坐桶上，烧皂角烟熏自通。

小便不通……又皂角、葱白、王不留行各数两，煎汤一盆，坐浸其中，熏洗小腹下体，久之热气内达，即通。又白凤仙花连根叶熬水，乘热洗肾囊，即两胯内，即通。又黄酒浸脚。

9.《验方新编·小便》载：小便不通……又方，白凤仙花，连根叶熬水，乘热洗肾囊阳物即两胯内，即通。

又方，韭白煎浓汁，洗脐下一寸三分，即通。

又方，凤眼草（即臭梧桐子）、皂角各四两，共煎五七沸，加麝香少许，冲入瓷瓶内，将阳物入瓶内熏半柱香久，药气入窍即通。腹胀如鼓，百药不效者，此法最妙。

又方，紫苏煎汤入木盆内，坐上熏蒸，外用盐炒敷脐下一寸三分。

10.《验方新编·小儿科杂病》载：小便数日不通遍身肿满，苏叶一斤，煎浓汤一盆，抱小儿向盆中熏之，冷则再换热汤。外用炒熨脐上及遍身肿处，即愈。

【辨证论治】

一、膀胱湿热

1. 症状 小便点滴不通，或量极少而短赤灼热，小腹胀满，口苦口黏，或口渴不欲饮，或大便不畅，舌质红，苔黄腻，脉数。

2. 处方

［处方1］

组成：桃枝、柳枝、木通、花椒、明矾各30g，葱白、灯心草各1把。

用法：熏洗法。上药加水5000ml，煎汤，围被，趁热熏洗腹部，冷后再热，每日2~4次，每次40~60分钟。

功用：清热利湿，开窍通便。

［处方2］

组成：黄酒100ml。

用法：足浴法。将黄酒倒置盆内，浸洗双脚，每次40~60分钟。

功用：清热利湿，开窍通便。

[处方3] 发汗温通洗剂。

组成：麻黄、桂枝、细辛、川椒、红花、苍术、防风、羌活、独活、艾叶各25g。

用法：足浴法。上药加清水2500ml，煎沸10~15分钟，取出药液，倒入水桶或脚盆中，待药温时将双足浸泡在药液中，然后逐渐加热水，保持温度，直至水满为止。每次浸泡40分钟。每日1剂，浸泡1~2次，10~15日为1个疗程。

功用：发汗利尿，温阳祛湿，活血通经。

二、肝郁气滞

1. 症状 小便不通或点滴不爽，情志抑郁，或多烦善怒，胁腹胀满，舌红，苔薄黄，脉弦。

2. 处方

组成：臭梧桐子、皂角各120g。

用法：熏蒸法。将上药加水煎煮60分钟，加麝香1.5g冲入瓷瓶中，将尿道口对准瓷瓶口，熏蒸，病人会自觉有股热气入少腹，欲尿时，即尿药液中。蒸气熏时，热度以病人能耐受为度，时间可30~40分钟。

功用：疏肝解郁，开窍通便。

三、脾气不升

1. 症状 欲小便而不得出，或量少而不畅，神疲乏力，食欲不振，气短而语声低微，舌淡，苔薄脉细。

2. 处方

[处方1]

组成：皂角、葱头、王不留行各90g。

用法：熏洗法。取上药加入清水，煎汤 1 盆，待水温达 40℃，令患儿坐浴盆中，"熏洗小腹下体，久之，热气内达，壅滞自开，便即通矣。"每次坐浴 30～40 分钟，药液冷却后可加热再浴。

功用：通窍利小便。

[处方 2] 发汗利尿洗剂。

组成：麻黄、桂枝、细辛、羌活、独活、苍术、白术、红花各 30g。

用法：熏洗法。上药加清水 3000ml，煮沸 20～30 分钟后，将药液倒入洗衣盆或浴盆内，并加水适量放入浴罩或浴室中，先熏后洗，浴间为保持温度需不断增加热水，使周身汗出。每次熏洗 30 分钟。每日 1 次或隔日 1 次，每剂用 1 次，7 次为 1 个疗程。

功用：助阳发汗，健脾化湿，兼活血利尿。

四、肾阳衰惫

1. 症状 小便不通或点滴不爽，排出无力，面色㿠白，神气怯弱，畏寒肢冷，腰膝冷而酸软无力，舌淡胖，苔薄白，脉沉细或弱。

2. 处方 温阳利水汤。

组成：制附子、桂枝、北黄芪各 15g，黑白丑 10g，茯苓皮、泽泻各 30g，麻黄、桂枝、细辛、川椒、红花、苍术、防风、羌活、独活、艾叶各 25g。

用法：熏洗法。上药加清水 2500ml，煎沸 15～20 分钟后取出药液，倒入盆内，趁热先熏脐腹，待药液温后将双足浸泡在药液中，每次熏洗 30 分钟。每日 1～2 次，每剂可用两次，5 日为 1 个疗程。

功用：温阳利水。

第十二章　小儿传染病

第一节　麻　疹

麻疹是由麻疹病毒引起的急性发疹性呼吸道传染病。以发热咳嗽，鼻塞流涕，泪水汪汪，全身发红皮疹及早期出现麻疹黏膜斑为特征。其疹点如麻粒大，故称"麻疹"。本病一年四季都可发病，多流行于冬春季节。好发于儿童，尤以6个月以上、5岁以下小儿多见。本病传染性很强，患病后可获终身免疫，在古代属儿科四大要证之一。上世纪60年代以来，我国普遍使用麻疹减毒活疫苗进行预防，其发病率已显著下降，周期性流行的特征已不再存在。

本病西医学亦称为"麻疹"。

【病因病机】

麻疹是由于感受麻毒时邪，流行传染所致，属"温热病"范畴。《麻疹拾遗》载："麻疹之发，多为疠气传染，沿门履巷相传。"麻毒时邪从口鼻而入，侵犯肺脾，毒邪犯肺则早期可见肺卫症状，如发热，咳嗽，喷嚏，流涕等，此为初热期。麻毒邪入气分，皮疹渐布全身，达于四末，疹点出齐，为正气驱邪外出，是为见形期。疹透之后，邪随疹泄，热去津伤，即为疹子收没的恢复期。这是麻疹发病的一般规律，称为顺证。若正虚不能托毒外泄，或因邪毒化火内陷，均可导致麻疹透布不顺，往往产生并发症，即属逆证、险证。麻毒内陷于肺或复感外邪侵袭于肺，以致肺气郁闭而为肺闭喘咳；毒热上攻，则咽肿喉痹；毒陷心肝，则神昏惊厥。

【历史沿革】

1.《证治准绳·幼科》：凡疹子，只要出得尽，则毒邪解散，正气和平。如拂拂发热，烦闷不宁，如蛇在灰，如蚓在尘之状，或呕吐，或注泄，此毒邪壅遏，尚未出尽。烦热者，黄连解毒汤（烦躁）。呕泄者，柴胡橘皮汤。并外用胡荽酒（见形）以苎麻蘸酒遍身戞之。待疹子出尽，则烦热自去，呕泄自止矣。俱可用大小无比散兼服。

2.《麻科活人全书》：疥疮之生，多见于麻收之后，皆缘生水洗浴，水气流泊肌腠而发。是以麻后洗浴，必须过一月之后者，虑其生疮也。如遇此证，即以防风、荆芥、艾叶煎汤洗之。或用苦参四两，石菖蒲二两煎水，临洗时，加入猪胆汁二三个于水内洗之或艾叶、枫树叶、柑子叶、红浮萍，煎水洗之。

【现代研究】

1. 姚景来用紫苏叶，紫背浮萍各 1.5g，芫荽子 9g，苎麻 60g，加水 1kg 煮沸 10 分钟，再加黄酒 60g，倾入盆中。置盆于罩有蚊帐的床上，熏洗患儿头面四肢，同时配合内服辛凉透表方药，每获良效。本法对疹点将出未出，因风寒外感热陷内闭而致疹隐，气急者，具有一定功效。

2.《百病家庭熏洗良方》一书中记录了治疗麻疹的常用熏洗方药 15 种。

3.《熏洗疗法治百病》一书中记载了透疹汤、西河柳煎等方熏洗治疗小儿麻疹。

【辨证论治】

一、顺 证

（一）邪犯肺卫（初热期）

从开始发热到出疹，3 天左右。

1. 症状 发热咳嗽，微恶风寒，流涕喷嚏，两目红赤，泪水汪汪，畏光羞明，咽喉肿痛，神烦哭闹，纳减口干，小便短赤，大便不调，发热第 2～3 天在颊黏膜近臼齿处见微小灰白色麻疹黏膜斑，舌质偏红，苔薄白或微黄，脉浮数。

2. 处方

［处方 1］透疹汤。

组成：紫苏叶、紫背浮萍各 15g，芫荽子 9g，苎麻 60g。

用法：熏洗法。上述材料加清水 2000ml，煮沸 10 分钟后，加入黄酒 60g 煮沸，连渣倒入脸盆中，放在挂有蚊帐的床上，嘱患者趁热熏蒸脸部及四肢，待药液稍温后，再用毛巾蘸药液洗之，反复擦洗，每次熏洗 15～30 分钟。每日熏洗 1 次，每剂可连用两次。

功用：透发麻疹。

［处方 2］

组成：芫荽子（或新鲜茎叶）适量，加鲜葱、米酒。

用法：熏洗法。上药同煎取汁。乘热置于罩内熏蒸，然后擦洗全身，再覆被取汗。

功用：解肌透疹。

（二）邪入肺脾（见形期）

皮疹从见点到透齐，3 天左右。

1. 症状 壮热持续，起伏如潮，肤有微汗，烦躁不

小儿药浴疗法

安，目赤眵多，咳嗽阵作，皮疹泛发，疹点由稀少逐渐稠密，疹色先红后暗红，压之退色，抚之稍碍手，大便干结，小便短赤，舌质红赤，苔黄腻，脉数有力。

2. 处方

[处方1]

组成：鲜柚子叶 30～60g。

用法：熏洗法。上药加清水 1000～1500ml 煎沸，倒入盆内，趁热先熏后洗全身，每日早晚各 1 次。

功用：清热透疹。

[处方2]

组成：西河柳 60～500g。

用法：熏洗法。上药加清水 1000～1500ml 煎沸，倒入盆内，趁热先熏后洗全身，每日早晚各 1 次。

功用：透发麻疹。

[处方3]

组成：紫背浮萍、香椿根白皮各90g，西河柳30g。

用法：熏洗法。上药加入半盆清水煎一沸，将药液倒入盆内，然后将药盆放在蚊帐内床上一端，在蚊帐内脱下患儿衣服，用干净毛巾蘸热药水略拧干后，抹擦遍身皮肤。擦后使患儿盖被静卧，麻疹即可出透。

功用：透发麻疹。

[处方4]

组成：鲜芫荽120g，生麻黄、浮萍草、西河柳各15g，陈酒（后入）125ml。

用法：熏洗法。上药加清水大半面盆浸泡之，复放在火炉上，置于患儿床前，待盆中水渐沸时，加入陈酒，使蒸气散布房中熏之，并不时用新毛巾浸入药液内略暖后，为患儿擦面部、背部及四肢等处。

功用：透发麻疹。

二、逆证

（一）邪毒闭肺

1. 症状　高热烦躁，咳嗽气促，鼻翼煽动，喉间痰鸣，唇周发绀，口干欲饮，大便秘结，小便短赤，皮疹稠密，疹点紫暗或隐没，舌质红赤，苔黄腻，脉数有力。

2. 处方

［处方 1］

组成：鲜葱 250g。

用法：蒸熏法。把鲜葱放入大嘴壶内，隔水炖，以纸套盖住壶口，让患儿鼻孔对准壶口近尺许，使蒸气熏蒸鼻孔 20 分钟，隔 1~3 小时再熏，次数不限。

功用：宣肺平喘。

［处方 2］

组成：观音柳两把，鲜芫荽几撮。

用法：熏洗法。将上药共煎水，药液倒入浴盆内，上面用一张大孔筛子放在盆上，令患儿在无风的房间，坐盆筛上熏浴之，每日 1 次。

功用：清热宣肺。

（二）热毒攻喉

1. 症状　身热不退，咽喉肿痛，咳声重浊，状如犬吠，喉间痰鸣，甚者吸气困难，胸高胁陷，面色发紫，烦躁不安，舌质红赤，苔黄腻，脉滑数。

2. 处方　消芦散。

组成：茜草 30g，紫荆皮根 30g，芦根去皮 60g，金毛狗脊 15g。

用法：熏洗法。米醋同药贮小罐内，加水封口后置水中煮开，瓶口开一小孔，排出蒸气对肿处熏之。

功用：清热解毒，利咽消肿。

（三）邪陷心肝

1. 症状 高热不退，皮疹稠密，聚集成片，色泽紫暗，喉间痰鸣，烦躁谵妄，甚至昏迷抽搐，舌质红绛，苔黄起刺，脉数有力。

2. 处方 柳蝉星熏洗法。

组成：嫩柳枝、仰天皮（阴凉潮湿地面的苔藓）各250g，蝉蜕20个，星星草120g。

用法：熏洗法。上药加水6000ml，煎煮15分钟，趁热熏洗全身，取微汗，每日1次，2~3次为1个疗程。

功用：清心泻肝。

第二节 风 疹

风疹是感受风热时邪引起的急性出疹性传染病，以轻度发热，咳嗽，皮肤出现淡红色斑丘疹，耳后及枕部淋巴结肿大为特征。因皮疹细小如痧，故中医称"风痧"、"野痧子"。好发于1~5岁小儿，一年四季都可发病，多发于冬春季节，可造成流行。本病一般病情较轻，多见邪犯肺卫证，恢复较快。病后可获持久性免疫。但孕妇妊娠早期患本病，可损害胚胎，影响胎儿正常发育，导致流产、死胎，或先天性心脏病、白内障、脑发育障碍等，应引起重视。

【病因病机】

风疹为感受风热时邪，为邪毒与气血相搏，外泄肌肤所致。风热时邪从口鼻而入，郁于肺卫，蕴于肌腠，与气血相搏，邪毒外泄，发于肌肤。邪轻病浅，一般只伤及肺卫，故见恶风，发热，咳嗽等症，皮肤发出皮疹色泽浅红，分布均匀，邪泄之后迅速康复。若邪毒重者则可见高热烦渴，疹点红艳紫赤、密集等热毒内传营血，气营两燔证候。邪毒与气血相搏，阻滞于少阳经络则发为耳后及枕部淋巴结肿大。本病多数邪毒外泄，疹点透发之后，随之热退病解。发病重者，其病机重点在肺胃气分，涉及营血。一般不会出现麻疹、丹痧等其他出疹性疾病可见的邪陷心肝、内闭外脱等严重变证。

【历史沿革】

1.《千金翼方》：丹瘾疹方，茱萸一升，酒五升，煮取一升，帛染拭之。

2.《外治寿世方》：风痹瘾疹，蛇床子二升，防风三两，生蒺藜一斤，三味切，以水一斗。煮取五升，又白术三两，戎盐五钱，黄连、黄芩、川芎、细辛、莽草、矾石各五钱，上八味切，以水一斗，煮取三升洗之，日三度。又取枳实以醋渍令热，适寒温用，熨上即消。

【现代研究】

1. 符光利用冬至以后至五九以前的雪若干，鲜猪苦胆若干，樟脑粉少许。于未出太阳前将雪收集后存放屋内干净器皿中，不需加温，让雪自然溶化。10kg 雪水加鲜猪苦胆 5~6 个。3 天后过滤，滤后加樟脑粉少许，有樟脑味即可，装于密闭干净的玻璃瓶内备用。用药擦洗患处。

2. 陈氏选用能祛风解表之荆芥、防风，专祛风止痒之蝉蜕、白蒺藜、白鲜皮、苦参、蛇床子、地肤子，再加紫草以凉血消疹，用黄柏、土茯苓以清热解毒，配苍术以芳香发汗，诸药相互配合，采用熏蒸疗法，使药物作用与物理作用相结合，既可增强人体免疫功能，又能促进血液循环及新陈代谢，使风疹邪毒随汗而解，达到调和营卫，祛风消疹之功效。

【辨证论治】

一、邪犯肺卫

1. 症状 发热恶风，喷嚏流涕，伴有轻微咳嗽，精神倦怠，胃纳欠佳，疹色浅红，先起于头面、躯干，随即遍及四肢，分布均匀，稀疏细小，2~3日消退，有瘙痒感，耳后及枕部淋巴结肿大，舌质偏红，苔薄白或薄黄，脉浮数。

2. 处方

组成：紫背浮萍、地肤子、荆芥穗各30g。

用法：水煎外洗。

功用：透疹止痒。

二、气营两燔

1. 症状 壮热口渴，烦躁哭闹，疹色鲜红或紫暗，疹点较密，甚则融合成片，小便黄少，大便秘结，舌质红，苔黄燥，脉洪数。

2. 处方

组成：苍耳子根叶（全用）24g，苦参24g，川椒6g，紫草16g。

用法：以上4味药加水煎煮，去渣，温洗瘙痒部位，每日数次。

功用：清气凉营解毒。

第三节   猩红热

169

猩红热是感受猩红热时邪（A族乙型溶血性链球菌）引起的急性传染病，临床以发热，咽喉肿痛或伴腐烂，全身发猩红色皮疹，疹后脱屑、脱皮为特征。本病主要发于冬春季，有强烈传染性。多发于15岁以下儿童，2~8岁儿童占半数。预后一般良好，少数患儿后期可出现心、肾并发症。中医为"烂喉痧"、"丹痧"、"喉痧"、"烂喉丹痧"、"疫喉痧"等。

【病因病机】

中医学认为，本病因小儿内热素盛，阴气不足，复感痧毒疫邪而致。邪气从口鼻而入，首先犯肺，继而入里与内热相搏于肺胃。

【历史沿革】

1. 我国对此病最早的记载始于18世纪30~40年代。尤在泾在《金匮翼》中曾提到诊疗烂喉痧的吹喉药方"锡类散"，并注明为友人张瑞符所传。

2. 《临证指南医案·疫门》记有数案，"喉痛，丹疹，舌如殊，神躁暮昏。"

3. 金保三在《烂喉丹痧辑要》中完整地记录了叶天士医案一则："雍正癸丑年间有烂喉痧一症，发于冬春之际，不分老幼，遍相传染，发则壮热烦渴，丹密肌红，宛如锦纹，咽喉疼痛肿烂。"

【辨证论治】

邪侵肺卫

1. 症状 恶寒发热，继之高热头痛，面赤，咽喉红肿疼痛或见白腐糜烂，或呕吐，或腹痛，皮肤潮红，丹痧隐隐，舌红，苔白而干，脉浮数；病势偏里者，发热重恶寒轻，丹痧显露，苔薄黄，脉弦数。

2. 处方 薄荷煎。

组成：薄荷10g，银花10g，野菊花15g，生甘草6g，沙参 10g，土茯苓 10g。

　　用法：水煎滤清，每剂得 300ml，含漱，每日 3 次。

　　功用：清热解毒，除秽利咽。

　　若病情进一步发展，可见邪热入里，致毒炽气营两燔，此时当配合内服清瘟败毒饮以清气凉营，解毒救阴；后期可见疹后阴伤证，当口服养阴清热，增液生津之清咽养营汤。如失治误治，邪热久羁，余毒内陷，则可致多种变证，当及时诊治。

第四节　痄　腮

　　痄腮，即流行性腮腺炎，俗称"蛤蟆瘟"，是由病毒引起的急性传染病。本病以发热，耳下腮部肿胀疼痛为主症。一般流行于冬春季，以学龄期儿童为多见，一般病程较短，预后良好，严重者可累及中枢神经系统和心肝肾等重要脏器，危及生命。

【病因病机】

　　本病是因外感时行温毒，更夹痰火积热，郁滞少阳，少阳经脉失于疏泄，以致耳下腮部肿大疼痛，并有恶寒，发热等症。肝与胆相为表里，肝脉络阴器，故可兼有睾丸肿痛。

【历史沿革】

　　1.《诸病源候论》记载："风热毒气客于咽喉，颔颊之间，与气血相搏，结聚肿痛。"

　　2.《疮疡经验全书》说："痄腮毒受在耳根、耳玎，通于肝肾，气血不流，壅滞颊腮，是风毒证。"

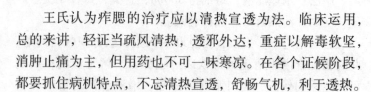

【现代研究】

王氏认为痄腮的治疗应以清热宣透为法。临床运用，总的来讲，轻证当疏风清热，透邪外达；重症以解毒软坚，消肿止痛为主，但用药也不可一味寒凉。在各个证候阶段，都要抓住病机特点，不忘清热宣透，舒畅气机，利于透热。

【辨证论治】

一、风热轻证

1. 症状 轻微发热恶寒，一侧或双侧耳下腮部漫肿疼痛，咀嚼不便，或有咽红，舌红，苔薄白或薄黄，脉浮数。

2. 处方 板蓝根煎。

组成：板蓝根、银花各15g，大青叶、蝉蜕各10g，柴胡5g。

用法：上药加清水1000ml，煮沸15分钟，将药液倒入盆内，另取药汁200ml，分2次口服。其余药液外洗患处，每次洗15分钟。每日1剂，每日2次，连用3～5日。

功用：疏风清热，散结消肿。

二、毒热重症

1. 症状 壮热烦躁，头痛，口渴饮水，腮部漫肿胀痛，坚硬拒按，咀嚼困难，咽红肿痛，舌红，脉滑数。

2. 处方 活血止痛散。

组成：透骨草、延胡索、当归尾、姜黄、川椒、海桐皮、威灵仙、川牛膝、乳香、没药、羌活、白芷、苏木、五加皮、红花、土茯苓各10g。

用法：上药共研末，用纱布包扎，加清水1000ml，煎煮10分钟，将药液倒入盆内，趁热熏洗浸渍患处。先熏后洗再浸渍，每次1～2小时。每日1剂，分两次用。

功用：清热解毒，软坚散结。

第五节　手足口病

手足口病是由多种肠道病毒感染引起，通过消化道或呼吸道传播，在口腔、手掌、足趾、臀部发生丘疱疹或破溃、溃疡为特征的出疹性疾病，又名发疹性水疱性口腔炎。可发生于四季，夏秋季易流行，以小儿多见，可见散发或流行，严重者可累及中枢神经系统和心肝肾等重要脏器，危及生命。一般病程较短，预后良好。

【病因病机】

中医学认为该病应属"温病"范畴，外因时邪由口鼻侵入，内因小儿肺脏娇嫩，肺脾不足，不耐邪扰，易受损伤。邪毒初犯，肺气失宣，卫阳被遏，脾气失健，胃失和降，则见发热、咳嗽、流涎、口痛、纳差、恶心、呕吐、泄泻等症。邪毒蕴郁，气化失司，水湿内停，外透肌表，则发疱疹。感邪轻者，疱疹仅见于手足肌肤及口咽部，分布稀疏，全身症状轻浅；若感邪较重，热毒内盛，则疱疹波及四肢、臀部，且分布稠密，根盘红晕显著，全身症状深重，甚或邪毒内陷而出现神昏、抽搐等；也有邪毒犯心，气阴耗损，出现心悸气短，胸闷乏力，甚或阴损及阳，心阳欲脱，危及生命。

西医学认为，本病为柯萨奇 A16 病毒和肠道 71 型等多种肠道病毒感染所致。

【历史沿革】

目前尚未发现中医古代文献中与手足口病相对应之病名与专门记载。国内多数学者认为本病应属中医"温病"、

"口疮"、"疱疹"之范畴。

【辨证论治】

一、邪犯肺脾

1. 症状　发热轻微，或无发热，或流涕咳嗽，纳差恶心，呕吐泄泻，约1～2天后或同时出现口腔内疱疹，破溃后形成小的溃疡，疼痛流涎，不欲进食。随病情进展，手足掌心部出现米粒至豌豆大斑丘疹，并迅速转为疱疹，分布稀疏，疹色红润，根盘红晕不著，疱液清亮，舌质红，苔薄黄腻，脉浮数。

2. 处方　清热解毒汤。

组成：大青叶10g，板蓝根10g，木贼草10g，薏苡仁10g，白花蛇舌草10g，金银花10g，连翘10g，蒲公英10g，黄芩10g，甘草3g。

用法：将上药水煎两次混合，待药液温度适宜后用2～3层纱布蘸药液湿敷皮损处约15～20分钟，每日2次，5日为1疗程。

功用：宣肺解表，清热化湿。

二、湿热蒸盛

1. 症状　身热持续，烦躁口渴，小便黄赤，大便秘结，手足、口部及四肢、臀部疱疹，痛痒剧烈，甚或拒食，疱疹色泽紫暗，分布稠密，或成簇出现，根盘红晕显著，疱液混浊，舌质红绛，苔黄厚腻或黄燥，脉滑数。

2. 处方　清泉散。

组成：黄连、栀子、吴茱萸、肉桂各等分。

用法：上药适量研为末，用醋调后，加入清水1000～1500ml煮沸，待药液温度适宜后外洗患处。

功用：清热凉营，解毒祛湿。

第六节　尖锐湿疣

尖锐湿疣是由人类乳头瘤病毒所引起的一种良性赘生物。属于中医"臊疣"、"瘙瘊"的范畴。其特点是，以皮肤黏膜交界处，尤其是外阴、肛周出现淡红色或污秽色表皮赘生物为主要表现。父母直接传染给子女的病例临床已不少。儿童尖锐湿疣发生部位主要在外阴、尿道口、阴道口、包皮以及肛周，还多见于咽喉部及口腔等部位。儿童尖锐湿疣发病年龄从半岁到12岁。3岁以下年龄的儿童尖锐湿疣发病率高。

【病因病机】

本病为人类乳头瘤病毒侵犯人体皮肤黏膜所致。

中医认为，本病主要为感受秽浊之毒，毒邪蕴聚，酿生湿热，湿热下注皮肤黏膜而产生赘生物。

【历史沿革】

1.《外科正宗》论述其成因。"妇人阴疮乃湿热下注为患，其病因多不一，由邪火热毒所化也。"

2.《疡科心得集》论述其治疗方法。"在直肌腠理间者，可从表而散。若怫郁气血在肌肉之间，外达皮肤，皆宜解内热，外以杀虫润燥。"

【现代研究】

1. 李氏认为治疗尖锐湿疣方法较多，但冷冻或电烧灼疗法因儿童外阴处于发育阶段而不被大多数父母所接受；其采用中药熏洗疗法治疗外阴尖锐湿疣可获肯定疗效。

2. 郑氏考虑婴幼儿皮肤娇嫩，抵抗力差，故采用中药祛风清热、化湿解毒，可抑制和杀灭病毒，减少对婴幼儿皮肤的刺激和损伤，免除激光、冷冻或腐蚀剂所造成的痛苦。

【辨证论治】

一、湿毒下注

1. 症状 外生殖器或肛门等处出现疣状赘生物，色灰或褐或淡红，质软，表面秽浊潮湿，触之易出血，恶臭，伴小便黄或不畅，苔黄腻，脉滑或弦数。

2. 处方 加味二矾汤。

组成：白矾、皂矾各 120g，孩儿茶 15g，侧柏叶 250g，生薏苡仁 50g。

用法：上药加水 3000ml，煮沸 30 分钟，将药液倒入盆内，待温后浸泡洗浴患处，每次 20～30 分钟。每日 2 次，每剂可连用 3 日。

功用：利湿化浊，清热解毒。

二、湿热毒蕴

1. 症状 外生殖器或肛门等处出现疣状赘生物，色淡红，易出血，表面有大量秽浊分泌物，色淡黄，恶臭，瘙痒，疼痛，伴小便色黄量少，口渴欲饮，大便干燥，舌红，苔黄腻，脉滑数。

2. 处方

组成：板蓝根、山豆根、木贼草、香附各 30g。

用法：煎水先熏后洗。

功用：清热解毒，化浊利湿。

第七节　生殖器疱疹

生殖器疱疹是一种较为常见的性传播疾病，常侵犯皮肤黏膜交界处，往往是由阴部直接感染疱疹病毒所致。又有阴部疱疹、性器疱疹或病毒性外阴阴道炎之称。中医学将该病称为"阴疮"、"阴蚀"、"瘙疮"等，属中医学"湿疹"范畴。其临床表现为外阴瘙痒，红斑，甚至形成溃疡，并伴有疼痛。本病发病率近年来有所增加。本病不局限于外阴，在宫颈、膀胱等处也能发生病损，并且通过分娩可直接传染给新生儿，造成不良后果，应引起足够重视。

【病因病机】

生殖器疱疹主要为湿毒之邪侵入肝经而发病。反复发作者，多因阴虚内热、正虚邪恋而致虚实夹杂。

【历史沿革】

《外科启玄》曰："妇人阴户内有疮名阴蚀，是肝经湿热所生，久而有虫作痛，腥臊臭。"

【辨证论治】

一、肝经湿热（发作期）

1. 症状　外阴群集小水疱，基底周边潮红或水疱破溃形成糜烂面，自觉局部灼热、疼痛，或会阴、大腿内侧疼痛不适，口干口苦，大便干结，小便短赤，舌质红，苔黄腻，脉弦数。

2. 处方　加味龙胆泻肝汤。

组成：龙胆草 10g，柴胡 10g，泽泻 15g，车前子 12g，木通 12g，生地 15g，当归 6g，栀子 10g，黄芩 10g，苦参 10g，甘草 6g。

用法：上药先水煎服，然后药渣加水适量，再煎 20 分钟，取药液先熏后坐浴。每日 1 剂，7 日为 1 个疗程。若伴有化脓感染，可加用抗生素对症治疗。

功用：清利湿热解毒，泻肝胆实火。

二、正虚邪恋（非发作期）

1. 症状　发作的间歇期，伴腰膝酸软，手足心热，口干心烦，失眠多梦，或伴抑郁焦虑，纳呆困倦，大便稀溏，舌质红或舌淡苔白，脉细数。

2. 处方

组成：黄芪 30g，白术 6g，山药 30g，茯苓 15g，薏苡仁 30g，板蓝根 20g，虎杖 15g，淫羊藿 12g，刘寄奴 15g，甘草 6g。

用法：上药先水煎服，然后药渣加水适量，再煎 20 分钟，取药液先熏后坐浴。每日 1 剂，7 日为 1 个疗程。

功用：益气健脾，扶正祛邪。

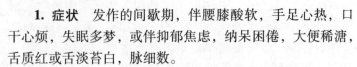

第八节　扁平疣

扁平疣是一种常见的病毒性皮肤病，中医称其为"扁瘊"，多见于中青年人，皮损为针头至绿豆大，圆形或不规则形的扁平丘疹，呈褐色或肤色，境界明显，好发于颜面、手背，大都骤然发生，散在或密集，无自觉症状，有的反复不愈。早在《灵枢·经脉》中就有"虚则生肬"的记载。

【病因病机】

其病因多由于腠理不密，卫外失固，风热毒邪搏于肌肤，内动肝火致气血失和，血瘀毒聚所致。现代医学认为，扁平疣的发病常与患儿本身抵抗力较低有密切关系。

【历史沿革】

1. 《薛己医案》指出："疣属肝胆少阳经，风热血燥或怒动肝火，或肝客淫气所致。"

2. 《黄帝内经灵枢集注》认为："气虚不行则生疣。"

【现代研究】

宋氏认为，内服配合煎汤外洗治疗扁平疣药物作用于局部，易于渗透，相对于单纯内服更有利于发挥药效。

【辨证论治】

处方1　解毒消疣方。

组成：板蓝根30g，大青叶15g，露蜂房10g，灵磁石（先煎）30g，生薏苡仁30g，白芷10g，白鲜皮15g，红花10g，木贼15g。

用法：水煎，每日1剂，早晚口服，每次150~200ml内服。外用法：取少量药汤，以棉签外包裹脱脂纱布，蘸药液加力涂抹患处，以出血定痂为度。痂落则疣消，收效甚快。主张内服为主，同时辅以外治，内外结合以提高疗效。

功用：疏肝散结，祛风解毒，活血化瘀。

处方2　消疣汤。

组成：土茯苓30g，板蓝根30g，木贼草20g，白花蛇舌草20g，黄柏20g，苦参20g，红花15g，莪术15g，乌梅20g，苍耳子20g，蒲公英30g，香附20g。

用法：每剂加水2000ml，浸泡1小时，细火煮沸30分钟，待水温降至能耐受后，先熏后洗约30分钟，再用干净纱布轻擦患处3~5分钟，每剂3~4日。用药30日为1个疗程。

功用：清热解毒，化瘀生新。

处方3 八味消疣汤。

组成：马齿苋 60g，蜂房、细辛、蛇床子、白芷各 9g，陈皮、苍术、苦参各 15g。

用法：上药加水煎沸，滤渣取汁倒入盆内，半温时用小毛巾蘸药液擦洗患处，每日 4 或 5 次，每次 15 分钟，每日 1 剂。

功用：清热燥湿，活血祛风，解毒平疣。

处方4

组成：紫草 12g，红花 10g，蚤休 30g，大青叶 30g，薏苡仁 30g，香附 15g，木贼 15g，板蓝根 30g。

用法：上药加水煎 3 次，第 1 煎和第 2 煎口服，第 3 煎滤渣取汁，外洗患处，每日 1 剂，15 日为 1 个疗程。

功用：清热解毒，行气通络。

第十三章 小儿皮肤病

第一节 痱 子

痱子是夏季发生的一种急性皮炎，由于气候炎热出汗过多，汗腺管被阻塞，引起轻度的皮肤炎症。痱子又名痱疮，好发于小儿头面、胸背、颊及腹部。初起皮肤发红，以后出现密集的针头大小的丘疹，病人自觉发痒、灼热。中医学认为，其病因多由暑热夹湿，蕴结肌肤，汗出不畅所致。

【病因病机】

中医学认为，本病是由于盛夏时节，暑湿蕴蒸皮肤，毛窍郁塞而生。热盛汗出，以寒水洗浴，毛孔骤闭，热气郁于皮腠之间，亦生此病。另有中焦湿热郁蒸，外达肌表，郁于肌肤而生。

【历史沿革】

1. 《华佗神方》记载用升麻煎服，并洗患处自愈。或以绿豆粉、蛤粉各二两，滑石一两和匀扑之，亦效。

2. 《是斋百一选方》中治夏月痱子痒痛。绿豆粉（四两，微炒）、滑石（半两，研），上拌匀如粉，绵扑子扑之。

3. 《小儿卫生总微论方》记载小儿夏月多生痱疮。"此由盛热汗津出而腠理开……色赤而痒，多生额头胸背之上，甚者遍身，俗呼痱子，痒而搔之，亦能成疮，治痱疮以菟丝子茎，汤洗之。"

4.《济世神验良方》治身上痱子痒，冬瓜皮摩之即愈，冬月用藤煎汤洗之。

【辨证论治】

一、热盛于湿

1. 症状 皮疹红赤，灼热痛痒。

2. 处方

［处方 1］

组成：马齿苋 35g，败酱草 35g。

用法：上两味水煎取其汁，待冷后将纱布浸湿，以此洗敷患处。

功用：清解暑热毒邪。

［处方 2］

组成：生大黄 9g，黄连 5g，冰片 4g。

用法：将上药研细末，加 75% 酒精 150ml 浸泡。用时以棉签蘸药液外涂患处，每日 3～5 次。一般用药 1～2 日治愈。

功用：清热泻火解毒。

二、湿盛于热

1. 症状 针尖至针头样大小，浅表性小水疱，壁极薄，微亮，内容物清，无红晕。

2. 处方

［处方 1］

组成：藿香、苍术、野菊花各 25g，枇杷叶 60g，滑石粉 30g。

用法：上药加水煎至 2000ml 后，再加清水 1 倍洗浴。

每日 1 次，3~5 日为 1 个疗程。

功用：清暑，化湿，解毒，止痒。

[处方 2]

组成：黄柏、徐长卿、紫花地丁、地肤子各 30g，明矾 1g。

用法：上药加水 1000ml，煎至 400ml，洗涤患处或湿敷，每日 2 或 3 次，每次 5~10 分钟，3 日为 1 个疗程。一般 2 个疗程即愈。

功用：清热燥湿，祛风止痒。

第二节　湿　疹

湿疹是一种过敏性炎症性皮肤疾患，具有对称分布、多形损害、剧烈瘙痒、倾向湿润、反复发作、易成慢性等特点。可见于任何年龄，以过敏体质者多见，婴儿湿疹及儿童湿疹（即异位性湿疹）占比例最大，本病发病无明显季节性，但冬季常易复发，可泛发或局限。属中医"胎疮"、"奶癣"、"浸淫疮"、"旋耳疮"、"四弯风"、"肾囊风"等范畴。

【病因病机】

中医学认为，本病因素体血热，或饮食不节，伤及脾胃，导致脾失健运，水湿停滞，湿热内蕴，外因风湿热邪搏结肌肤，以致血运不畅，营卫不和而发病。婴儿湿疹多因母食辛散之品，遗热于胎儿，生后复感风热所致。异位性湿疹则为先天不足，后天失调，脾虚不运，湿热内生，蕴结肌肤，久之血虚风燥，肌肤失养而成。总之，湿疹病因离不开"湿"。

西医学认为，本病是由复杂的内外环境刺激引起的一种迟发的变态反应，发病与患者的体质有关，受遗传因素、健康状况及环境条件的影响。

【历史沿革】

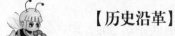

《医宗金鉴·外科心法要诀·肾囊风》云："此症……宜龙胆泻肝汤服之，外用蛇床子汤熏洗之，洗后擦狼毒膏甚效。"

【现代研究】

湿疹急性期瘙痒难忍，且婴幼儿服药困难，中药洗浴方法方便，易被接受。于英用荆芥穗、苍术、连翘、威灵仙各 10g，五倍子、大黄、白鲜皮各 7g，每日 1 剂，加水 2000～4000ml，分 2 次外洗，每次 20～30 分钟（药液温度以皮温为宜）。治疗 28 例，治愈 26 例，有效、无效各 1 例，有效率为 96.4%。

【辨证论治】

一、湿热俱盛

1. 症状　皮损呈多形性，即红斑、水疱、糜烂、渗液、结痂等同时存在，皮疹边缘弥漫不清，分布多对称，瘙痒剧烈难忍，皮疹泛发四肢及躯干，以屈侧为主，伴口苦而腻，小便短赤，大便干结，舌红苔白腻，脉濡滑或滑数。相当于急性期及婴儿湿疹发作期。

2. 处方

[处方1]

组成：川椒、黄柏、蛇床子各 15g，苍术 12g，石菖蒲、荆芥、银花、连翘、白芷、明矾、刺蒺藜、生甘草各 9g。

用法：上药加水 4000～5000ml，煎沸后先熏蒸患处

10～15分钟，再取药液分次趁温浸洗患处，每日3～4次。

［处方2］

组成：白鲜皮、儿茶、乌梅、五倍子各30g，紫草茸、黄柏、苦参各9g，枯矾6g。

用法：水煎外洗，每日1剂，每剂洗2～3次。

功用：清热利湿。

［处方3］

组成：黄柏、银花、连翘、蛇胆子各9g，苦参、黄连、白矾各6g。

用法：以上药加水1500ml，煎至约500ml，去渣，将药汁倒入清洁脸盆内，加开水500ml，待药水凉至不烫皮肤时，即可洗患处，每日2～3次。

［处方4］

组成：防风、荆芥、赤芍、土茯苓各15g，土黄连50g，地肤子20g，蛇床子25g。

用法：同上。

［处方5］

组成：地榆、野菊花、黄柏、苦参、白鲜皮、蛇床子、地肤子、百部各20g。

用法：加水2000ml煎至约1250ml，熏洗患部，每日2～3次，每次15分钟，治疗期间忌食糖及肥腻食物。

功用：清热解毒利湿。

［处方6］涤毒去湿汤。

组成：苍耳根30g（可用苍耳子15g代替），蛇床子、白鲜皮、苍术、苦参、生大黄、黄柏、地肤子各15g。

用法：上药加水约1500～2000ml，浸泡1小时，煮开15分钟，取滤液，待温（约20℃～30℃）后淋洗患处。每日1剂。早中晚各洗1次。

[处方7]

组成：枫杨树皮60g。

用法：水煎，洗患处，用于婴幼儿湿疹。若患处有溃烂，药汁只能用1次。

功用：清热解毒利湿。

二、脾虚湿盛

1. 症状　病程较长，皮疹较急性期轻，色暗红不鲜，以丘疹、结痂、鳞屑为主，经由少量水疱及轻度糜烂，自觉瘙痒，伴有胸闷纳少，大便溏薄，或夜间哭闹，腹泻，吐乳等，苔白腻，脉濡滑，且患儿体质差，消瘦。相当于亚急性期及婴儿湿疹。

2. 处方

组成：马齿苋60g，黄柏30g，生地榆30g。

用法：上方加水1000～1500ml，煮沸15分钟，冷却后湿敷患处，每日2～3次，每次20～30分钟，湿敷间歇期涂青黛散油或二妙散油。

功用：清热解毒燥湿。

三、血虚风燥

1. 症状　皮损反复发作，多局限于某一部位，患处皮肤肥厚、粗糙，甚至苔藓样变，瘙痒剧烈，抓破有少量渗水，伴口渴咽干，夜寐不安，大便干结，或有哮喘、鼻炎等病史，舌淡，苔薄或少苔，脉细数。相当于慢性期及异位湿疹反复发作。

2. 处方

[处方1] 止痒洗液。

组成：蛇床子、地肤子、苦参、黄柏、鹤虱各15g，蜂房、大黄、生杏仁、枯矾、白鲜皮、大风子、朴硝、蝉衣、丹皮各9g。

用法：上药共碾成粗末，装入布袋并扎袋口，加水3000ml，煮沸30分钟，待药液变温（略高于体温为宜）后淋洗或湿敷患处，每次20～30分钟，每日1～2次。但药液不宜过热，一般在40℃左右为宜。

功用：祛风止痒解毒。

第三节　神经性皮炎

神经性皮炎是一种皮肤神经功能障碍性皮肤病。以皮肤剧烈瘙痒和苔藓样硬化改变为主要特征，病程缓慢，易复发。好发于颈项、肘膝及尾骶等易受摩擦部位。中医称之为"顽癣"、"牛皮癣"或"摄领疮"。

【病因病机】

中医学认为，该病多因七情郁结，心火上炎，气血不畅，凝滞于皮肤，日久耗血伤阴，化燥生风而成，或因脾经湿热，复感风邪，蕴阻肌肤而发。

【历史沿革】

《外科正宗》说："牛皮癣如牛项之皮，顽硬且坚，抓之如朽木。"

【现代研究】

1. 马氏等认为本病发病有明显的季节性，又因感受外界病邪而有特异的临床表现，是人体卫气营血与病邪作用下内在平衡失调，故当属温病范畴。

2. 迟氏以熏洗疗法为主，诸药合用，则具有燥湿杀虫，清热散结，祛风止痒，调和血脉等协同作用；共奏疏通腠理，濡养肌肤，宣拔邪气，杀虫止痒之功，使药力长时间直达病所，见效快。

3. 丛氏等认为熏蒸时全身出汗，体内"邪毒"可随汗排出体外，达到扶元固本的作用。中药熏蒸疗法比口服药物能够缩短病程，提高疗效，值得在临床上推广应用。

【辨证论治】

一、风热交阻

1. 症状 瘙痒阵发，皮肤上有针头大小扁平丘疹，淡红，也看见抓痕、血痂，苔薄黄，脉浮数。

2. 处方 过敏煎。

组成：银柴胡 15g，乌梅 12g，防风 10g，五味子 10g。

用法：上药加水 500~1000ml，煮沸后，滤汁，先熏后洗，每日 1 剂，每日 2 次。

功用：清热祛风。

二、血虚风燥

1. 症状 病久皮损不退，日渐加重，局部皮肤增厚粗糙，表面干燥脱屑，剧烈瘙痒，夜间尤甚，伴头昏失眠，舌淡，苔薄，脉细。

2. 处方

组成：路路通、苍术各 60g，百部、艾叶、枯矾各 15g。

用法：上药加水 1~1.5L，煮沸 20 分钟，滤汁，局部溻洗，每日 2 次。

功用：润燥息风止痒。

三、肝郁化火

1. 症状 皮肤色红，有较密集扁平小丘疹，瘙痒甚，伴心烦易怒或精神抑郁，哭闹不安，失眠多梦，口苦咽干，舌边尖红，脉弦数。

2. 处方 消风化瘀汤。

组成：荆芥、防风、三棱、莪术、生甘草各 10g，蝉蜕 5g，露蜂房 3g，生地、蚤休各 15g，紫草 20g。

用法：上药加水 1000ml 煎沸 20 分钟，将药液倒入盆内，待温时洗浴患部。待症状减轻后，隔日给药 1 次，再递减至隔 2 日、3 日 1 次。

功用：疏肝理气，泻火解郁。

第四节　银屑病

银屑病又称牛皮癣，是一种常见的多发性慢性炎症性疾病。大多急性起病，初起皮疹大多数为红色炎性皮疹，逐渐扩大融合成片，边界清楚，可呈点滴状、钱币状、地图状等。皮损可发全身各处，轻者局限或散发，重者波及全身，以头皮、四肢身侧多见。病程一般分进行期、静止期和消退期，经过缓慢，迁延数年，易反复发作。属中医范畴的"白疕"、"松皮癣"、"干癣"、"风癣"等。

【病因病机】

本病多由外感六淫，或过食辛辣、鱼虾、酒酪之品，或心绪烦扰，七情化火，郁久化毒，血热蕴毒，生火化燥所致。

【历史沿革】

1. 《疡医大全》曰："顽癣抓之全不知痛。"又曰："牛皮癣顽硬且坚，抓之如朽木。土地黄根捣烂和蜜擦癣。"

2. 《外科大成》记载："坚浓如牛领之皮者为牛皮癣。"

3. 《外科正宗》载有顽癣必效方：川槿皮、轻粉、雄黄、巴豆、斑蝥、大黄、百药煎，阴阳水调，抓损敷药，治多年顽癣，诸药不效者，用之即愈……牛皮癣用穿山甲抓损擦之妙。

小儿药浴疗法

【辨证论治】

一、风热血燥

1. 症状 皮损鲜红，皮疹不断增多，刮去鳞屑可见发亮薄膜及点状出血，伴瘙痒，心烦，口渴，大便干结，尿黄，舌红苔黄，脉滑数。

2. 处方 凉血地黄汤加减。

组成：生地黄 25g，当归 20g，地榆 15g，槐角 9g，天花粉 6g，生甘草 6g，升麻 12g，赤芍 10g，黄连 12g，黄芩 12g，枳壳 9g，荆芥 20g。

用法：上药用纱布包缝好，放在药锅内，加凉水 2kg 左右浸泡，约半小时后加热煮沸，煮沸后即可，至药液放置皮肤可耐受的程度，热敷泡洗。洗前先用温水洗患处，每日 2~3 次，每次 10~30 分钟。

功用：清热凉血，祛风燥湿。

二、瘀滞肌肤

1. 症状 病程较长，反复发作，缠绵难愈。皮损肥厚，疹色紫暗，鳞屑较厚，难以刮除，伴有关节活动不利，舌质暗红或青紫，或见瘀点、瘀斑，脉细涩。

2. 处方 桃红四物汤。

组成：桃仁 15g，红花 20g，当归 30g，川芎 20g，白芍 20g，熟地黄 30g。

用法：同上。

功用：活血化瘀，祛风润燥。

三、湿热蕴阻

1. 症状 皮疹多发于腋窝、腹股沟等，见红斑、渗液

190

或继发感染，奇痒，多在阴雨季节加重，伴体倦乏力，胸闷纳呆，尿黄，舌质红，苔黄腻，脉濡滑。

2. 处方

组成：黄柏12g，生薏苡仁30g，滑石30g，甘草10g，土茯苓30g，苍术10g，白鲜皮30g，萆薢30g，银花30g，茵陈蒿30g，车前草15g。

用法：同上。

功用：清热利湿解毒。

第五节　荨麻疹

荨麻疹是一种以风团为特征的血管反应性皮肤病。其临床特征为隆起性风团块，堆累成片，发病骤然，消退迅速，退后不留痕迹，伴剧烈瘙痒。中医称为"瘾疹"、"风疹块"、"鬼饭疙瘩"。本病可发生于任何年龄，任何季节，分为急性、慢性两类。急性荨麻疹多见于儿童、青年，病因易被发现；慢性荨麻疹多见于成人，大多找不到病因。

【病因病机】

中医认为，本病病因复杂，禀赋不足，素体虚弱，或久病体虚，致气血不足，卫外失固，风邪乘虚而入，血虚生风，肌肤失养而生。或卫表不固，汗出当风，感受风寒或风热之邪，或因食鱼腥海味，辛辣化热动风之品而发；或因饮食不洁，湿热生虫，虫积伤脾而诱发。此外，还有精神紧张、焦虑心烦等精神因素，致脏腑功能失调，营卫失和，或神情烦扰，心绪不宁，心经郁热化火，致血热偏盛，络脉壅郁而发。其病位虽在肌表，但常与心、肺、脾、胃、肠等脏腑病变密切相关。

西医认为，荨麻疹是种常见的皮肤黏膜过敏性疾病。

总结起来与食物（鱼、虾、蛋、奶）、吸入物（花粉、动物皮毛、某些挥发性物质）、药物、感染、物理因素（日光、寒冷、湿热）、精神因素等有关。儿童以食物和继发感染者多见，尤其是上呼吸道感染、化脓性扁桃体炎及肠道感染更易引发。

【历史沿革】

1. 《诸病源候论》曰："风瘙瘾疹候，小儿因汗，解脱衣裳，风入腠理，与血气相搏，结聚相连成瘾疹，风气止在腠理浮浅，其势微，故不肿不痛，但成瘾疹，瘙痒耳。"并将瘾疹分成"赤疹"与"白疹"二种。

2. 《世医得效方》曰："瘾疹为病，风热在表，天时炎暄，而燥气乘之，则为赤疹；天时寒凉，冷气折之，则为白疹。治之须疏风行气，气行则消矣。"

【现代研究】

1. 杨氏观察外洗治疗儿童丘疹性荨麻疹的疗效，对丘疹性荨麻疹 70 例予以分析。观察组 36 例，其中男 20 例，女 16 例；观察组为苦参、白鲜皮、威灵仙、苍耳子、地肤子、蛇床子、生大黄、花椒、明矾、白及、芒硝。对照组局部外用曲咪新乳膏、炉甘石洗剂，各每日 2 次并交替使用。结果观察组总有效率为 100%，对照组总有效率为 91.2%。两组间痊愈显效率相比，经统计学处理具有显著性差异。

2. 徐氏观察苦参、黄柏、黄连、紫草、地肤子、苍耳子、百部、冰片等中药外洗治疗儿童丘疹性荨麻疹，并对其进行疗效评定。用药方法：将上述药物煎水，擦洗患处 10 分钟，每日 2 次，并外用炉甘石洗剂。对继发感染者用抗生素乳膏。治疗结果：痊愈 21 例，显效 4 例，有效 4

例，无效 1 例。痊显率为 83%。

3. 东野长新采用苦参汤溶剂配方（苦参 60g，蛇床子 30g，白芷 15g，黄柏 15g，地肤子 15g，银花 30g，菊花 60g，石菖蒲 10g）治疗丘疹性荨麻疹，依据疗效评定标准，结果：38 例患者中治疗时间最短 1 个疗程，最长 2 个疗程。治愈 32 例，占 84%；好转 5 例，占 13%；无效 1 例，占 3%，总有效率 97%。

【辨证论治】

一、风热外感

1. 症状　红色风团，遇热加重，得冷痛缓，瘙痒难忍，口干口渴，舌质红，苔黄，脉浮数。

2. 处方

［处方 1］

组成：丹参、苦参、蛇床子各 60g。

用法：上药水煎取汁，趁热熏洗全身。每次 25～40 分钟，每日 1 次，5～7 日为 1 个疗程。

功用：清热燥湿，活血止痒。

［处方 2］汗斑洗搽方。

组成：外洗方：花椒、银花、连翘、白鲜皮、苦参、羌活、赤芍、牛蒡子、赤苓、生地、百部、胡麻仁各 9g，焦山栀、蒺藜、地肤子、蝉蜕各 6g，白芷、白矾各 15g，首乌 12g，甘草、细辛各 3g，老蒜杆 1 枚。

用法：上药加水 1500～2500ml 煎煮 10 分钟，待温时反复擦洗患处，洗后再取外擦方（雄黄、蛇床子各 12g，硫黄、轻粉各 9g，蜜陀僧 6g。先共研细末，用桐油或香油调和成膏状，贮存备用）涂擦患处。每日早晚各涂擦 1 次，涂药后 2～3 小时再将涂药洗去。

功用：祛风除湿，活血凉血。

［处方3］二藤熏洗方。

组成：蝉蜕20g，夜交藤200g，苍耳子、白蒺藜各100g，白鲜皮、蛇床子各50g。

用法：上药加水5000ml，煎沸20分钟，将药液倒入盆内，趁热熏洗患处，待温用旧毛巾蘸药液外洗患处，每次熏洗15～30分钟。每日2次，每剂可用3～5次。

功用：祛风，通络，止痒。

二、风寒外袭

1. 症状 风团淡红色或白色，遇冷加重，得暖痛减，伴有瘙痒，口不渴，舌质淡，苔白，脉浮数。

2. 处方

［处方1］

组成：香樟木60g，桂枝30g。

用法：上药煎汤，熏洗患处。每日2次，每次20分钟，3日为1个疗程。

功用：温经散寒，祛风止痒。

［处方2］疏风消疹汤。

组成：地肤子25g，白芷、百部、荆芥、赤芍、透骨草、防风、川椒各20g，独活、一枝蒿、艾叶各10g。

用法：将上药加水3000ml，浸泡30分钟，煎沸5～10分钟，取汁液倒入盆内，先熏后洗患处，或待温洗浴全身，患处多洗。每次20分钟，每日洗1次，3日为1个疗程。

功用：凉血，祛风，止痒。

三、气血两虚

1. 症状 疹块色淡或与皮肤相同，风团反复发作，瘙痒不甚，可迁延数月甚至更长，劳累后加重，伴有头昏眩晕，面色㿠白，体倦乏力，食欲减退，舌淡，苔薄，脉细而缓。

2. 处方

组成：夜交藤 200g，苍耳子 100g，白蒺藜 100g，白鲜皮 50g，蛇床子 50g，蝉蜕 20g。

用法：上药加水 5000ml，煮沸 20 分钟，趁热熏洗患处，待温后，用毛巾浸药外洗患处，每剂可洗 3～5 次。

功用：清热燥湿，祛风止痒。

四、脾胃湿热

1. 症状　风团色淡，形如云片，常剧痒，伴脘腹疼痛，恶心呕吐，腹泻，食欲不振，苔黄腻，脉濡数。

2. 处方

组成：川椒 50g，生龙骨 50g，艾叶 30g，蝉衣 50g，苦参 50g，白鲜皮 50g，藿香 50g，乌梢蛇 50g，白矾 20g，米醋 100ml，大蒜（捣烂）2 头，白酒 100ml。

用法：熏洗法。将上药（米醋、大蒜、白酒除外），用十倍水煎好后，加入醋、蒜、酒，利用热气熏洗全身。每晚 1 次，4 日为 1 个疗程。

功用：清脾和胃，清热利湿。

第六节　尿布皮炎

尿布皮炎，相当于中医的"浸尿疮"，俗称"红臀"，为婴儿常见皮肤病，临床以尿布覆盖部位一致的红斑皮损为特征。严重者局部糜烂、渗液，甚至有小片溃疡。

【病因病机】

本病因小儿皮肤娇嫩，容易感受外界热毒之邪，而尿布被大小便浸湿后，如不及时更换，或长时间使用橡胶、塑料尿布、垫布等不透气、不吸潮的材料，湿与热合，湿热之邪侵犯臀部皮肤而致。

【现代研究】

1. 郁氏认为小儿的表皮薄，角质层不完善，且有丰富的血管，对其表面物质有较高的吸收和透过能力，故熏洗能取得良好的效果。

2. 翟氏认为中药熏洗治疗婴儿尿布皮炎安全且疗效较好。

【辨证论治】

处方1

组成：马齿苋、车前草、苦参各20g，鱼腥草、白鲜皮、蒲公英各15g，黄柏10g。

用法：将上药煎成200ml的外洗液。熏洗前清洁臀部，取外洗液100ml加70℃热水2000ml，先熏患处5~6分钟，待水温降至39℃时再反复洗3~4分钟，每日2次。

功用：清热解毒，收敛利湿。

处方2

组成：浓维生素AD滴剂适量。

用法：用温水洗净臀部及会阴部，然后用干净的棉布轻轻吸干，再用棉签蘸取浓维生素AD滴剂涂患处，每日2次。

功用：滑润、清洁皮肤。

处方3 五黄枯矾液。

组成：黄芩、黄连、大黄各15g，雄黄6g，枯矾9g。

用法：上药加温水1000ml，浸泡30分钟后，再煮沸30分钟，后去渣取汁备用。使用前，先用温开水将患处洗净，用干净棉布吸干（忌擦），用棉签蘸此药液涂于患处。每日3次以上。

功用：清热解毒，燥湿敛疮。

第七节　小儿白发

小儿白发是由于头发髓质和皮质中黑色素颗粒减少而致头发全部或部分变白，又称为"少白头"。

先天性少白头常有家族遗传史，往往一出生就有白头发，或头发变白比别人早，此外无其他异常表现。

后天性少白头常在青少年或青年时发病。最初头发有稀疏散在的少数白发，大多数首先出现在头皮的后部或顶部，夹杂在黑发中呈花白状。随后，白发可逐渐或突然增多。骤然发生者，与营养障碍有关。

【病因病机】

中医学认为，下列因素与白发有关：

1. 精虚血弱　肾精不足，不能化生阴血，阴血亏虚，导致毛发失其濡养，故而花白。

2. 血热偏盛　情绪激动，致水不涵木，肝旺血燥，血热偏盛，毛根失养，故发早白。

3. 肝郁脾虚　肝气郁滞，伤脾，脾伤运化失职，气血生化无源，故而白发。

西医学认为，引起本病的原因很多：营养不良，如缺乏蛋白质、维生素以及某些微量元素（如铜）等，都会使头发变白；某些慢性消耗性疾病，如结核病等，因营养缺乏，头发也比一般人要白得早些；一些长期发热的病人，头发会黄脆，甚至变白脱落；有些内分泌疾病，如脑垂体或甲状腺疾患，可影响色素细胞产生色素颗粒的能力而导致头发过早变白；有些年青人在短时间内头发大量变白，则与过度焦虑、悲伤等严重精神创伤或精神过度疲劳有关。

【历史沿革】

《太平圣惠方·治发白令黑诸方》曰："治髭鬓早白，壮血脉，令复黑。柏子仁丸方。"

【现代研究】

程爵堂用祖传验方十味乌发煎熏洗头治疗白发、白胡须150例（其中白胡须16例），总有效率达95%以上。

【辨证论治】

处方1

组成：仙灵脾、仙茅各12g，何首乌、菟丝子、补骨脂各15g，雄黄、红花、儿茶、甘油、人参各10g，皂角5g。

用法：上药加冷水2000ml，浸泡后煮沸30分钟，过滤去渣，趁热先熏后洗头部15～30分钟，每日1～2次，连续10次为1个疗程。

功用：补益肝肾，生发乌发。

处方2 十味乌发煎。

组成：熟地、何首乌各50g，地骨皮、槐角子、五倍子（炒黑）各30g，人参、白及各15g，细辛、白矾、黑矾各6g。

用法：上药加清水5000ml，用武火煎沸，文火再煎30分钟，将药液贮入瓶中备用。用时取药液100ml，再加凉开水300ml，置小盆内，先洗头，再浸头，每次浸洗30分钟。每日1～2次，10日为1个疗程。

功用：益气养阴，养血凉血，祛风除湿，乌发黑发。

第八节 痤疮

痤疮是一种毛囊、皮脂腺的慢性炎症性皮肤病。临床上以颜面及胸背部出现毛囊一致的丘疹，可挤出淡黄色脂栓，伴皮肤油腻为特点。痤疮与中医文献记载的"肺风粉刺"、"酒刺"类似。本病好发于青春期的男女青年，青春期过后，大多数可自然痊愈或减轻。

【病因病机】

中医学认为，本病是由于患者素体阳热偏亢，肺金郁热，热伤营血，循经上犯熏蒸于面。如《医宗金鉴·外科心法要诀·肺风粉刺》所说："此症由肺经血热而成。每发于面鼻。"或由于过食辛辣油腻之品，生湿生热，湿热之邪熏蒸面鼻所致。或由于脾虚不健，运化失调，水湿内停，日久成痰，湿郁化热，湿热夹痰，凝滞肌肤而成。

西医学认为，痤疮的发生主要与遗传、性腺内分泌失调、皮脂分泌过多、毛囊管口角化异常及局部痤疮棒状杆菌的大量繁殖有关。

【历史沿革】

1. 《素问·生气通天论》曰："汗出当风，寒薄为皶，郁乃痤。"此为本病的最早记载。

2. 《诸病源候论·面疱候》曰："面疱者……头如米大，亦如谷大，白色者是。"

3. 《外科正宗·肺风粉刺酒渣鼻》曰："粉刺属肺……总皆血热郁滞不散所致。"

【现代研究】

1. 石氏自拟消痤美容汤，主要组成有石膏、二花、知母、丹皮、红花、黄芩等，每日 1 剂，水煎 2 次口服，药渣煎水外洗颜面皮损 20 分钟。7 剂为 1 个疗程。总有效率为 89.4%。

2. 俞氏用菟丝子 30g 加水 500ml 煎汁 300ml，温洗或敷患处，每日 1～2 次，7 日为 1 个疗程，经 1～2 疗程，有效率 94%。

3. 王氏用自制痤愈散 20g，用纱布装成小包，置于容器中加水 500ml，待煮沸后用其蒸气熏面，每日 1 次，每次 30 分钟，总有效率 99.8%。

4. 任氏取苦参、丹皮、龙胆草、蒲公英、乌鸭藤根各 30g，地肤子、大青叶各 20g，加水文火煎 20～30 分钟，每日 2 次熏洗治疗痤疮，10 日为 1 个疗程，疗程间隔 5 日，总有效率 91.18%。

【辨证论治】

一、肺胃蕴热

1. 症状 面部粟疹累累，色红疼痛，或有脓疱，伴口干渴，大便秘结，舌质红，苔薄黄，脉弦滑。

2. 处方

［处方 1］

组成：丹参、白芷、野菊花、腊梅花、银花、月季花、大黄各 9g。

用法：熏洗法。将上药加水煮沸，取汁趁热先熏蒸皮损局部，待变温后再浸洗。每日 2～3 次，每日 1 剂，10 日为 1 个疗程。

功用：清泄肺胃蕴热。

［处方2］二黄汤。

组成：生大黄30g，硫黄粉30g。

用法：熏洗法。上药共研细末，加冷水500ml浸泡20分钟后，煮沸10分钟去渣取汁，待药汁冷却后频洗患处，每次15分钟，每日3次，连用7日为1个疗程，每剂可用2日。

功用：清泄肺胃蕴热。

二、肠胃湿热

1. 症状　颜面、胸背油腻光亮，较多红色丘疹、脓疱、粉刺，皮损红肿疼痛，伴口臭，便秘，尿黄，舌质红，苔黄腻，脉滑数。

2. 处方

［处方1］苦参汤。

组成：苦参200g，菖蒲100g。

用法：熏洗法。上药加清水3000ml，煎沸15分钟，将药液倒入盆内加猪胆汁（5~6个猪胆的汁），温后反复淋洗或溻洗患部，每次洗10~20分钟，每日3次，每剂可用3日。

功用：清热解毒除湿。

［处方2］

组成：鲜马齿苋（干品减半）30g，苍术、蜂房、白芷各9g，细辛6g，蛇床子12g，苦参、陈皮各15g。

用法：熏洗法。上药加水煎沸取汁，趁热淋洗或溻洗患部，每日3~5次，连洗数日可愈。

功用：清热解毒除湿。

三、痰湿血瘀

1. 症状　皮疹颜色暗红，以结节、脓肿、瘢痕为主，经久难消，伴胸闷腹胀，舌质暗，苔腻，脉弦滑。

2. 处方

组成：丹参、地丁草、当归、白芷、半夏各30g。

用法：熏洗法。上药加水煎开后，过滤取汁。脸部先用温盐水（1%）洗净，黑白粉刺、脓疱用针挑破挤净，用手搓脸部有热感，再用药汁热气熏脸，后将两块小毛巾浸入药液，待温度降到皮肤可适应时，捞出毛巾拧半干敷脸，每次30分钟，每日2次。

功用：除湿化痰，活血散结。

第九节 头　癣

头癣是头皮和毛发的浅部真菌感染，具有较强的传染性。本病现在已得到基本的控制，有些地区已基本消灭。本病主要见于儿童，以男孩为主，成人患者也多从幼年开始。头癣常分为黄癣、白癣和黑点癣，中医也有不同的病名，黄癣称为"肥疮"、"癞痢头"；白癣称为"白秃疮"。

黄癣：多见于农村，以儿童多发。初起毛根部起小丘疹或小脓疮，时有瘙痒，继而流黄水，逐渐蔓延，结黄痂，其状如蝶，中央凹陷，有毛发贯穿其中，痂皮灰黄，质脆，闻之有鼠尿气味，除去痂皮下呈萎缩性瘢痕，不再长发，形成永久性秃发斑。病程缓慢，至青春期可减轻，若医治不及时则缠绵至终身不愈。

白癣：多见于城市，好发于学龄儿童。初发为头皮有大小不一的灰白脱屑斑，圆形或不规则形，小者如豆，大者如钱，时有瘙痒，日久蔓延，形成大片，斑上毛发干枯，失去光泽，且距头皮2～4cm处易折断，毛发根部绕以白色菌鞘。病程缓慢，至青春期可自愈，愈后毛发可正常生长。

黑点癣：较少见，城市及农村均有，除儿童外，成人也可被传染，损害分散于头皮，豆大鳞屑斑片，头发出头皮即折断，呈黑点状。发作缓慢，儿童若不治疗可迁延至成年，愈后头皮呈点滴状秃发。

【病因病机】

中医学认为，本病由外感风邪湿毒，蕴蒸头部，结聚不散，久之气血不和，皮毛干枯失养所致。《外科正宗》云："肥疮由胎毒而成者少，因饮食之后油手摩头或枕头不洁而成者多见。""白秃疮俗称癫痢头，乃剃头时腠理司开，外风袭人结聚不散，以致气血不和，皮肉干枯，遂成为白秃疮，久则发白脱落。"这里指出头癣亦可感染虫毒而发为本病。

西医学认为，本病通过真菌感染所致，主要由于直接或间接接触的痂屑或毛发引起，如理发工具，患者的枕、帽等。另外，带菌的狗猫也可以是传染源。

【历史沿革】

1. 《医宗金鉴·秃疮》云："初起肥疮，宜擦肥油膏，用久则效，已成秃疮者，先宜艾叶、鸽粪煎汤洗净疮痂，再用猪肉汤洗之。"

2. 《串雅内外编》云："洗癫头疮……蜗牛数十条洗之，二次即愈，此方神妙。"

【现代研究】

1. 周氏自拟外洗方治疗头癣44例，药用苦参100g，茵陈60g，黄连15g，百部、明矾、硫黄粉、甘草各30g，加水2000ml，煎30分钟，乘热洗头后用塑料帽罩头，每晚1次，第2日用清水洗去药垢，1剂药洗2日，7日为1个疗程。结果：显效26例，有效14例，无效4例，总有效率90.9%。

2. 谢氏自拟百部洗方治疗小儿头癣225例，药用苦参、百部、明矾各45g，艾叶、川椒、硫黄、黄芩、黄柏、黄连各15g，每剂加水2000ml，浸泡15分钟后煮沸5~10分钟，取液待温外洗，每次30分钟，每日2次，同时剃光头发，枕巾、帽子等用具定期煮沸。10日为1个疗程。结果：观察2~4个疗程，治愈140例，显效60例，有效21例，无效4例，总有效率98.3%，治愈病例用药2个疗程80例，3个疗程60例。

【辨证论治】

头癣主要为感染癣虫所致，治疗重在外治，以杀虫解毒、清热利湿为主。继发化脓性感染可配合内治法。外治主要采用有杀虫作用的中药，同时配合拔发、洗头等。外治的关键是将病发连根拔去，其方法是找到病区或可疑病区，并将该区及周围毛发剪平或剃光。

处方1

组成：①10%明矾水剂：明矾100g用沸水1000ml冲化。②一扫光：苦参、黄柏各500g，烟胶500g，枯矾、木鳖肉、大风子肉、蛇床子、红椒、樟脑、硫黄、毛发、水银、轻粉各90g，共研细末，熟猪油1120g，化开，搅匀成膏。

用法：在头部找到病区或可疑病区，并将该区及周围毛发剪平或剃光，每日10%明矾水剂洗头，然后涂上一扫光，再用油纸盖上，包扎或戴帽子固定，每日1次，用药1周后，病发较松动，即可用镊子拔去病发，应将病发拔光，继续用药至痊愈为止。

功用：杀虫解毒。

处方2

组成：川槿皮、露蜂房、百部、龙胆草、苦参各30g。

用法：将上药浸入食醋中，食醋以淹没药物为度，浸泡一昼夜，加水为食醋 2 倍，煎煮 30 分钟，取汁用毛巾蘸药溻洗患处，每日 3 次。

功用：杀虫止痒。

处方 3

组成：川椒、儿茶、透骨草、雄黄、明矾、木鳖子、狼毒、芫花各 10g，苦参 15g，百部 30g。

用法：上药加水 2000ml，煎沸 30 分钟，取汁倒入盆内，洗头。每日 20 分钟，每日 1 剂，洗 2 次，10 日为 1 个疗程。本方毒性较大，每日洗浴次数不超过 3 次。主要用于头上渐生秃斑，干枯作痒的头癣患者。

功用：清热解毒，杀虫止痒。

处方 4

组成：黄柏、黄精各 60g。

用法：将上药加水 1000ml，煎沸 30 分钟，取汁倒入盆内，洗头，每次 15 分钟，每日 1 剂，洗 3 次，7 日为 1 个疗程。主要用于炎症明显、分泌物多的白秃疮患者。

功用：清热解毒，杀虫止痒。

处方 5

组成：苦参、百部、千里光、野菊花、一枝黄花各 15g。

用法：上药加水 1000ml，煎沸 15 分钟，将药液倒入盆内，趁热先熏后洗头，每次熏洗 20～30 分钟。每日 1 剂，每日熏洗 2～3 次，5 日为 1 个疗程。

功用：清热解毒，杀虫止痒。

处方 6

组成：蛇床子 60g。

用法：上药加水煎汤，待药液温度不热不凉时冲洗患处，每日 1 次。亦可冲洗完毕再敷药膏。

功用：杀虫止痒。

处方7

组成：蜗牛 30 只。

用法：将蜗牛煮水 3 碗，洗患处，每次浸洗 15 分钟，每日 2～3 次。

功用：杀虫止痒。

第十节　手足癣

手足癣是指发生在掌跖及指趾间的浅部真菌感染皮肤病。中医学将手癣称为"鹅掌风"，足癣称为"脚湿气"、"臭田螺"，俗称"烂脚丫"、"香港脚"。大多手癣是因足癣传染所致。小儿掌跖皮肤角质层较薄，患手足癣较少，传染源几乎是来自成人，少数来自感染的动物。本病多发生在湿热交蒸季节，夏日加重，冬日转轻。日久则皲裂。在南方最常见。

【病因病机】

中医学认为，本病多因湿热蕴积肌肤，旁达四肢；或风热邪毒，壅滞肌表，致气血凝滞，肌表失养所致。诚如《外科正宗》云："鹅掌风由手阳明、胃经火热血燥，外受寒凉所凝，致皮枯槁；又或时疮余毒未尽，亦能致此。"《医宗金鉴·外科心法要诀》云："臭田螺由胃经湿热下注而生。"本病亦可相互接触传染所得。

西医学认为，真菌可通过脚盆、拖鞋、毛巾等传染，或因长期穿胶鞋、球鞋，足部潮湿不透气而加重。

【历史沿革】

1.《外科正宗》云："鹅掌风……初起红斑白点，久则皮肤枯脓破裂不已，二矾汤熏洗即愈。"

2.《串雅内外编》云："鹅掌风……香樟木打碎煎汤，每日早晚温洗 3 次，即愈。"

3.《急救广生集》云："鹅掌癣……川乌、草乌、何首乌、花粉、赤芍、防风、荆芥、苍术、地丁各一两，艾叶四两，先熏后洗，层层起皮，痛痒愈。"

【现代研究】

1. 尹氏用中药香莲复方治疗足癣 38 例和手癣 15 例，对照组足癣 11 例和手癣 3 例，病程 1 周～18 年。结果：治疗组总有效率足癣为 89.47%，手癣为 80%，对照组总有效率分别为 63.64%、66.66%。

2. 王氏用苦参汤加减熏洗治疗足癣 220 例，治疗组痊愈 172 例，显效 37 例，好转 11 例，愈显率 95%；对照组 167 例，痊愈 66 例，显效 23 例，好转 59 例，无效 19 例，愈显率 53.3%，经统计学处理有非常显著差异（P＜0.01）。

【辨证论治】

一、湿热

1. 症状 皮疹以水疱脱屑为主。初起以皮下水疱，也可几个水疱融合成较大的水疱，疱液透明，境界清楚，有痒感。数日后水疱自然吸收，遗留黄白色痂皮或脱屑。多见于手掌、足弓及指（趾）侧缘。

2. 处方

[处方 1] 手足癣方。

组成：藿香 30g，生大黄、皂矾各 12g，白醋 1000ml。

用法：上药入白醋中浸泡 7～8 日（密闭浸泡），过滤取汁，煮沸冷却后，浸洗患处 3～4 小时，或手癣用橡皮手套或塑料袋，足癣用旧胶鞋，灌入药液套手和脚（要求 4 小时以上）。用药期间 5 日内忌接触碱性物质，如肥皂、石灰等。

功用：清热燥湿，祛风止痒。

[处方2]

组成：浮萍、僵蚕各 12g，防风、荆芥、生川乌、生草乌、威灵仙、牙皂、白鲜皮、羌活、独活、黄精各 9g，鲜凤仙花 1 株。

用法：食醋 1L，浸上药 24 小时，用小火煮沸，滤汁浸泡手足，每日 1 次，每次 30 分钟，浸后拭干，不要用水冲洗。

功用：清热燥湿，祛风止痒。

二、湿毒

1. 症状 以糜烂浸渍为主。多发生在指、趾间，局部皮肤浸渍、糜烂、渗液，境界清楚，去除浸渍的表皮，露出潮红的新生皮肤，伴有疼痛。

2. 处方

[处方1] 苦参二黄汤。

组成：苦参、黄柏、黄连、乌梅、花椒、蝉蜕、白芷、蛇床子、地肤子各 15g，生地 30g，当归、冰片（另包）、白矾（另包）各 12g。

用法：先将前 11 味药加水 5000ml 煎至 3500ml，再将冰片、白矾加入药液中融化，待药液凉后，用此药液擦或浸泡患处，不便浸泡的部位可用纱布蘸药液擦洗，每次浸泡 30 分钟，每日 1 剂，每日浸泡 3 次。

功用：清热燥湿，活血解毒，祛风止痒。

[处方2] 三黄槿皮汤。

组成：蝉蜕 3g，黄柏、黄芩、黄连、蒲公英、枯矾各 15g，土槿皮、蛇床子各 30g。

用法：上药除枯矾外，加水 3000ml 煮沸，将药液倒入盆内，再加入枯矾于药液中融化即可。待药液温度适宜后浸洗患处，每次浸洗15~30分钟。每日浸洗2次（早、晚各1次），每剂可用2次。

功用：清热燥湿，解毒杀虫，祛风止痒。

［处方3］

组成：苍术、黄柏各15g，苦参、白鲜皮、马齿苋、车前子（布包）各30g。

用法：上药加水煎煮30分钟，取汁外洗，每日2~3次。

功用：清热燥湿，解毒杀虫。

三、燥热

1. 症状 以干燥皲裂为主，皮损呈圆形或环形淡褐色斑片，境界清楚，局部皮肤变厚、干燥、粗糙、脱屑、皲裂，伴有瘙痒及疼痛。多见于手掌、足底、足跟及手足侧缘。冬季皲裂尤为明显，夏季仍可发生小水疱。

2. 处方

［处方1］

组成：荆芥、防风、红花、地骨皮各18g，皂角30g，大风子30g，明矾18g。

用法：上药用米醋1.5L，浸泡3~5日后，用药液浸泡手足，每晚1次，连泡2周为1个疗程。

功用：润肤化燥，杀虫止痒。

［处方2］

组成：斑蝥0.9g，蜈蚣3条，白信石6g，樟脑、白及、土槿皮、大黄、马钱子各9g。

用法：将上药共研细末，用米醋1L，浸泡24小时后，将患手患足浸入药液，先浸手后浸足，初次每日洗5~10分钟，2~3日逐渐延长至1~2小时。

功用：润肤化燥，杀虫止痒。

［处方3］

组成：白矾、五倍子、地肤子、蛇床子、苦参各30g，大风子、川椒、黄柏各25g。

用法：上药共研细末，用食醋1L浸泡5天即可使用。用时先将药液振匀，然后将患手患足浸入药液，每日浸泡2次，每次浸泡15分钟，浸泡完毕用温水洗净药液。

功用：润肤化燥，杀虫止痒。

［处方4］

组成：大风子肉（研碎）、花椒、石膏（研碎）、五加皮各9g，明矾12g，皂荚、土槿皮各15g。

用法：加鲜凤仙花5朵，米醋250～500ml，将药与醋放在砂锅内先浸一夜，次日煮沸后将药汁倒入搪瓷盆内待温，将患手浸入，第一日浸洗4小时左右，第二日浸洗2小时左右。从开始浸泡日起，7日内不能使用碱水洗，有裂口暂缓使用。

功用：润肤化燥，杀虫止痒。

第十一节 体 癣

体癣是发生于除头发、头皮、手足及指（趾）甲以外的皮肤浅部真菌感染性皮肤病的统称。好发于躯干及四肢近端，也可发于面部。初起为丘疹或水疱，逐渐形成境界清楚的钱币状红斑，其上有细薄鳞屑，以后皮损中央可自愈，呈环状，边缘向四周蔓延，有小丘疹、水疱、痂皮等。多数红斑融合呈多环状，如在红斑中心发生新皮疹，即呈同心圆环形，自觉瘙痒。发于腹股沟、大腿内侧根部及股部，皮损可浸润肥厚，称为股癣，中医称为"阴癣"。

本病多因接触而传染，常于夏季发作，冬季好转。中医文献中有关本病的病名颇多，大都以形态命名，如"圆癣"、"金钱癣"、"圈癣"即指本病。

【病因病机】

中医学认为，风、湿、热、虫侵袭肌肤是引起本病的主要因素。诚如《诸病源候论》云："癣病之状……有匡郭，里生虫。搔之有汁，此因风湿邪气，客于腠理，复值寒热，与血气相搏，则气血痞涩，为此疾也。"这里指出本病多发生在夏季，其湿热之邪感受肌肤，肌热多汗或潮湿更易诱发或加重癣疾。另外，感染虫毒也可发为本病。

西医学认为，真菌感染可由直接接触患癣的病菌，或通过衣物用具间接传染，或先患有手足癣，因搔抓而蔓延传播。潮湿以及皮肤浅表外伤也常是传染本病的因素。

【历史沿革】

1. 《疡医大全》云："圈子癣，谷树皮剪如癣样大小，以毛背一面用唾贴癣上，以手不时扑之即愈。"

2. 《外科大全》称："川槿皮，癣之圣药也，且难得其真者，须用露水磨涂，今入用泉水，故多罔致。"

【现代研究】

1. 张氏用中西医结合治疗婴幼儿皮肤霉菌病，药用苦参、黄柏、连翘、蛇床子、白鲜皮各 30g，黄连、甘草各 15g，明矾 10g，每剂药煎液 300ml 过滤分 3 份待用，每次 1 份加热后洗患处，每次 10 分钟，每日 3 次，每日 1 剂，西药用制霉菌素扑粉和混悬液外涂，每日 3 次，均 14 日为 1 个疗程。结果：108 例中痊愈 98 例，有效 10 例，3 个疗程治愈率 100%。

2. 郭氏用中药白头翁、苦参、苏木、蛇床子、徐长卿、黄柏、百部、川槿皮、大风子等药煎后熏洗并配合服用龙胆泻肝丸治疗股癣，痊愈 10 例，有效 2 例。

【辨证论治】

一般采用外治法，以杀虫解毒，清热祛风为主。若皮损广泛，炎症较重。或有湿疹样变时，可配合相应的中药内治。有严重炎症反应时，勿用强烈刺激性药物。由于阴部、股部等皮肤娇嫩，用药时应选用较温和的药物。此外，有手足癣等并发症时，应同时给予治疗。

处方 1

组成：苦参 50g，玄参 30g，明矾、芒硝各 10g，花椒、大黄各 15g。

用法：上药共煎水 500ml，以纱布蘸药液擦洗患处，每次 30 分钟，每日 3 次。

功用：清热解毒，杀虫止痒。

处方 2

组成：透骨草 30g，红花 15g，苦参 30g，雄黄 15g，明矾 15g。

用法：上药加水 3000ml，煎取 2500ml，待温后，用小手巾反复洗患处，每日 3～4 次，每次 15 分钟。用于下肢顽癣、皮肤淀粉样变。

功用：清热祛风，杀虫止痒。

处方 3

组成：土大黄 60g。

用法：加水煎煮 30 分钟，局部熏洗，每日 2 次，每次 15～30 分钟。

功用：杀虫，止痒。

处方 4

组成：紫槿皮 60g，百部 30g，蛇床子 15g，防风 15g，露蜂房 10g，苦参 30g。

用法：上药加水煎煮 30 分钟，待温，局部洗敷，或坐浴，每次 30 分钟，每日 1～2 次。

功用：清热祛风，杀虫止痒。

处方 5

组成：硫黄 30g，明矾、大蒜各 10g，炉甘石、氧化锌各 6g。

用法：将硫黄、明矾、大蒜三味研细末，加后两味于前药中，置搪瓷盆内加适量食醋调匀，煮沸 10 分钟，待冷后擦洗患处，每日 2 次。

功用：杀虫止痒。

处方 6

组成：桃枝 50g，鲜山楂 30g，核桃枝 50g。

用法：上药加水 250ml，煎煮 30 分钟，趁热先熏患处，然后再洗患处，每日 1 剂，分 2 次外洗。

功用：解毒杀虫。

第十二节　接触性皮炎

接触性皮炎是接触外界某些物质后，皮肤或黏膜发生的炎性反应，可表现为接触部位红斑、肿胀、丘疹、水疱、大疱、渗出糜烂、结痂，或皮肤肥厚、苔藓样改变等。有原发刺激性接触性皮炎和变态反应性皮炎两种类型。由于接触物的不同，在中医文献中有不同的病名，如"漆疮"、"膏药风"、"粉花疮"、"马桶癣"等。

【病因病机】

中医学认为，本病是由于禀赋不耐，皮毛腠理不密，外感毒邪，蕴于肌肤而发。又因机体有差异，内蕴湿热有偏颇，感受外界毒物轻重不同，接触部位各异，因而临床表现多种多样。一般说来，凡表现以红斑为主，主要属毒热壅肤；如表现为红斑、水肿、水疱等多种皮损，则属毒热湿邪蕴肤。

西医按接触物的性质和发病机理的不同，分原发刺激反应和变态反应两类。任何人接触前者均可迅速发病；后者接触物无刺激性，仅发生在少数事先致敏个体，且有一定的反应期。

【历史沿革】

1. 《诸病源候论》曰："人无问男女大小，有禀性不耐漆者，见漆及新漆器，便着漆毒，令头面身体肿起，瘾疹色赤，生疮痒痛是也。"

2. 《外科大成》曰："漆疮初时发痒，形如瘾疹。次则头面虚肿，遍体破烂、流水，作痛似癞，甚则寒热交作。由新漆辛热有毒。人之秉质有偏、腠理不密。感其气而生也。"指出其发病与体质有关。

【现代研究】

1. 邵占杰用消炎止痒洗剂（荆芥、大黄、地榆、苦参、地肤子、蛇床子、枯矾、甘草）外洗治疗接触性皮炎效果良好。

2. 龚家才等用中药组方（土茯苓、黄柏、苦参、白鲜皮、大黄、龙胆草、蛇床子、百部、明矾）煎汤外洗治疗接触性皮炎68例，对照组60例使用3%硼酸外洗。结果：治疗组有效率83.82%，对照组有效率46.67%。2组比较差异有统计学意义（P<0.05）。

3. 孟爽等用黄连、黄柏、地榆、地肤子、黄芩、龙胆草、马齿苋、银花组方治疗接触性皮炎40例，对面部湿疹皮炎患者进行开放性冷湿敷。对照组 40 例用 2% 硼酸溶液，采用同样的方法治疗。3 周后，治疗组有效率 87.5%，对照组有效率 72.5%，2 组比较差异有统计学意义（P < 0.05）。

【辨证论治】

一、毒热壅肤

1. 症状 皮损除有红斑、水肿外，尚见大量脓疱。轻则见于局部，皮疹广泛时可伴身热，心烦口渴，大便秘结，小便短赤，舌红，苔黄，脉滑数或弦数。

2. 处方

［处方 1］

组成：石榴皮、地榆、蛇床子、蒲公英各 30g。

功用：凉血，清热，解毒。

用法：以上药煎水外洗患处，每日 2～3 次。

［处方 2］

组成：桂花树叶 500g。

用法：以新鲜桂花树叶 500g，加水 1000ml，煎汤外洗患处，每日 1 次。

功用：清热解毒。

［处方 3］公英菊花汤。

组成：蒲公英、野菊花各 30g。

用法：将上药加水 1000ml，煎沸 15 分钟，取汁液倒入盆内，用纱布蘸药水洗患处。每日 1 剂，每日洗 3 次，每次洗 20 分钟，5 日为 1 个疗程。

功用：清热解毒。

二、湿热蕴肤

1. 症状 轻者局部仅有充血、境界清楚的淡红或鲜红色斑；重者可出现丘疹、水疱、大疱糜烂渗出等损害，伴有身体不适，发热，恶心，小便黄赤，大便干燥或溏而不爽，舌质红，苔黄腻，脉滑数。

2. 处方

[处方1] 保肤散。

组成：煅炉甘石、煅石膏、飞滑石各 600g，煅赤石脂 300g。

用法：上药共研极细末，贮瓶备用。先用内服方（银花 12g，绿豆衣 9g，生甘草 3g，连翘、野菊花各 9g，水煎服，每日 1 剂，每日服 2 次），再用外洗方（虎杖、蒲公英各 30g，冰片 5g，水煎外洗患处，每日洗 2 次）。洗后取本散以麻油调和涂患处，每日 2 次。

功用：清热解毒，收湿敛疮。

[处方2] 千里光洗剂。

组成：千里光、朴硝、大黄、生山楂各 60g。

用法：将上药加水 2500ml，煎沸 20 分钟，取汁液倒入盆内，用纱布蘸药水洗患处。每日 1 剂，每日洗 3 次，每次洗 15 分钟，7 日为 1 个疗程。

功用：解毒，活血，消肿。

[处方3] 马齿苋洗方。

组成：马齿苋 60g，鲜品则 150g。

用法：先将马齿苋用清水洗净，晾干，再加清水 2000ml 煎 20 分钟（鲜药煮 10 分钟），将药液倒入盆内，用 6~7 层纱布蘸药水洗患处，并温熨敷之。每日 2~3 次，每次洗 20~30 分钟。

功用：清热解毒，除湿止痒。

第十三节 脂溢性皮炎

脂溢性皮炎又称脂溢性湿疹，是发生在皮脂溢出部位的一种红斑、丘疹、干性或潮湿油腻性鳞屑性慢性皮炎。常始见于头部，以后逐渐蔓延面部、腋窝、前胸、后背等皮脂腺分布较多部位。本病属中医学"白屑风"、"面游风"的范畴。

【病因病机】

中医学认为，本病因饮食不节，湿热内蕴，郁蒸肌肤而成；或因阴虚内热，肝肾亏损，复感风邪，血虚风燥，肌肤失养所致。

西医学一般认为，脂溢性皮炎的发病是遗传、皮脂分泌增多、感染、免疫缺陷、精神及环境等众多因素综合作用的结果。皮肤表面皮脂增多及化学成分的改变使存在于皮肤的正常菌群大量异常增殖，侵犯皮肤而发病。

【历史沿革】

1. 《证治准绳·疡医》云："面游风之毒，此积热在内，或多食辛辣浓味，或服金石刚剂太过，以致热壅上焦，气血沸腾而作，属阳明经。初觉微痒，如虫蚁行，搔损则成疮，痛楚难禁，宜服黄连消毒散去人参，加薄荷、栀子及活命饮加桔梗、升麻。紫金丹、乌金散选用。外用祛风润肌之剂敷之。"

2. 《外科正宗》曰："白屑风多生于头、面、耳、项发中，初起微痒，久则渐生白屑，叠叠飞起，脱之又生，此皆起于热体当风，风热所化，治当消风散，面以玉肌散擦洗，次以当归膏润之，发中作痒有脂水者，宜翠云散搽之自愈。"

3. 《医宗金鉴·外科心法要诀》曰："此证生于面上，初起面目浮肿，痒若虫行，肌肤干燥，时起白屑。项后极痒，热湿甚者津黄水，风燥盛者津血，痛楚难堪。由平素血燥，过食辛辣厚味，以致阳明胃经湿热，受风而成。"

【现代研究】

1. 赵颖等研究发现，自 1874 年 Malassez 首次提出马拉色菌与头皮屑及脂溢性皮炎的发病有关开始，马拉色菌与脂溢性皮炎及头皮屑的关系一直存在争议。马拉色菌在脂溢性皮炎中的发病机理至今尚不清楚，大量研究表明，脂溢性皮炎的发病与马拉色菌介导的免疫反应密切相关。

2. 施仲香总结脂溢性皮炎的治疗：对于马拉色菌引起的头皮屑的治疗，除了传统的饮食调节和对症处理以外，治疗主要以去脂，杀菌，抗炎，止痒为主。局部用药以其使用安全，疗效可靠，得到较广泛的临床应用，多联合用药。

【辨证论治】

一、湿热熏蒸

1. 症状　头面等处油腻性鳞屑或结痂，或渗出流滋，甚至头发脱落，便干溲赤，舌红，苔黄腻，脉滑。

2. 处方

［处方 1］

组成：苦参 30g，苍耳子 30g，白鲜皮 15g，明矾 3g。

用法：上药加水适量，水煎过滤去渣，然后外洗患处。每周 2～3 次。

功用：清热，除湿，止痒。

［处方 2］

组成：白鲜皮、苦参、野菊花、大黄、千里光各 30g。

用法：加水 1000 ~ 2000ml，煎汤去渣，温洗头部，每日 2 ~ 3 次，药液每日 1 换。

功用：清热解毒，燥湿止痒。

［处方 3］

组成：透骨草 120g，侧柏叶 120g，皂角 60g，白矾 10g。

用法：加水 1000 ~ 2000ml，煎汤去渣，温洗患处，隔 2 日 1 次。

功用：除湿，清热，活血。

［处方 4］六味苦参汤。

组成：苦参、白鲜皮、土茯苓、大黄、龙胆草、硫黄各 30g。

用法：上药加水 1500ml 煎至 600 ~ 1000ml，将药液倒入盆内，待温后外洗患处，每次洗 10 ~ 20 分钟。每日 1 剂，每日洗 2 ~ 3 次。同时加用内服中成药龙胆泻肝丸，每次 10g，每日服 2 次，白开水送服。

功用：清热解毒，燥湿止痒。

［处方 5］四黄龙胆汤。

组成：黄连须、黄芩、黄柏、大黄各 9g，龙胆草 6g，枯矾 12g。

用法：将上药加水 2000ml，煎沸 20 分钟，取汁液倒入盆内，洗头。每次 10 分钟，隔日洗 1 次，5 日为 1 个疗程。

功用：清热泻火，去油护发。

二、血虚风燥

1. 症状 头面等处干燥脱屑，抓破出血，甚至毛发脱落，舌淡少苔，脉细。

2. 处方

[处方1]

组成：何首乌、火麻仁、天花粉、白蒺藜各15g，当归、川芎各9g，威灵仙、石菖蒲、乌豆衣各12g，生地黄25g，生甘草6g。

用法：加水1000～2000ml，煎汤去渣，温洗头面部，每日2～3次，药液每日1换。

功用：养血，祛风，润燥。

[处方2] 艾雄洗方。

组成：陈艾叶、雄黄各50g，防风、花椒各30g。

用法：上药加水1500ml，煎沸15～30分钟，将药液倒入盆内，待温时洗患处。每日1～3次，每剂可用3次。

功用：解毒杀虫，祛风止痒。

[处方3]

组成：大麻子90g，秦椒30g，皂荚屑30g。

用法：上三药熟研，于米泔水中渍一夜，去滓。用木片搅百遍，温热后用以洗头。隔日1次，5日为1个疗程。

功用：润燥，去屑，止痒。

[处方4]

组成：蔓荆子60g，防风90g，桑寄生90g，秦艽30g，大麻仁30g，白芷120g。

用法：上六味药切细，加水2000ml，煎煮去滓。待温热后用以洗头。隔日1次，5日为1个疗程。

功用：祛风，润燥，止痒。

第十四节　花斑癣

花斑癣是发生于浅表的皮肤真菌病。其状为圆形如黄豆大或更大的斑疹，呈淡白色、淡红色或淡棕色，边界清楚，表面微微发亮，抓之有糠状细小鳞屑，重者皮疹融合成片。初无痛痒，久之微痒。皮损好发生于胸背部，也可累及颈、面、腋、腹、肩及上臂等处，一般以青壮年男性多见。病程慢性，常于夏季发作，冬季好转。该病又称"汗斑"、"夏日斑"、"紫白癜风"等。

【病因病机】

中医学认为，本病为风湿侵肤，与气血凝滞所致。紫白癜风乃一体二种，紫因血凝，白因气滞。

西医学认为，本病是由嗜脂酵母卵圆形或正圆形糠秕孢子菌引起的。这种菌是正常人皮肤上常见的腐物寄生菌。慢性感染、营养不良、过度出汗等，都可诱发本病。

【历史沿革】

1.《普济方》曰："夫紫癜风之状，皮肤皱起生紫点，搔之皮起而不痒痛是也。此由风邪夹湿客在腠理。营卫壅滞不得宣流。蕴瘀皮肤，致令色紫，故名紫癜风。白癜风之状，皮肤皱起生白斑点是也，由肺脏壅热，风邪乘之，风热相并传流营卫，壅滞肌肉久不消散，故成此也。肺有壅热，又风气外伤于肌肉，热与风交并，邪毒之气流伏于腠理，与卫气相搏不能消散，令皮肤皱起生白斑点，故名白癜风也。"

2.《外科大成》曰："癜风，俗名汗斑也。紫因血滞，白因气滞，皆由热体被风湿所侵，留于腠理，搔之起皮而不痛，此从外来，治宜汗之。"

【现代研究】

花斑癣是由马拉色菌侵犯皮肤角质层引起的一种慢性、无症状的浅部真菌病。花斑癣发病被认为是多种因素综合作用的结果，内源性因素主要包括遗传易感性、皮脂腺分泌过剩、多汗及先天性或后天性免疫抑制等，外源性因素主要有环境湿度及空气中二氧化碳水平等。普遍认为在这些因素的作用下，马拉色菌由孢子相转变成菌丝相，侵入皮肤角质层，引起疾病。

近年研究显示，本病的发生需有促发因素的影响，包括机体内、外多种因素，使腐生性的酵母型马拉色菌转变为致病性菌丝，家族易感性机体免疫功能状态、慢性感染、营养不良及外界环境因素（高温、湿度大）可能与皮肤花斑癣发病密切相关，其中遗传因素是原因之一。

【辨证论治】

一、风湿虫邪，侵袭肌肤

1. 症状 损害为灰黄色或是棕褐色甚至灰黑色的斑疹，上覆细鳞屑，好发于多汗区，夏发冬轻，舌质红，苔白腻，脉滑。

2. 处方

［处方1］

组成：五倍子、土槿皮各30g。

用法：上药加水1000ml煎煮，外洗患处。每日1次，7日为1个疗程。

功用：除湿杀虫，祛风止痒。

［处方2］汗斑洗搽方。

组成：①外洗方：花椒、银花、连翘、白鲜皮、苦参、羌活、赤芍、牛蒡子、赤苓、生地、百部、胡麻仁各9g，焦山栀、蒺藜、地肤子、蝉蜕各6g，白芷、白矾各15g，首乌12g，甘草、细辛各3g，老蒜杆1枚。②外搽方：雄黄、蛇床子各12g，硫黄、轻粉各9g，密陀僧6g。

用法：①方加水1500~2500ml煎煮10分钟，待温时反复擦洗患处，洗后再取外擦方（先共研细末，用桐油或香油调和成膏状，贮存备用）涂擦患处。每日早晚各涂擦1次，涂药后2~3小时再将涂药洗去。

功用：祛风除湿，活血凉血。

二、湿热浸渍，虫淫袭肤

1. 症状 起初出现淡红色、淡褐色或黑褐色斑点，逐渐扩大，形成圆形或不规则的斑片，多散在分布，部分融合成片，边界清楚，上覆细鳞屑。好发于颈、胸、背、四肢近端。重者有轻度痒感，出汗时明显，夏发冬轻，舌质红，苔黄腻，脉滑。

2. 处方

［处方1］

组成：紫草、苦参、大黄、黄柏、荆芥、藿香各30g。

用法：上药加水煎煮，外洗皮疹。每日1次，7日为1个疗程。

功用：清热除湿，杀虫止痒。

［处方2］

组成：①苦参、百部、生地各15g，白附子9g，加水500ml煎煮5~10分钟，将药液倒入盆内，待温后外洗患处，反复擦洗，每次10~15分钟。②蜜陀僧、雄黄、硫黄各50g，轻粉20g，冰片10g，共研细末，以冰片不见星为度，贮瓶备用，勿泄气。①方洗后，夏天用茄子切片蘸药粉擦患处，每次10分钟，擦至皮肤潮红为度。若秋天可用萝卜切片蘸药粉擦患处。

功用：清热燥湿，凉血祛风，解毒杀虫。

第十五节　疥　疮

疥疮是由疥虫引起的接触性传染性皮肤病。临床特点是有接触传染史，皮损为针头大小微红的丘疹、水疱和隧道。多发的部位是指缝及其两侧，其次为手腕曲面、肘窝、腋下、下腹部、脐周、阴部股内上侧等处。一般不发头面部。可发生于任何年龄，传染性极强，蔓延迅速，常为集体流行。属于中医学"虫疥"、"疥疮"、"癞疥"、"湿疥"、"脓疥"。

【病因病机】

中医学认为，本病是由于外受虫毒侵袭，温热内蕴，郁于皮肤所致。

西医学认为，本病是由人型疥虫通过密切接触而传染。其传染性很强，在一家人或集体宿舍中可互相传播。或使用患者用过而未消毒的衣服、被席、用具等，由疥虫传染而得，或由疥虫寄生的动物传染所致。

【历史沿革】

1. 《诸病源候论》曰："疮里有细虫，甚难见。""疥者，有数种……有干疥，有湿疥。多生手足，乃至遍体……干疥者，但痒，搔之皮起作干痂。湿疥者，小疮皮薄，常有汁出，并皆有虫。"

2. 《证治准绳·疡医》曰："疥疮属脾经湿毒积热，或肝经血热风热，或肾经阴虚发热。"

【现代研究】

张晓军等用中药内服外洗治疗疥疮。内服方以清热除湿，杀虫止痒为主：川椒 6 ~ 10g，蛇床子 10 ~ 15g，雷丸（冲服）3 ~ 6g，地肤子 10 ~ 15g，蝉衣 5 ~ 10g，白蒺藜 10 ~ 15g，生牡蛎 15 ~ 30g，土茯苓 15 ~ 30g，丹皮 10 ~ 15g，地骨皮 15 ~ 30g，苦参 6 ~ 10g，枳壳 10 ~ 15g，木通

3～6g，生甘草 3～6g。局部渗液较多加滑石、龙胆草；局部干燥加玄参、麦冬；局部感染加蒲公英；形成结节加浙贝母、皂刺。每日 1 剂，水煎 300～400ml，早晚分服，7日为 1 个疗程。外洗方：以杀虫止痒，清热燥湿为主：土大黄 30g，生百部 30g，川椒 15g，蛇床子 15g，苦参 30g，川草乌各 10g，冰片 3g。每日 1 剂，前七味水浸半小时煮取药汁 1000ml 加入冰片擦洗患处，每日 2 次，7 日为 1 个疗程服。结果：本组 45 例，治愈 39 例，显效 4 例，有效 2例，治愈率 86.67%。

【辨证论治】

虫毒侵袭，温热内蕴

1. 症状 自觉瘙痒，遇热或夜间尤甚，皮损多为针头大小微红的丘疹，可形成水疱和少数隧道及结节，丘疹约小米粒大，多见于指缝、腕部等处，伴有口渴，舌质淡，苔白，脉浮数。

2. 处方

［处方 1］苦参汤。

组成：苦参 60g，蛇床子、白芷、银花、野菊花、黄柏、地肤子、大麻子各 30g。

用法：上药加水 2500ml，煎沸 10 分钟，将药液倒入盆内，待温时，加入猪胆汁（4～5 枚猪胆的汁）浸洗患处，每日 1 剂，每日洗 2～3 次，每次洗 20～30 分钟。

功用：疏风清热，解毒杀虫。

［处方 2］

组成：花椒 9g，地肤子 30g。

用法：上药加水适量，煮沸，取汤趁热先熏后洗。每日1 剂，每日洗 2 次，每次 10～15 分钟，3～5 日为 1 个疗程。

功用：祛风除湿，杀虫止痒。

［处方3］灭疥熏洗方。

组成：硫黄50g，生百部30g，苦参15g，雄黄、川椒、月石各9g。

用法：上药加水2000ml，煎沸5～10分钟，将药液倒入盆内，趁热先熏后洗患处，每次30分钟。每日早晚各1次，每剂药可连用2～3日。洗后，另取1剂研极细末，取上药汁调匀成软膏状（或用麻油调涂），涂搽患处。

功用：解毒杀虫，祛湿止痒。

［处方4］苦参苍百汤。

组成：苦参、苍术、百部、千里光、蛇床子各60g，木槿皮30g。

用法：上药加水3000ml，煎至2500ml，将药液倒入盆内，待温时浸洗患处，反复淋洗，每次洗20～30分钟。每日1剂，每日洗2～3次。

功用：清热燥湿，祛风止痒。

［处方5］

组成：苦参250g，猪胆4～5枚。

用法：上药加水煎至1500ml，将药液倒入盆内，待温时浸洗患处，反复淋洗，每日1次，可洗3～5次。

功用：清热燥湿，杀虫止痒。

［处方6］

组成：鲜石菖蒲（全草）150～200g。

用法：将石菖蒲洗干净，然后加2000ml水煎煮，将药液倒入盆内，待温时外洗患处，反复淋洗，每日1次，连用2～3日可愈。

功用：杀虫止痒。

第十六节　寻常疣

寻常疣是由人类乳头瘤病毒引起的一种慢性病毒性皮肤病。中医称为"千日疮"、"疣目"、"刺瘊"等。为小若粟米，大如黄豆，表面污灰、粗糙、质硬的皮肤赘生物，多单发或多发在青少年的手足和甲缘。若如丝、如指，好发在中年女性的眼睑、颈及头皮的特殊类型称为丝状疣或指状疣。寻常疣一般无自觉症状，少数有压痛，遇摩擦或撞击时易出血。本病病程缓慢，部分患者可在 2 年左右自行脱落。

【病因病机】

早在《灵枢·经脉》中就有"虚则生疣"之说，与"邪之所凑，其气必虚"之说相呼应，指出疣的病因与外邪有关，由风邪搏击于肌肤引起气血凝滞，筋脉失养而致；或因血虚，肝失所养，气血凝滞，筋气外发而成。如《薛氏医案》曰："疣属肝胆少阳经，风热血燥，或怒动肝火，或肝客淫气所致。"也可因皮肤外伤，感受毒邪或已患此病，因搔抓自身传播而出现新的疣体。

【历史沿革】

1. 《诸病源候论·疣目候》曰："疣目者，人手足边忽生如豆，或如结筋，或五个或十个，相连肌理，粗强于肉，谓之疣目。"

2. 《外科启玄》冠以"千日疮"、"疣疮"、"瘊子"等名，并指出"生千日自落"的病程。

3. 《外科正宗·枯筋箭》描述："初起如赤豆大，枯点微高，攒出筋头，蓬松枯槁。"

【现代研究】

1. 齐氏将点燃的艾条对准每个疣体进行烟熏，要求局部温度在 45℃ 左右，每次熏 20 分钟，每日 1 次，治愈率高，无复发。

2. 盛氏用点燃的艾条距离手足寻常疣体约半寸，熏灸患处，每日 1～2 次。本法方便、价廉。

【辨证论治】

一、毒邪瘀聚

1. 症状　数目较多且疣体较大，表面粗糙污灰，质地坚硬。

2. 处方

[处方 1]

组成：香附、木贼、大青叶、板蓝根各 30g。

用法：熏洗法。以上诸药加水 500ml，煎沸 3～5 分钟。先熏后洗患处。每晚 1 次，每次 20 分钟。每剂药可用 3 日，用时加温。9 日为 1 个疗程。

功用：清热解毒，活血软坚。

[处方 2]

组成：板蓝根 60g，山豆根 60g。

用法：熏洗法。以上诸药加水 3000ml，煎沸 10 分钟，待温（约 40℃）后浸泡患处 30 分钟，每日 1 次，每剂用 2～3 次，再用时将药液加温。

功用：清热解毒，活血软坚。

[处方 3] 去疣汤。

组成：大青叶、薏苡仁、牡蛎各 30g，败酱草、夏枯草各 15g，赤芍 10g。

用法：熏洗法。将上药加水 1000ml，煎煮 20 分钟。倾出药汁，药渣再加水 1000ml，煎煮 2 次，合并煎汁，再浓煎至 200ml。趁热熏洗患处，每日 2 次，每次 20 分钟，每剂用 1 日。

功用：清热解毒，软坚散疣。

[处方 4]

组成：板蓝根、大青叶、大黄、白鲜皮、明矾各 30g，蛇床子、地肤子、川椒各 15g。

用法：以上诸药加水煎至 1500~2000ml，去渣取汁。待药液温度降至 38℃~42℃时。坐浴盆中，用消毒纱布或药棉蘸药液擦洗患部，每次 30 分钟，每剂药早晚各用 1 次。

功用：清热解毒，软坚散疣。

二、气滞血瘀

1. 症状 数目较多，皮肤颜色污黄或有白刺。

2. 处方

[处方 1] 热浸脱疣汤。

组成：木贼草、丹参、薏苡仁、板蓝根各 30g，香附、川芎各 20g，红花 12g，紫草 15g。

用法：熏洗法。水煎用热药液浸洗手足，每日 2 次，每次 20~30 分钟。

功用：养血活血，行气解毒。

[处方 2]

组成：马齿苋 60g，板蓝根 30g，木贼 15g，穿山甲、当归、赤芍、桃仁、红花各 10g。

用法：熏洗法。上药加水 1000ml 煎成 500ml，趁热浸洗患部，温度以可耐受、不烫为度，每日 1 次，每次至少 30 分钟，10 次为 1 个疗程，可用 3 个疗程。

功用：养血活血，行气解毒。

[处方 3] 洗疣方。

组成：香附 50g，木贼草 50g。

用法：熏洗法。上药加水 1000ml 煎煮取液，趁热洗患处约半小时左右，每日 1~2 次，15 次为 1 个疗程。

功用：养血活血，行气解毒。

第十四章　小儿寄生虫病

第一节　蛲虫病

蛲虫病是蛲虫寄生于人体肠道而引起的寄生虫病,《圣济总录·蛲虫》描述其主要症状为:"蛲虫咬人,下部痒。"因此,本病以肛周及会阴部瘙痒为特征。好发于 3~7 岁集体机构中的儿童,流行性广,无季节性。蛲虫成虫寿命一般为 20~30 天,如无重复感染,可以自愈。《诸病源候论·九虫病诸候》首次提出蛲虫的病名,沿用至今,西医学亦称之为蛲虫病。

【病因病机】

中医学认为,蛲虫寄生肠内造成脾胃受损,运化失司,生湿蕴热,湿热下注,致肛门瘙痒,甚则糜烂;湿热上扰,则烦躁,夜眠不安,磨牙;虫踞日久,吸取精微,损伤脾胃,耗伤气血,则面黄肌瘦,神疲倦怠,食欲不振。

西医学认为,本病是由于吞食有感染性的蛲虫卵所致。其发病途径可以是吸吮被感染的手指,也可以是通过被虫卵污染的衣裤、被褥、玩具、尘埃等直接或间接进入消化道引起感染。

【历史沿革】

1.《太平圣惠方·治肛门有虫恒痒诸方》曰:"夫肛门有虫者,由胃弱肠虚,而蛲虫下乘之也。肛门为大肠之候，蛲虫者，九虫内之一虫也……死蛇（一条如指粗者）上掘地作坑，置蛇于中烧之，取有孔板覆坑上，坐熏之，其虫尽出。"

2.《证治准绳·杂病》曰："九曰蛲虫，至细微，形如菜虫状。伏虫则群虫之主也……常以白筵草沐浴佳，根叶皆可用，既是香草，且是虫所畏也。"

【现代研究】

沈氏根据蛲虫于夜间爬到肛外产卵活动的特点，从1995～1997年先后用杀虫中药配方，对小儿蛲虫病进行夜间肛门熏洗，治疗5例，收效甚佳。方选苦楝根皮、鹤虱、生百部、蛇床子、白头翁根、雄黄抑菌杀虫，止痒消肿；野菊花清热解毒，抗感染；甘草调和诸药，减少其他药物对肛门、直肠的刺激。此法取材方便，操作简单，疗效可靠，便于患儿接受，避免了西药带来的胃肠道不良反应。

【辨证论治】

一、实证

1. 症状 肛门、会阴部瘙痒，因搔抓可引起局部破溃糜烂，夜间尤甚，烦躁，夜眠不安，或遗尿、尿频，或女孩前阴瘙痒，分泌物增多，舌质红，苔薄黄或厚腻。

2. 处方

[处方1]

组成：苦楝根皮 30g，鹤虱 20g，生百部 20g，蛇床子 20g，白头翁根 10g，雄黄 2 分，野菊花 20g，生甘草 10g。

用法：熏洗法。上药加水 2000ml，用铝锅水煎 20 分钟，过滤去渣，装入洁净容器，清洁肛门后，以适宜温度每晚睡前坐熏 15 分钟，然后用已降温的药液洗涤肛门，治愈为度。

功用：清热解毒，杀虫止痒。

［处方 2］二妙散。

组成：黄柏、苍术各 15g。

用法：同上。

功用：清热燥湿，杀虫止痒。

［处方 3］

组成：苍术 9g，黄柏 10g，龙胆草 15g，黄连 10g，百部 20g，苦参 10g，地肤子 15g。

用法：同上。

功用：清热燥湿，杀虫止痒。

［处方 4］燥湿杀虫袋。

组成：雄黄 5g，枯矾 7.5g，黄柏 10g，苦参 10g。

用法：熏法。上药研末，装于 10cm × 15cm 的纱布袋内，将药袋缝于内裤的裤裆正中，使之正好贴于前后二阴，2 日换 1 次，治愈为度。

功用：清热燥湿，杀虫止痒。此法适用于伴有尿路感染的患儿。

二、虚证

1. 症状 在实证的基础上，伴见面黄肌瘦，神疲倦怠，食欲不振等，舌质淡，苔白，脉无力。

2. 处方

组成：可用以上熏洗方，加服参苓白术散、四君子汤之类。

第二节 蛔虫病

蛔虫病是寄生于小肠内引起的肠道寄生虫病，是小儿最常见的寄生虫病之一。以肚脐周围疼痛时作时止，大便下虫，或粪便镜检有蛔虫卵为特征。此病在我国十分常见，感染率为 50% ~ 60%，农村高于城市，儿童高于成人。7 ~ 8 月份为易感期。古代中医学把此病称为"蛕虫"、"长虫"等。

【病因病机】

中医学认为，本病是由蛔虫内阻，气机逆乱，脾胃纳运功能失司，导致纳呆、呕恶、流涎、脐周围疼痛时作时止。重者可表现为面黄肌瘦，精神疲乏。脾胃不和，内生湿热，熏蒸于上则见磨牙、鼻痒、面部白斑、白睛蓝斑；更为甚者，蛔虫上窜入膈，钻入胆道发生蛔厥等。

西医学认为，本病是由于吞食具有感染性的蛔虫卵所致。其发病途径可以是吸吮被感染的手指，也可以通过被虫卵污染的衣裤、被褥、玩具、尘埃等直接或间接进入消化道引起感染。

【历史沿革】

1.《证治准绳·幼科》曰："桃柳汤，服诸药后用此法助之。桃枝（二两）、柳枝（二两），上件并锉碎，以水两大碗，煎数沸，通手浴儿，甚佳。浴儿毕，用一青衣服盖之，疳虫自出，为验。"

2.《本草纲目》曰："蛔虫上行，出于口鼻，乌梅煎汤频饮，并含之，即安。"

【辨证论治】

一、虫踞肠腑

1. 症状 脐周围疼痛时作时止，按之无明显压痛，或扪及条索感，常伴见饮食不振，恶心呕吐，嗜异，磨牙，大便不调或大便下虫等表现。

2. 处方 驱蛔饮。

组成：乌梅、槟榔、山楂各 6g，木香、川椒各 2g，干姜、黄连各 1.5g。

用法：熏洗法。上药加水 500ml，煮数沸，将药液倒入小盆中，趁热熏洗患儿脐部（先熏后洗），后用毛巾浸透，稍拧干热敷脐部，每次熏洗敷 30 分钟。每日 1 次，每剂用 2 次。

功用：驱蛔止痛。

二、蛔厥

1. 症状　在原有蛔虫证候的基础上，患儿突然出现右上腹剧烈的阵发性疼痛，疼痛时弯腰屈背，辗转反侧，大汗淋漓，有时吐出蛔虫，疼痛可自行缓解或反复发作，苔薄白转黄腻，脉数。

2. 处方　槟君苦楝汤。

组成：槟榔 25g，使君子 10g，枳壳、苦楝根皮各 7.5g，木香 3g，乌梅 5g。

用法：熏洗法。上药加水 1000ml，煮沸 5～10 分钟，将上药倒入盆中，趁热熏洗痛处，待温时，用毛巾蘸药液擦洗患处，每次熏洗 15～30 分钟。每日 1 次，每剂用 2 次。

功用：驱虫安蛔，行气止痛。

小儿药浴疗法

第十五章　小儿五官疾病

第一节　睑缘炎

睑缘炎是睑缘部的急性或慢性炎症，可因细菌、脂溢性皮肤炎或局部的过敏反应引起，且常合并存在。以睑缘充血肿胀或肥厚，分泌增多或糜烂或鳞屑为特征。根据临床的不同特点分为三类：鳞屑性睑缘炎、溃疡性睑缘炎、眦角性睑缘炎。

本病中医学称之为"睑弦赤烂"。俗称"烂弦风"、"烂眼边"。其发生于新生儿者，则名"胎风赤烂"，其赤烂限于眦部者，又称"眦帏赤烂"。凡近视、远视或营养不良，睡眠不足，以及卫生习惯不良者，易罹患本病。

【病因病机】

《银海精微》谓："脾土蕴积湿热，脾土衰不能化湿，故湿热之气相攻，传发于胞睑之间……以致眼弦赤烂。"认为本病系湿热相攻所致。风胜则痒，湿胜则烂，热胜则赤，而两眦血轮内应于心，可见本病多由脾胃蕴热夹湿，复感风邪，风湿热合邪，结于睑缘；或外感风邪，心火内盛，风火上炎，灼伤睑眦而成。

【历史沿革】

1.《古今医统大全》曰："洗烂弦风赤眼方，其效如神。此药人家不可少，无目病则以施人，价廉工省，济人

236

甚大。五倍子、黄连（去毛净）、荆芥穗、防风各二两，苦参四钱，铜绿五分，上为细末，外以薄荷煎汤丸，弹子大。临时用以热水化开洗眼，日三次，立愈神效。"

2.《张氏医通》曰："赤胜烂者多火，乃劳心忧郁忿悸，无形之火所伤。烂胜赤者湿多，乃恣燥嗜酒，风热熏蒸，有形之湿所伤。病属心络，甚则火盛水不清，而生疮于边也。洗肝散加麻黄、蒺藜、川连，并用赤芍、防风、五倍子、川连煎汤，入盐、轻粉少许洗之。"

【现代研究】

1. 罗氏采用中药外洗治疗睑缘炎 110 例，其中溃疡性睑缘炎 60 例，鳞屑性睑缘炎 22 例，眦部睑缘炎 28 例。中药组方：野菊花 20g，艾叶 20g，苦参 20g，蛇床子 20g，将此药煎水 3 次，三煎混合液洗眼，每日 3 次。结果：病程短者 3 天显效，5 天治愈，病程长者 10 天显效，20 天治愈，平均疗程 12.5 天，以上病例均在 10 天内显效。

2. 郗氏自拟三黄解毒汤外洗治疗睑缘炎 52 例。方药组成：黄柏 30g，黄连 30g，黄芩 30g，苦参 20g，蝉蜕 15g，白鲜皮 15g，地肤子 10g，蛇床子 10g，白蒺藜 10g，冰片（另包）6g，每剂加水 600ml，文火煎 20 分钟，过滤取汁约 200ml，加入冰片末，清洗患眼 10～15 分钟，每日 2 次，10 次为 1 个疗程。结果：52 例中痊愈 45 例，占 80.5%；好转 5 例，占 9.6%；无效 8 例，占 3.8%，总有效率为 96.1%，随访 1 年，复发 1 例。

【辨证论治】

一、风热偏重

1. 症状 睑缘潮红干燥，睫毛根部有糠皮样脱屑，自觉灼热刺痒，干涩不适，或舌红，苔薄白，脉浮。

2. 处方

[处方1] 龙胆汤。

组成：龙胆草、滑石各 15g，甘草 5g，防风、细辛、川芎各 10g。

用法：上药加水 500ml，煮沸 15 分钟后去渣，待温外洗患部，每日洗 2 ~ 3 次，每剂用 1 日。

功用：祛风，清热，燥湿。

[处方2] 消炎明目汤。

组成：菊花 15g，蒲公英、银花各 30g，蝉蜕 10g。

用法：将上药用温水浸泡 30 分钟，急火煎沸 3 ~ 5 分钟，不去药渣，即用药液蒸气熏眼（避免烫伤）。待药液温凉时，用干净纱布或棉球浸湿洗眼，每次熏洗 30 分钟，每日洗 3 次，每剂洗 2 日，10 日为 1 个疗程。

功用：清热解毒，祛风明目。

[处方3] 三黄解毒汤。

组成：黄柏 30g，黄连 30g，黄芩 30g，苦参 20g，蝉蜕 15g，白鲜皮 15g，地肤子 10g，蛇床子 10g，白蒺藜 10g，冰片（另包）6g。

用法：熏洗法。上药加水 600ml，文火煎 20 分钟，过滤取汁约 200ml，加入冰片末，清洗患眼 10 ~ 15 分钟，每日 2 次，10 次为 1 个疗程。

功用：清热解毒，祛风明目。

二、湿热偏重

1. 症状 睑弦红赤溃烂痛痒并作，眵泪胶黏，睫毛成束，或倒睫，睫毛脱落，舌红，苔黄腻，脉数。

2. 处方

[处方1] 苦参汤。

组成：苦参 12g，五倍子、黄连、防风、荆芥穗、薏苡仁各 9g，漳丹 2.1g。

小儿药浴疗法

用法：上药加清水 600ml，煎沸 5 分钟，用纱布过滤，将药液倒入大碗内，待温时，用药棉蘸药水洗患眼 15 分钟。每日洗 3 次，每剂可连洗 3 日。

功用：清热渗湿，化腐生肌。

［处方 2］苦黄汤。

组成：苦参 20g，川黄连 6g，川黄柏 10g。

用法：上药加清水 500ml，煎沸 5 分钟，过滤取汁倒入碗内，待温时用棉球蘸药水洗涤眼睑患处，每日洗 3 次，每剂可用 2 日。

功用：清热，泻火，除湿。

［处方 3］野菊艾叶汤。

组成：野菊花、艾叶、苦参、蛇床子各 20g。

用法：将上药水煎 3 次，每次加水 500ml，然后将 3 次煎液混在一起，再分成 3 次洗眼，每次 1 剂，早中晚各洗 1 次，水温以冷却为宜。3～5 日为 1 个疗程。

功用：清热解毒，燥湿杀虫。

三、心火上炎

1. 症状 两眦部睑弦红赤糜烂，灼热刺痒，甚至眦部睑弦破裂出血，舌红，苔黄，脉数。

2. 处方

组成：黄连适量。

用法：上药加水浓煎，放温后洗眼，每日 3～4 次，直至痊愈。

功用：清心泻火。

第二节　结膜炎

结膜炎是眼科常见病、多发病，可由细菌、病毒、衣原体、真菌感染所致，亦可由变态反应引起。结膜充血和有分泌物是各种结膜炎的共同特点和基本变化，其常见症状有：异物感、灼热感、流泪及痒感，一般视力不受影响，但是当其炎症波及角膜或引起并发症时，可导致视力的损害。本病多在夏秋季节流行，特别是一些沿海城市，由于天气湿热，利于细菌繁殖，很多人会患急性结膜炎，其起病急骤，来势凶猛，无论男女老少，一旦被感染上，几个小时内就可发病。本病可在一定范围内暴发流行，影响健康。

中医称本病为"天行赤眼"。由于本病发作时双眼畏光、流泪、刺痛和有稀薄的分泌物，同时眼睑肿胀，眼结膜因扩张的血管和出血使之成为红色，老百姓常称为"红眼病"。

【病因病机】

本病可因风热或疠气外侵，客于肺经，上攻白睛所致；或由肺经燥热，阴虚火旺上炎白睛所致；亦可是脾肺湿热兼风邪所致。

【历史沿革】

1. 《银海精微》曰："治眼中有黑花，陈皮、秦艽、防风、细辛各一两，黄连、木香各五钱，上为末，水一盏浸一宿去渣，入龙脑一钱，蜜四两浸，火熬成膏点之，不用蜜，煎汤熏亦可。"

2. 《秘传眼科龙木论》曰："天行后赤眼外障，洗眼汤，秦皮、甘草、细辛、黄芩各一两，防风一两半，上捣罗为末，以水一盏，散三钱，煎至一盏半，热洗，一日两度用之。"

【现代研究】

1. 《儿科疾病外治法》一书中讲述了结膜炎的病因病理、临床表现、中药外治方法等，记载了洗肝散、消赤汤、祛风止痒汤等有效熏洗方治疗结膜炎。

2. 《熏洗疗法治百病》一书中记载了红眼洗方、三花汤、竹叶汤、桑菊熏洗剂等方，采用熏洗疗法治疗结膜炎。

【辨证论治】

一、风热外袭

1. 症状 起病突然，眼睑红肿，白睛红赤，眵多黄稠，或有发热恶寒，头痛流涕。

2. 处方 桑菊熏洗剂。

组成：桑叶30g，野菊花、银花各10g。

用法：熏洗法。上药加水500ml，浸泡10分钟，文火煎开15分钟。将药液倒入大碗内，先用热气熏眼10分钟，再反复洗患眼5分钟（药凉为止）。每日熏洗3次。

功用：祛风清热。

二、邪毒壅盛

1. 症状 症同前述，伴目热灼痛，咽喉肿痛，恶寒发热。

2. 处方 三花汤。

组成：银花15g，蒲公英24g，红花、薄荷、蝉蜕各9g，连翘、白蒺藜、菊花、赤芍各12g，酒军3g，荆芥、防风各10g。

用法：内服外熏法。上药加清水1000ml，煎沸5分钟，取药汁300ml，分2次内服，将所剩药液倒入大碗内，用毛巾将碗围住，嘱患者睁目俯碗上，趁热熏目、洗目，每次

15～30 分钟。每日 1 剂，每日熏洗 3 次。

功用：清热解毒，活血化瘀，消肿止痛。

三、肝胆火炽

1. 症状 白睛红赤，有眵或无眵，羞明目痛，急躁易怒，口苦便秘，舌红，脉弦数。

2. 处方 清肝明目汤。

组成：柴胡、生地黄、车前子各 15g，栀子、菊花、决明子各 12g，黄连 8g，蝉蜕 10g，甘草 6g。

用法：洗眼法。取本药液煎剂的过滤液洗眼，或用药液浸湿的纱布敷眼 20～30 分钟。同时交替使用病毒灵眼液和氯霉素眼液。

功用：清肝泄热明目。

四、湿热蕴结

1. 症状 眼痒难忍，灼热微痛，羞明流泪，沙涩不爽，舌红，苔黄腻，脉濡数。

2. 处方 竹叶汤。

组成：淡竹叶 3 握，黄连 30g，古铜钱 14 枚，大枣（去核）10 枚，栀仁 15g，车前草（切细）100g，秦皮 30g。

用法：熏洗法。上药共研粗末，加清水 3000ml，煎至 1500ml，将药液倒入小盆内，微热洗目（患眼），反复洗之，每次洗 30 分钟，冷则重暖，每日 2 次。

功用：清热除湿。

242

第三节 沙眼

沙眼是由沙眼衣原体感染引起的一种慢性传染性眼病。因病变的结膜面有细胞浸润、乳头增生和滤泡形成而变粗糙，其外观形似沙粒，故称沙眼，是致盲的主要眼病之一。本病一般呈慢性，病程长，易伴发急性结膜炎和角膜溃疡，常侵犯双眼，多发生于儿童。其病变为慢性结膜炎症，急性者少见，轻者数月可愈，反复感染的重症患者病程缠绵数年或十数年。目前全世界有3亿~5亿人患此病。本病中医学称"椒疮"。

本病在《肘后备急方》称为"目中风肿"，《诸病源候论》称为"目风赤候"、"脂目候"，并对其症状进行了描述。《千金方》称本病为"睑生风粒"。《龙树眼论》中有"眼睑皮里生赤肉如鸡冠"的记载。《证治准绳》名之为"椒疮"，此后医籍多沿用此名。

【病因病机】

本病多内因脾胃积热，外感风热邪毒，内热与外邪相结，聚于胞睑肌腠，使脉络受阻，导致气血失和而致。

【历史沿革】

1. 《证治准绳·杂病》曰"椒疮证，生于睥内，累累如疮，红而坚者是也。有则沙涩，开张不便，多泪而痛，今人皆呼为粟疮误矣……大概用平熨之法。退而复来者，乃内有瘀滞，方可量病渐导。若初治便用开导者，得效最速，切莫过治。"

2. 《张氏医通》曰："目痛，切不可镰洗，亦不可用补，先宜酒煎散发散，次与大黄当归散疏通血气，洗以黄连、当归、赤芍滚汤泡，乘热熏洗，冷即再温，日三五次……泛浮椒疮，或粟疮者，皆用导之。导后服宣明丸。"

【现代研究】

1. 《儿科疾病外治法》一书中讲述了沙眼的病因病理、

临床表现、中药外治方法等，记载了洗浴法治疗沙眼的五个有效处方。

2.《熏洗疗法治百病》一书中记载了白矾龙胆汤、二明煎、二矾煎等方，采用熏洗疗法治疗沙眼。

【辨证论治】

一、风热客睑

1. 症状 患眼痒涩不适，羞明流泪，睑内微红，有少量颗粒（乳头、滤泡），舌尖红，苔薄黄，脉浮数。

2. 处方

[处方1]

组成：冬桑叶10g，白菊花10g，杏仁15g，连翘15g，桔梗10g，薄荷6g，生甘草6g，鲜芦根30g。

用法：水煎汤。取煎汤先熏后洗患眼，每天3次。

功用：疏风清热。

[处方2]

组成：六月雪100g，夏枯草60g。

用法：上药加水同煎，过滤去渣，取药液洗眼。每日2~3次。

功用：祛风消肿，清热解毒。

二、脾胃热盛

1. 症状 患眼涩痒且痛，眵泪胶黏，睑内红赤，颗粒较多，舌红，苔黄腻，脉濡数。

2. 处方

组成：秦皮、防风、黄芩、黄连、菊花、薄荷各10g，西月石1g。

用法：上药加水煮沸后，用药气熏眼15~20分钟，每日2次。

功用：清脾泄热，佐以祛风。

三、血热壅盛

1. 症状 眼睑厚硬，睑内颗粒累累，疙瘩不平，红赤显著，眼睑重坠难开，眼内刺痛灼热，沙涩羞明，生眵流泪，黑睛赤膜下垂，舌红，苔薄黄，脉数。

2. 处方 二矾煎。

组成：明矾、胆矾、黄连各3g，木贼6g。

用法：上药水煎熏洗，每晚1次。再用时加热，可用1周。

功用：清热解毒，凉血散瘀。

第四节　夜盲症

夜盲症俗称"雀蒙眼"，又常称为"鸡宿眼"、"鸡盲眼"。本病是由于维生素A缺乏引起的，因患者在夜间或光线昏暗的环境下视物不清，行动困难，故称为夜盲症。婴儿会因看不见东西用手擦眼或哭闹。本病中医称"高风内障"。《诸病源候论》谓："有人昼而睛明，至暝则不见物，世谓之雀目。"因夜盲多见于小儿，故《银海精微》另立"小儿雀盲"之名。本病西医学称"视网膜色素变性"。据估计目前全世界已有本病患者150万人，是眼底病致盲的重要原因之一。

【病因病机】

中医学认为，本病多因久病虚羸，气血不足；或脾胃虚弱，运化失司，导致肝虚血损或肾阴不足，精气不能上承于目。

西医学认为，造成夜盲的根本原因是视网膜杆状细胞缺乏合成视紫红质的原料或杆状细胞本身的病变。约1/3

为散发病例。

【历史沿革】

1. 《证治准绳·杂病》曰："雀目，俗称也，亦曰鸡盲，本科曰高风内障，至晚不明至晓复明也……苍术四两，米泔浸一宿，切作片，焙干为末，每服三钱。猪肝二两，批开，掺药在内，用麻线缚定，粟米一合，水一碗，砂锅内煮熟熏眼，候温，临卧服大效。"

2. 《审视瑶函》曰："治小儿，每至夜不见物，名曰雀目。夜明砂、井泉石、谷精草、蛤粉，等分为末，煎黄蜡为丸，如鸡头大。三岁一丸，猪肝一片切开，置药于内，麻皮扎定砂罐内煮熟，先熏眼，后食之。"

【辨证论治】

肝虚血少

1. 症状 神光细弱，头晕目眩，身体瘦弱，面色晦暗，毛发不泽，肢体麻木，舌质淡，苔白，脉弱。

2. 处方

组成：蜂蜡、蛤粉、猪肝各适量。

用法：蜂蜡溶化取过滤液，加入蛤粉拌匀。每次用时刀切下6g，将猪肝30g切开，把药掺和在猪肝内，绳扎固定，用水1碗，一起加入药罐中煮熟，取出趁热熏眼，温凉后食之，每日2次。

功用：养血，补肝明目。

第五节 眼 痒

眼痒即目痒症，指不伴黑睛生翳，白睛无红赤，或虽红赤而痛，但以眼部发痒为主要症状的眼病。临床表现为眼痒难忍，痒极钻心，或痒如虫爬，需不时以手搓揉，以减轻眼痒症状，但有时愈揉愈痒。此症常发生在内眦部，古代有"眼痒极难忍"、"痒如虫行"的记载，可见于今之沙眼、睑缘炎、春季卡他性结膜炎等病。

【病因病机】

本病多因风邪外袭，邪气流连于睑眦腠理之间；或饮食不节，嗜食辛辣，脾胃湿热蕴积，复感风邪，风邪湿热上壅于目，阻遏经络，气滞血瘀而酿成本病。也有因肝血亏少，血虚风动而作痒者。

【历史沿革】

1. 《证治准绳·类方》载杏仁龙胆草泡散，"治风上攻，燥赤痒。龙胆草、当归尾、黄连、滑石（另研取末）、杏仁（去皮尖）、赤芍药各一钱，以白沸汤泡，顿蘸洗，冷热任意，不拘时候。唯风痒者可用。"

2. 《审视瑶函》载广大重明汤，"治两目睑赤烂热肿痛，眼睑痒极，抓至破烂，眼楞生疮痂，目多眵痛，瘾涩难开。防风、川花椒、龙胆草、甘草、细辛各等分，上锉如麻豆许大，内甘草不锉，只作一梃。先以水一大碗半，煎龙胆草一味，至一半，再入余三味，煎至小半碗，去滓，用清汁带热洗，以重汤炖令极热。日用五七次，洗毕，合眼须臾，痒亦减矣。"

【现代研究】

1. 《眼科外用中药与临床》记述了目痒症的症状及病因病机，并记载了外治方药 17 首，其中洗眼方 6 首。

2. 《熏洗疗法治百病》一书中记载了蝉菊汤、止痒汤等方熏洗治疗眼痒症。

【辨证论治】

一、风邪侵袭

1. 症状 两眦及睑内作痒，春暖季节明显，视力正常，全身无其他不适，舌苔薄黄，脉浮数。

2. 处方

［处方1］蝉菊汤。

组成：蝉蜕10g，菊花6g。

用法：上药加水250ml，煎沸5分钟，过滤去渣取汁，备用。临用时，将药液倒入瓷杯内，待温用纱布蘸药水洗患眼。反复洗之，每日洗3次。

功用：祛风清热。

［处方2］止痒汤。

组成：蔓荆子5g，白菊花15g，荆芥、防风各5g，薄荷9g。

用法：上药加清水500ml，煎沸去渣取汁，备用。临用时，将药液倒入碗或杯内，趁热先熏后洗患眼。每日1剂，每日熏洗3次。

功用：疏风，散热，止痒。

二、湿热夹风

1. 症状 眼内奇痒难忍，眵泪胶黏，胞睑沉重，白睛黄浊，舌红，苔薄黄腻，脉滑数。

2. 处方

［处方1］

组成：白食盐12g，乌贼鱼骨（去甲，研细）4枚。

用法：上药加水1碗，煎数沸后，将药液倒碗内，待温洗目，每日早晚各1次。

功用：清热除湿，消炎止痒。

248

［处方2］

组成：防风、菊花、龙胆草、甘草、细辛等分。

用法：上药各等分，水煎熏洗患眼，每日1剂，每日熏洗3次。

功用：祛风清热，除湿止痒。

三、血虚生风

1. 症状　眼痒时作时止，局部未发现异常，形体不实，舌淡苔白，脉细。

2. 处方　杏仁龙胆草泡散。

组成：龙胆草、当归尾、黄连、滑石末、赤芍药、杏仁（去皮尖）各3g。

用法：上药以白开水浸泡，蘸洗，日洗数次，冷热均可。

功用：养血，息风，止痒。

第六节　角膜炎

角膜炎是角膜组织发生炎症的总称，以角膜混浊，角膜周围形成新生血管或睫状体充血，眼前房内纤维素样物沉着，角膜溃疡、穿孔、留有角膜斑翳为特征。角膜炎通常分为表层性、色素性、深层性及溃疡性四种，是主要致盲性眼病之一。在角膜病变中，角膜炎的发生率占第一位。角膜炎是一种严重的眼科疾病，病因有多种，外伤、其他眼部或全身感染性疾病都可能导致角膜感染，而引起角膜感染的病原体可以是细菌、霉菌或病毒，个别病例是由过敏反应引起。

本病属中医学"聚星障"、"凝脂翳"、"花翳白陷"、"银星独见"、"混睛障"、"枣花翳"和"风轮赤豆"等范畴。

【病因病机】

本病多因黑睛损伤，风热邪毒外侵，或肝胆火炽，上炎黑睛所致；亦可由湿热、虚火上犯风轮，致黑睛生翳溃烂。

【历史沿革】

1. 《一草亭目科全书》载："治一切患眼。用黄连末、薇仁去皮研，以上各等分，枣二枚，开头少许，去核，以药填满，仍将枣头合上裹，用银锅煎水一碗，至小半滤起，待冷洗眼立效。"

2. 《审视瑶函》载洗眼金丝膏，"治远年近月，翳膜遮睛，攀睛肉，昏暗泪多，瞻视不明，或风气攻注，睑生风粟，或连眶赤烂，怕日羞明，隐涩难开。黄连（去须）五钱，雄黄（研飞）二钱，麝香（另研）五分，赤芍药、朱砂（另研）、乳香（另研）、硼砂（另研）、当归尾各二钱五分，上为细末，后入另研药拌匀，再研，炼蜜为丸，如皂角子大。每用一丸，安净盏内，沸汤泡开，于无风处洗，药冷，闭目少时，候三两时辰，再煨热，根据前洗，一丸可洗三五次，勿犯铜铁器内洗，如暴赤眼肿者，不可洗也。"

【现代研究】

1. 李全智治疗本病以中药内服配以熏洗"使气血疏通以舒其毒"，"亦取瘀滞得通，毒气得解，腐肉得脱，疼痛得解。"

2. 李怀善采用石决明散加减内服并自拟中药熏洗方（蒲公英30g，菊花30g，大黄20g，荆芥20g）外用治疗病毒性角膜炎115例，共治愈81例，显效23例，无效11例，总有效 104 例。

3. 王氏采用蔓荆熏洗方治疗病毒性角膜炎 150 例，结果全部治愈（疼痛、畏光、流泪、异物感消失，眼睑、结膜充血水肿消退和自觉无不适感）。治愈天数最短者 2 天，最长者 6 天，平均 3.8 天。

【辨证论治】

一、风热客目

1. 症状　患眼磣痛，羞明流泪，抱轮红赤，黑睛生翳，或多或少，或疏散或密聚，伴恶风发热，鼻塞，口干咽痛，苔薄黄，脉浮数。

2. 处方

[处方 1]

组成：大青叶浸眼剂或复方大青叶浴眼剂 5ml。

用法：浴眼法。上药置眼浴杯中，每日 1 次，每次眼浴 15~20 分钟。

功用：清热祛风。

[处方 2] 复方黄芩眼药水。

组成：黄芩 60g，防风 15g，野菊花 20g，冰片 0.3g。

用法：点眼法。将前三味分别提取有效成分，加入冰片，并加温水适量，制成 100ml 溶液，灭菌分装。每日点眼 4~8 次，每次一二滴。

功用：祛风清热，退翳明目。

二、肝胆火炽

1. 症状　患眼磣涩疼痛，灼热畏光，热泪频流，白睛混赤，黑睛生翳，扩大加深，或兼见胁痛，口苦咽干，溺黄，舌红苔黄，脉弦数。

2. 处方

[处方 1] 决明子煎。

组成：决明子、蒲公英、银花、生地各 10g，菊花 8g，玄参、夏枯草、黄芩各 10g，玄明粉 10g，甘草 5g。

用法：上药（除玄明粉外）加水 800～1000ml，煮沸 25 分钟，去渣取汁，入玄明粉搅匀，待凉后洗患眼。每次 10 分钟。每日洗 3～4 次。

功用：清肝明目。

[处方 2] 蔓荆熏洗方。

组成：蔓荆子、白蒺藜、冬桑叶各 12g，荆芥 6g，桑皮 9g，野菊花 30g，川连 5g，木贼 10g。

用法：熏洗法。将上药加水 1000ml 煎成约 600ml，用两层纱布过滤后趁热熏眼，待不烫皮肤时，用纱布蘸药水洗眼，每日 4 次（每剂药可用 4 天）。治疗期间饮食宜清淡，忌食椒、姜、辛辣、酒等辛温燥烈之物。

功用：疏风散热，清肝明目。

三、湿热犯目

1. 症状　患眼泪热胶黏，抱轮红赤，黑睛生翳，如地图状，或黑睛深层生翳，呈圆盘状浑浊、肿胀，或病情缠绵，反复发作，伴头重胸闷，口黏纳呆，便溏，舌红，苔黄腻，脉濡数。

2. 处方

组成：银花、连翘、蒲公英、大青叶、薄荷、紫草、柴胡、秦皮、黄芩各等分。

用法：熏洗法。上药水煎先熏后洗，每日 1～2 次，每次 20 分钟。

功用：清热除湿。

四、阴虚火炎

1. 症状　眼内干涩不适，羞明较轻，抱轮红赤，黑睛生翳日久，迁延不愈或时逾时发，常伴口干咽燥，舌红少津，脉细或细数。

2. 处方　滋阴降火汤加减。

组成：生地 15g，熟地 12g，五味子 10g，麦冬 10g，知母 10g，黄柏 10g，石决明 20g，柴胡 10g，白芍 15g。

用法：熏洗法。上药加清水 1000～1500ml 共煎煮后取药液内服，用内服药渣再次煎水，毛巾浸泡后湿热敷眼部。

功用：滋阴降火。

第七节　麦粒肿

麦粒肿是指西医学中睑腺的急性化脓性感染，故又称睑腺炎。因其具有胞睑生疖肿，形似麦粒，易于溃脓的特征，故中医学称其为"针眼"、"偷眼"、"土疳"、"土疡"，本病可发生于任何年龄阶段，以青少年较多见，常单侧或双侧发病，轻者数日内红肿消散；重者脓点经久不溃，胞生痰核（相对于西医学的睑板腺囊肿）；若乱加挤压，脓毒扩散，可致海绵窦血栓形成而致危重症。一般病程较短，预后良好。

【病因病机】

中医学认为，脾胃积热是其病理基础，在此基础上如遇风邪外袭、热毒炽盛、热毒内陷等诱因，引起风热搏击，热邪循经上扰眼睑，炼津灼液，导致气血凝滞，局部化热酿脓而变生胞肿。

西医学认为，本病为睫毛毛囊周围的皮脂腺或睑板腺受葡萄球菌急性感染所致。

【历史沿革】

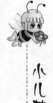

1.《医宗金鉴》曰："针眼眼睫豆粒形，轻者洗消脓不成，甚则赤痛脓针愈，破后风侵浮肿生。此证生于眼皮毛睫间，由脾经风热而成，形如豆粒有尖。初起轻者宜用如意金黄散，盐汤冲洗，脓不成即消矣。风热甚者，色赤多痛，洗之不消，脓已成也，候熟针之，贴黄连膏。亦有破后邪风侵入疮口，令人头面浮肿，目赤涩痛者，外仍洗之，内服芎皮散即愈……此证结于上下眼胞，皮里肉外，其形大者如枣，小者如豆，推之移动，皮色如常，硬肿不疼，由湿痰气郁而成。宜服化坚二陈丸，外用生南星蘸醋磨浓，频涂眼皮，日数浅者即消。"

2.《外科大成》曰："针眼土疳也……外以枯矾末、鸡子清调敷。肿者用南星末同生地黄捣膏，贴太阳穴而肿自消。"

【现代研究】

1. 严氏认为，一般病初起未化脓时可湿热敷，待化脓成熟时，应切开排脓，有一定疗效。中药治疗多用疏风清热、解毒消肿之剂。中药选用清热解毒之剂进行患眼局部熏疗，除具有湿热敷的作用外，还可通过清热解毒药物直接作用于眼部，达到疏通经络，祛风清热，解毒消肿的效果，促使局部红肿消散，加速局部症状的改善，疏通经络、气血，有助于炎症的消退和疼痛的缓解。

2. 周氏等参照《中医病证诊断疗效标准》评定疗效，观察银花、野菊花、生甘草等中药熏服治疗早期麦粒肿的疗效。方法：将126例早期麦粒肿患者随机分为观察组66例和对照组60例，观察组用中药熏服治疗，对照组用青霉素等治疗。结果：治疗3天后，观察组治愈49例

（74.24%），对照组治愈 32 例（53.33%），经卡方检验（P<0.05），两组有显著性差异。

3. 陈氏认为，麦粒肿对敏感的抗生素有效，但易致硬结残留不散或复发；中药熏疗治疗麦粒肿疗程短，疗效确切，尤适用于麦粒肿初起、未成脓者。陈氏善用中药熏疗机将中药高压加热产生蒸气，通过蒸气的弥散作用，将药物输送至病变部位，使药物直接从皮肤吸收，且通过蒸气的温热作用，温通血脉使瘀肿消散。

【辨证论治】

一、风热外袭

1. 症状　针眼初起，痒痛并作，局部硬结，微红微肿，舌边尖红，苔薄白或薄黄，脉浮数。

2. 处方　银翘散。

组成：桔梗、荆芥、紫菀、百部、白前各 9g，陈皮 6g，甘草 3g。

用法：熏洗法。取上药加入清水 1000～1500ml 煮沸，取药液倒入广口瓶中。趁热将患眼对着瓶口熏蒸，熏蒸至药凉，然后取部分药液冲洗患眼。每日 1 剂，早晚各 1 次，治愈为度。

功用：疏风清热，散结消肿。

二、脾胃伏热或脾胃虚弱

1. 症状　针眼屡发，此愈彼起或多个发生，但诸症不全，伴见神疲倦怠，面色少华，多见于偏食、厌食、嗜食的小儿，舌红，苔薄黄，脉虚数。

2. 处方　清脾散。

组成：山栀仁、枳壳、苏子、石膏、黄连、陈皮、连翘、当归、荆芥穗、黄芩、防风、生甘草适量。

用法：熏洗兼内服法。取上药加入清水 1000～1500ml 煮沸，取药液倒入广口瓶中。嘱患者端坐闭目，瓶口对向患者眼睑红肿区，熏蒸 20～30 分钟至药凉，然后取一半药液口服，一半药液冲洗患眼。每日 1 剂，早晚各 1 次，红肿消退为度。

功用：清泻伏火，醒脾和胃。

注意事项：本证属于虚实夹杂之症，是疾病处于正气虚，而邪气又不盛的病理阶段，故致诸症不全。邪气相对偏盛时，可用本方熏洗兼内服；正气虚突出时，还可同时服用四君子汤之类，以获标本同治之效。

三、热毒炽盛

1. 症状 胞睑红肿疼痛，有黄白色脓点，或见白睛红赤、口渴、便秘、小便黄少、舌红、苔黄腻、脉数。

2. 处方

［处方 1］

组成：大黄 100g，醋适量。

用法：热敷法。用单层医用纱布做成 12cm×12cm 的纱布袋，将大黄 100g 研成细末，加入食用醋适量，搅拌成糊状即成大黄醋。然后放入锅中蒸热至 50℃左右，将加温后的大黄醋装入纱布袋中备用。患者仰卧位，患眼覆盖 2 层清洁医用纱布，将准备好的装有大黄醋的纱布袋敷于患眼上即可。每日 3 次，每次 15 分钟。

功用：清热解毒，散结消肿。

［处方 2］

组成：黄连（去须）、杏仁（水浸，去皮尖）、黄柏各 15g。

用法：冲洗法。各药共置一处，捣碎研，用无菌纱布包裹，放入生地汁中浸泡，取汁液，频洗患处，至痊愈为度。

功用：清热解毒，散结消肿。

［处方3］

组成：蒲公英30g，银花30g，野菊花30g，紫花地丁30g，大黄15g，黄芩15g，黄连10g，桑叶10g，防风10g，丹皮15g，赤芍20g，丹参20g。

用法：加水1500～2000ml煮沸，取药液倒入广口瓶中。嘱患者端坐闭目，瓶口对向患者眼睑红肿区，使蒸气达于患处，以产生温热感而不烫伤皮肤为度。熏蒸20～30分钟，每日2次。治愈为度。

功用：祛风清热，泻火解毒。

四、热毒内陷

1. 症状　胞睑肿痛加剧，局部皮肤暗红不鲜，脓出不畅，伴见头痛，嗜睡，舌质绛，苔黄燥，脉洪数。

2. 处方　内疏黄连汤。

组成：栀子、连翘、薄荷、黄芩、黄连、当归、白芍、槟榔各9g，大黄、木香各6g，甘草3g。

用法：熏洗兼内服法。取上药加入清水1000～1500ml煮沸，取药液倒入广口瓶中。嘱患者端坐闭目，瓶口对向患者眼睑红肿区，距离约20～25cm处，使蒸气达于患处，以产生温热感而不烫伤皮肤为度。熏蒸20～30分钟至药凉，然后取一半药液口服，一半药液冲洗患眼。每日1剂，早晚各1次，治愈为度。

功用：泻火解毒，散结消肿。

注意事项：本证乃脓毒扩散，热扰神明的危重症（属于西医学中的中枢神经系统感染、败血症等的范畴），故在治疗此证型的患儿时，还要选用易于通过血脑屏障的高效抗生素及对症支持治疗，以免贻误病机。

第八节　过敏性鼻炎

　　过敏性鼻炎，又称变态反应性鼻炎，为机体对某些变应原敏感性增高而发生在鼻腔黏膜的变态反应，也是呼吸道变态反应常见的表现形式，有时和支气管哮喘、荨麻疹同时存在。临床上以鼻痒、打喷嚏、流清涕、鼻塞为主要表现，其特点呈阵发性和突然性发作，起得快，好得也快，好后如常人，遇天气变化或早晚时间易发作，检查见鼻腔黏膜苍白或灰淡、水肿，鼻分泌物涂片可见嗜酸性粒细胞增高。一年四季均可发病，以秋冬气候改变时多见，或是在气候突变和异气、异味刺激时发作。任何年龄都可发生，但多见于青少年。过敏性鼻炎属于中医的"鼻鼽"范畴，又名"鼻嚏"。

【病因病机】

　　中医学认为，本病的发生原因有二：一是内在因素，多为脏腑功能失调，主要是肺、脾、肾三脏虚损，如《灵枢·经脉》曰："实则鼽窒，头背痛。"东汉华佗《中藏经》曰："肺实则鼻流清涕"论述了平素膏粱厚味伤及脾胃，脾胃为生化之源，若肺气不足，且脾虚痰湿内聚，壅阻于肺，肺失宣降，故出现反复发作鼻塞喷嚏。二是外在因素，多为风寒、异气之邪侵袭鼻窍而致病。如《素问·五常政大论》曰："太阳司天，寒气下临，心气上从……鼽嚏善悲。"说明自然环境的变化是造成鼽嚏的主因。《景岳全书·杂证·鼻证》曰："凡早风寒而鼻塞者，以阴气闭腠之，令人脑寒而流清涕。"因此，本病的发生是机体的内因为本，外因为标，临床上以虚证表现居多。

　　西医学认为，本病病因主要为：①变应原：包括吸入性变应原、食物变应原和职业变应原等。②易感个体：即特禀质或过敏体质，主要与遗传因素密切相关。

【历史沿革】

1. 鼻鼽最早见于《素问·脉解》，曰："头痛、鼻鼽、腹肿者，阳明并于上，上者则其孙络太阴也，故头痛、鼻鼽、腹肿也。"

2. 《素问玄机原病式》曰："鼽者，鼻出清涕也。"

3. 《证治要诀》曰："清涕者，脑冷肺寒所致。"

【现代研究】

1. 鹿氏通过中药药理研究，认为在抗过敏治疗中，许多方剂或单味药，如桂枝汤、防风、麻黄、葛根等均具有拮抗 IgE 抗体和组胺等过敏递质的作用；许多活血化瘀的药物，如地龙、当归、川芎等可以通过抑制血小板凝集和减轻血液黏滞而缓解鼻黏膜充血水肿，减轻鼻塞；补肾健脾的药物能够促进肾上腺皮质功能并能降低 IgE 水平，提高白细胞介素和干扰素的水平而发挥抗过敏的作用。

2. 董氏等人采用中西医结合方法治疗本病。西医治疗：发作期予开思亭 10mg，每日 1 次，睡前口服，儿童量减半，最长可持续口服 3 个月。中医治疗：发作期予"截敏汤"加减，组方：茜草、紫草、旱莲草、豨莶草、防风、柴胡、徐长卿、地龙、乌梅等。缓解期辨证施治，如营卫不和加用桂枝汤，中阳不足加用补中益气汤，肺经郁热可加用桑白皮、龙胆草、黄芩等。上方水煎，每日 1 剂，4～10 岁儿童用成人的 1/2 量，10～13 岁用成人的 2/3 量，疗程 3 个月。治愈 128 例，有效 17 例，无效 4 例，治愈率 85.9%。

【辨证论治】

鼻鼽的治疗以急则治标，缓则治本，或标本兼治为原则，治标以祛邪止涕通窍为主，治本以益气补肺，健脾温肾为主。

一、肺气虚弱

1. 症状 卒然发作，鼻内奇痒，酸胀不适，喷嚏连连，鼻塞流清涕，晨起稍遇风寒便发作，面色苍白，气短，动则易汗，恶风怕冷。

2. 处方

［处方1］ 温肺止流丹加减。

组成：党参15g，黄芪15g，白术10g，防风10g，辛夷花10g，苍耳子10g，细辛3g，甘草6g。

用法：上药研末吹鼻，每日3~4次。

功用：温补肺脏，祛散风寒。

［处方2］

组成：荆芥10g，防风10g，羌活10g，独活10g，川芎6g，辛夷6g，生姜3g。

用法：上药加水2000ml，待煮沸时，吸入蒸气，每日2次，3日为1个疗程。

功用：祛风，散寒，通窍。

二、肺脾气虚

1. 症状 鼻塞、鼻胀较重，鼻涕清稀或黏白，淋漓而下，嗅觉迟钝，双下鼻甲黏膜肿胀较甚，苍白或灰暗，或呈息肉样变。患病日久，反复发作，平素常感头重头昏，神昏气短，怯寒，四肢困倦，胃纳欠佳，大便或溏，舌质淡或淡胖，舌边或有齿印，苔白，脉濡弱。小儿鼻鼽，以肺脾气虚为多见。

2. 处方 补中益气汤加减。

组成：党参 15g，黄芪 15g，茯苓 15g，白术 10g，升麻 10g，柴胡 10g，炙甘草 6g，陈皮 6g，生薏苡仁 30g，五味子 12g。

用法：熏洗法。上药加入 1000～1500ml 水煮沸 15 分钟，待温熏洗，每日 3 次，每次 15～30 分钟。

功用：健脾益气，补肺敛气。

三、肾阳亏虚

1. 症状 鼻鼽多为长年性发作，鼻痒不适，喷嚏连连，时间较长，清涕难敛，早晚较甚，鼻甲黏膜苍白水肿。患者平素颇畏风冷，甚则枕后、颈项、肩背亦觉寒冷，四肢不温，面色淡白，精神不振，或见腰膝酸软，遗精早泄，小便清长，夜尿多，舌质淡，脉沉细弱。

2. 处方 金匮肾气丸加减。

组成：熟地 15g，鹿角霜 15g，山药 15g，熟附子 10g，山茱萸 12g，炙甘草 6g，肉桂 3g。

用法：熏洗法。上药加入 1000～1500ml 水煮沸 30 分钟，待温熏洗，每日 3 次，每次 15～30 分钟。

功用：温肾壮阳，益气固表。

四、肺经郁热

1. 症状 多见于鼻鼽初起或禀质过敏者。患者遇热气或食辛热的食物时，鼻胀塞、酸痒不适，喷嚏频作，鼻流清涕，鼻下甲肿胀，色红或紫暗，或见咳嗽咽痒，口干烦热，脉弦或弦滑，舌质红，苔白。

2. 处方

[处方 1] 辛夷清肺饮加减。

组成：黄芩 12g，知母 12g，桑白皮 12g，枇杷叶 12g，栀子 12g，升麻 15g，麦冬 15g，百合 15g，辛夷花 10g，地龙干 10g。

　　用法：熏洗法。上药加入 1000 ~ 1500ml 水煮沸 15 分钟，待温熏洗，每日 3 次，每次 15 ~ 30 分钟。

　　功用：清宣肺热，散邪通窍。

　　[处方2] 辛夷熏剂。

　　组成：辛夷、黄芩、白芷、川芎、薄荷、银花各25g。

　　用法：将药放入保温瓶内，冲入开水，盖上盖5分钟，然后打开瓶盖，瓶口周围用手围住，中间留出空隙，将鼻孔对准空隙，熏蒸患鼻，每次 10 分钟，每日 2 次，7 日为 1 个疗程。

　　功用：疏风清热，宣通鼻窍。

　　[处方3]

　　组成：板蓝根 15g，桑叶 10g，薄荷 10g，银花 6g，菊花 6g，连翘 6g。

　　用法：上药加水 2000ml，待煮沸时，吸入蒸气，每日 2 次，3 日为 1 个疗程。

　　功用：疏风，清热，通窍。

第九节　鼻窦炎

　　鼻窦炎中医称为鼻渊是指以鼻流浊涕、量多不止为主要特征的鼻病，临床上常伴头痛、鼻塞、嗅觉减退等症状。

【病因病机】

　　鼻渊的发生，实证多因外邪侵袭，引起肺、脾胃、胆之病变而发病；虚证多因肺、脾脏气虚损，邪气久羁，滞留鼻窍，以致病情缠绵难愈。

【历史沿革】

《素问·气厥论》说："胆移热于脑，则辛頞鼻渊，鼻渊者，浊涕下不止也。"

《中藏经》说："肺实则鼻流清涕。"

《外科正宗》说："总因风寒凝入脑户，与太阳湿热交蒸乃成。其患鼻流浊涕，或流黄水，点点滴滴，常湿无干，久则头眩，虚运不止。治以藿香汤主之，天麻饼子调之亦可渐愈。"

【现代研究】

1. 卢氏经过临床治疗观察，认为目前采用的熏洗方法不便于患者应用和掌握，同时临床使用不够方便，应改用将苍耳子散制成防腐曲制剂，运用超声雾化吸入法治疗，疗效将更稳定，患者更容易接受，临床更易推广。

2. 乔氏等认为鼻窦炎是鼻科常见病、多发病之一，有急慢性之分，以慢性者多见，病程缠绵，易反复发作。乔氏自 2002 年 3 月以来，运用中药内服外熏治疗急慢性鼻窦炎 48 例，取得了显著疗效。

3. 李氏认为煎药熏鼻即煎药蒸气吸入鼻腔，鼻腔黏膜直接吸收药液，可帮助恢复鼻黏膜的颤毛运动，有清热解毒，排脓利窍的功效。

【辨证论治】

一、肺经风热

1. 症状 鼻涕量多，色黄或白，鼻塞，失嗅，发热，恶寒，头痛，咳嗽，咳痰，苔薄白，脉浮数。

2. 处方 板蓝根熏剂方。

组成：板蓝根、鹅不食草、辛夷花、川黄柏各15g，桔梗3g，冰片（后入）1.5g。

用法：上药加水500ml，煎至300ml，注入盐水瓶内加入冰片，鼻对瓶口熏吸之，或研末置茶杯内，开水冲泡，盖住5分钟，打开杯盖，鼻对杯口熏吸之。不时深呼吸，每次熏10~15分钟。每日3次，5日为1个疗程。

功用：疏风清热，肃肺通窍。

二、胆腑郁热

1. 症状　鼻涕黄浊如脓样，量多，自鼻腔上方流下，鼻塞，头痛，面颊部或眉间酸胀疼痛，或有局部红肿，按之痛甚，发热，口苦，咽干，烦躁，幼儿则哭闹不安，舌红，苔黄，脉弦数。

2. 处方　川芎熏鼻煎。

组成：川芎、僵蚕、蚕砂各50g。

用法：上药研末混匀后分为6小包，取1包放入砂锅中，加入水超过药面约2cm，浸泡30秒后，煎煮15分钟，用白色塑料袋罩住锅口，中间取直径约3cm小洞，患者靠鼻吸其蒸气。每日1包，6日为1个疗程，共2~7个疗程，不能间断。

功用：清胆泄热，利湿通窍。

三、肺气虚寒

1. 症状　鼻涕白黏、量多，鼻塞，遇风冷刺激后加重，嗅觉减退，鼻黏膜淡红、肿胀，鼻甲肥大，伴头晕，面白，形寒肢冷，表情淡漠，舌淡，苔薄白，脉缓弱。

2. 处方　苍耳辛夷煎。

组成：苍耳子10g，辛夷（包煎）10g，黄芪10g，升麻10g，鹅不食草10g，银花10g，黄芩10g，菊花6g，白芷10g，川芎10g，藿香6g，薄荷6g，甘草6g。

用法：将上述药物放于药锅中（加水 500 ~ 800ml），然后将药锅盖严，文火煮沸 15 分钟即可，微移锅盖留出空隙；将鼻孔对准空隙使药物蒸气熏鼻，用深呼吸的方式将气雾吸入鼻腔、鼻窦腔内，一般需 10 分钟左右。

功用：温肺散寒。

四、脾气虚弱

1. 症状　鼻涕黄浊、量多，鼻塞，失嗅，鼻黏膜暗红、肿厚，头晕如坐舟车，或头重如裹，注意力不能集中，汗多黏腻，脘胁胀满，食欲不振，大便溏薄，苔黄腻，脉滑数或濡数。

2. 处方

组成：生黄芪 30g，生薏苡仁 30g，生白术 15g，防风 9g，白芷 10g，苍耳子 10g，藿香 10g，菖蒲 6g，葛根 10g。

用法：水煎，每次煎药用蒸气熏鼻（蒸气吸入鼻腔）10 分钟，每日 1 剂，早晚各 1 次，7 日为 1 个疗程。

功用：清热化湿，健脾助运。

第十六章　小儿外科疾病

第一节　疮疖

疮疖，又名疖，是指发生在肌肤浅表部位、范围较小的急性化脓性疾病。其特点是肿势局限，范围多在3cm左右，突起根浅，色红、灼热、疼痛，易脓、易溃、易敛。本病好发于夏秋之间和头面部，尤以小儿及新产妇多见。本病相当于西医的疖、头皮穿凿性脓肿、疖病等。

【病因病机】

《内经》云："五脏不和，九窍不通，六腑不和，留结为痈。"本病常因内郁湿火，外感风热邪毒或暑湿之邪，内外两邪搏结，使气血被毒邪壅滞于肌肤，经络阻塞，气血凝滞而成；或因阴虚内热，脾虚失司，以致气阴两虚，正虚邪恋发为本病。

西医认为，疖是在高温潮湿多汗、摩擦搔抓等因素影响下，金黄色葡萄球菌或白色葡萄球菌侵入皮肤而引起的毛囊周围脓肿。

【历史沿革】

1. 《幼科切要》中提出以七叶一枝花搽洗治疗头上疮疖。"初起用铁灯台，一名金线重楼，又曰七叶一枝花，用醋磨搽之。"

2. 《幼科证治准绳》中提出以清上散配合艾叶煎汤浸

足底治疗头面疮疖。"清上散，治上焦风热，耳出脓汁，头面疮疖，亦治胎热眼睛肿赤，粪色稠黄，肚热啼哭，及身上红肿。川郁金、甘草、北桔梗、天花粉、干葛、薄荷叶各等分，上为末，入蜜拌匀。白汤下三五七分或一钱。仍用艾叶煎浓汤，温浸足底，以引其热下行。"

3.《太平圣惠方》以硝石散方治疮疖初生。"治小儿疮疖初生，热气始结，痛疼烦闷，涂之便令内消。硝石散方：硝石、紫檀香（锉）、白蔹、川大黄各半两，白药、甜葶苈（生用）、莽草各一分，上件药捣，细罗为散，以浆水和，稀稠得所，用竹篦子涂于肿上，干即易之，以热退肿消为度。"

【现代研究】

1. 任氏自拟"五色洗方"治疗蝼蛄疖、手足疔疮、坐板疮、囊痈、丹毒诸疾，屡获良效。

2. 姜兆俊认为，疮疖多属湿热风邪相搏之证，治宜清热解毒、祛风除湿，采用芫花洗方、马菊洗方熏洗辨证治疗疮疖。疖病初期因色红痒痛，用芫花洗方外洗，如意金黄散加蜂蜜适量调膏外敷，每日1次；或用紫金锭外涂，每日3次，可以清热解毒，消肿散结，祛风除湿，以促其炎症吸收消散，但芫花有毒，忌入口内。如疖肿顶白红肿热痛，或破溃脓水浸淫者，用马菊洗方熏洗，化毒散软膏外敷，每日1次，以清热拔毒，活血消肿。肿块坚硬者，化毒软膏中加五倍子粉4.5g，蛤粉0.3g，调匀外敷，可清热攻毒，活血化瘀，软坚消肿。

3. 张氏认为体表软组织感染属中医"疮疡"范畴，热毒是疮疡的基本病机，采用解毒洗药熏洗治疗体表软组织感染的方法，治疗各期疮疡之阳证者，有清热解毒，消肿止痛之功，疗效卓著。

【辨证论治】

一、热毒蕴结

1. 症状 疖肿好发于项后发际、背部、臀部，轻者只有一两个，多者则可散发全身，或簇集一处，或此愈彼起，伴发热，口渴，溲赤，便秘，苔黄，脉数。

2. 处方

[处方1] 野菊银花汤。

组成：野菊花、银花各 50g，紫花地丁、黄柏、大黄、皂角刺各 30g。

用法：上药加清水 2000ml，煮沸 30 分钟，将药液倒入盆内，稍冷却后熏洗患处，每次熏洗 30 分钟。每日 1 剂，每日 2~3 次。

功用：清热解毒，通络消肿。

[处方2] 金马洗剂。

组成：银花、野菊花、马齿苋各 30g，黄柏 15g，甘草 9g。

用法：上药加清水 1500ml，煮沸 10 分钟，将药液倒入盆内，待温时外洗患处 15 分钟后，用纱布浸透药液浸渍患处。每日洗 2 次，每剂可用 2 日。

功用：清热解毒，消肿止痛。

[处方3] 马菊洗方。

组成：马齿苋 30g，野菊花 30g，生甘草 10g。

用法：水煎洗。

功用：清热拔毒，活血消肿。

[处方4] 五色洗方。

组成：黄花地丁、银花、红藤、紫草、四季青各 20g。头颈、上肢疮疡加白芷、野菊花；臀部、下肢者加黄柏、虎杖；血热甚者加丹皮、赤芍；夹湿者加苦参、地肤子；

溃脓者加天花粉、败酱草；腐脱收口者加当归、儿茶、乌梅、炉甘石；阴证疮疡加附子、肉桂、乌头、干姜。

用法：上药加水 1000ml，煎至 500ml，加碘伏 2ml，混匀后浸洗患处，每次 30 分钟～1 小时，每日 2 次。

功用：清热解毒，凉血和营。

[处方 5] 解毒洗药。

组成：银花、蒲公英各 30g，连翘、苦参、黄柏、木鳖子各 15g，白芷、赤芍各 9g。

用法：上方中各药混匀，粉碎成颗粒状，过二号筛，分装，每袋 75g。采用解毒洗药 1 袋加适量水浸泡 1 小时，煎煮 15 分钟熏患处，待药温降至 50℃～60℃ 时洗患处，熏洗 15～30 分钟，每日 2～3 次，1 周为 1 个疗程。

功用：清热解毒，消肿止痛。

二、暑热浸淫

1. 症状　发于夏秋季节，局部皮肤红肿结块，灼热疼痛，跟脚很浅，范围局限，可伴有发热、口干、便秘、溲赤，舌苔薄腻，脉滑数。

2. 处方

[处方 1] 荷叶扁豆洗剂。

组成：荷叶、扁豆叶、佩兰、藿香、蒲公英各 10g。

用法：上药加清水 1500ml，煮沸 100 分钟，将药液倒入盆内，待药液冷却后淋洗患处，每次 10～15 分钟。每日 1 剂，淋洗 2 次。

功用：消暑祛湿，解毒消肿。

[处方 2] 复方马齿苋洗方。

组成：马齿苋、蒲公英、如意草各 120g，白矾 12g。

用法：上药共研粗末，装入纱布袋中，加水 2500～3000ml，煮沸 30 分钟，待温时用软毛巾蘸汤渍洗，或洗加热浸浴。每日 1～2 次。

功用：清热解毒，燥湿止痒。

[处方3] 芫花洗方。

组成：芫花15g，川花椒25g，黄柏30g。

用法：将药物共碾粗末，装纱布袋内，加水2500ml，煮沸30分钟，用软毛巾蘸洗患部20分钟。

功用：清热解毒，祛风除湿。

三、正虚邪恋

1. 症状 疖肿泛发全身各处，患处肿硬不消，成脓、收口时间均较长，脓水稀薄，常伴有面色萎黄，神疲乏力，纳少便溏，舌质淡或边有齿痕，苔薄，脉濡。

2. 处方 大宝散。

组成：黄芪、当归、荆芥穗、地骨皮、木通各100g，白矾50g。

用法：上药共研细末，备用。用时每取本散50g，加水500ml，煎沸后，待温时外洗患处15分钟。每日洗1~2次。

功用：益气活血，祛风除湿。

第二节 痈 疽

痈疽是外科常见疾患，痈和疽症状大不相同，应予以区别。痈是指发生于体表皮肉之间的急性化脓性疾病，其特点是局部光软无头，红肿热痛，浅而高大，易肿易脓，易溃易敛，或伴有恶寒，发热，口渴等全身症状。痈相当于西医的皮肤浅表脓肿、急性化脓性淋巴结炎。疽是指发生于肌肤间的急性化脓性疾病，其特点是初起皮肤上即有粟粒样脓头，焮热红肿胀痛，迅速向深部及周围扩散，脓头相继增多，溃烂后状如莲蓬、蜂窝。多发于项后及背部等皮肤厚韧之处。另外，尚有一种阴疽是指发生于肌肉之里，

小儿药浴疗法

附筋著骨，病灶在深在里，初起无头，漫肿色白，不红不热，未成难消，已成难溃，损伤筋骨，后成瘘管，又称为"无头疽"。阴疽相当于现代医学的急慢性化脓性骨髓炎、化脓性关节炎。

【病因病机】

《灵枢·痈疽》在论述痈疽的病因病机时说："寒邪客经络之中，则血泣，血泣则不通，不通则卫气归之，不得复反，故痈肿，寒气化为热，热胜则腐肉，肉腐则为脓，脓不泻则烂筋，筋烂则伤骨，骨伤则髓消，不当骨空，不得泄泻，血枯空虚，则筋骨肌肉不相荣，经脉败漏，熏于五脏，脏伤故死矣。"总之，痈疽是由外感六淫邪毒，内有脏腑蕴毒，内外邪毒相互搏结，凝聚肌肤，以致营卫不和，气血凝滞，经络壅遏而成。

【历史沿革】

1.《本草纲目》提出用巴豆树根煎水熏洗治疗痈疽。曰："巴豆树根，煎水熏洗，酒浸或研末调敷。"

2.《本草经集注》提出用忍冬藤煎水熏洗治疗痈疽。

3.《疡医大全》提出以熏洗法治疗痈疽的方剂——千金神草熏药方。"发背对口已成，肿痛势甚，或未溃已溃。千金草一握，（按：千金草六月间高二三尺，叶似桃叶，顶上开紫花一丛，如紫瑞香花一般）捣烂，入小口砂锅内熬滚，将病患仰卧于有洞板门上，毒露洞中，以砂锅对洞熏之，少倾疮口毒水如涎流出，病患快意为度，即将搽敷患处缚住，次日另熬又熏，三次毒水流尽自愈。"

【现代研究】

1. 杨博华等提出：糖尿病足属中医痈疽的范畴，并创制了浸泡法外治糖尿病足的有效方剂——温经活血方（桂枝、红花、透骨草、鸡血藤、乳香、没药、花椒）和解毒洗方（丹皮、蒲公英、苦参、黄柏、白芷、大黄）。

2. 蔡炳勤等提出用"渴疽洗方"（大黄、毛冬青、枯矾、马勃、元明粉各等分）熏洗患部治疗糖尿病足，能发挥清热解毒、抗炎抑菌、改善血运的作用。

3. 刘毅斌提出以中药内服并浸泡分期治疗糖尿病足的方法，治疗作用确切，并有降低患者血脂、全血黏度的功能。外治法：初起用忍冬藤100g，苦参30g，黄柏20g，赤芍30g，丹皮20g，苏木20g，红花15g以清热解毒、凉血活血消肿；中期用忍冬藤100g，九里明60g，苦参30g，百部20g，黄柏20g，土茯苓20g，苍术15g，皂角刺15g以清热解毒、燥湿杀虫；后期则用忍冬藤60g，桂枝30g，细辛30g，丹参30g，当归20g，红花15g，川芎15g以温经活血；溃疡久不愈合，加黄芪60g，五倍子15g，白及15g，敛疮生肌。每日清洁疮面后，以中药煎剂浸泡患足，早晚各1次，然后覆盖无菌纱布保护疮面。脓液排净，分泌物培养细菌阴性者，于纱布上滴敷康复新滴剂。

【辨证论治】

一、火毒凝结

1. 症状　局部红肿高突，灼热疼痛，根脚收束，迅速化脓脱腐，脓出黄稠，发热，口渴，尿赤，舌苔黄，脉数有力。

2. 处方

[处方1]

组成：忍冬藤100g，苦参30g，黄柏20g，赤芍30g，牡丹皮20g，苏木20g，红花15g。

用法：每日清洁疮面后，以中药煎剂浸泡患足，早晚各 1 次，然后覆盖无菌纱布保护疮面。

功用：清热解毒，凉血活血。

[处方 2] 神验熏药方。

组成：如意草（即犁头草）、银花各 25g，桑叶 15g，三角峰（又名爬壁蜈蚣，系枫树上藤，其藤系三个叶儿）50g。

用法：上药入大砂锅内，入水煎滚，纸封罐口，以棉花将病患好肉包盖，再取门板，量毒大小，开一洞，对毒熏之，药气直透毒内，自有恶水流出必多，如此三熏，毒散自愈。如未愈，再熏一次；如已溃烂，亦宜此法熏之。若攻出数头，以葱头煎洗，有腐肉或疮口燥，用猪蹄汤洗之，以膏盖之。

功用：疏风清热，解毒消肿。

二、湿热壅滞

1. 症状 局部红肿高突，灼热疼痛，根脚收束，迅速化脓脱腐，脓出黄稠，全身壮热，朝轻暮重，胸闷呕恶，舌苔白腻或黄腻，脉濡数。

2. 处方

[处方 1] 解毒洗方。

组成：丹皮、蒲公英、苦参、黄柏、白芷、大黄等分。

用法：浸泡法。

功用：清热燥湿，凉血消肿。

[处方 2]

组成：忍冬藤 100g，九里明 60g，苦参 30g，百部 20g，黄柏 20g，土茯苓 20g，苍术 15g，皂角刺 15g。

用法：每日清洁疮面后，以中药煎剂浸泡患足，早晚各 1 次，然后覆盖无菌纱布保护疮面。

功用：清热解毒，燥湿杀虫。

三、阴虚火炽

1. 症状　肿势平塌，根脚散漫，皮色紫滞，脓腐难化，脓水稀少或带血水，疼痛剧烈，发热烦躁，口干唇燥，饮食少思，大便燥结，小便短赤，舌质红，苔黄燥，脉弦细数。

2. 处方　黄芪当归汤。

组成：生黄芪30g，当归30g，天花粉30g，石斛30g，漏芦15g，麦冬30g，皂角刺30g。

用法：上药加水2500ml，煎煮45分钟，去渣取浓汁，以纱布蘸取药液趁热淋洗患处。发生在四肢或臀部者，则可先熏后洗，再取6～8层纱布浸入药液，浸透后湿敷患处。每次30分钟，每日1剂，淋洗2～3次。

功用：益气养阴，清热解毒，消痈通络。

四、气虚毒滞

1. 症状　肿势平塌，根脚散漫，皮色灰暗不泽，化脓迟缓，腐肉难脱，脓液稀少，色带灰绿，闷肿胀痛，容易形成空腔，高热或身热不扬，小便频数，口渴喜热饮，精神萎靡，面色少华，舌质淡红，苔白或微黄，脉数无力。

2. 处方

［处方1］温经活血方。

组成：桂枝、红花、透骨草、鸡血藤、乳香、没药、花椒。

用法：浸泡法。

功用：扶正托毒。

［处方2］

组成：忍冬藤60g，桂枝30g，细辛30g，丹参30g，当归20g，红花15g，川芎15g，黄芪60g，五倍子15g，白及15g。

小儿药浴疗法

用法：每日清洁疮面后，以中药煎剂浸泡患足，早晚各 1 次，然后覆盖无菌纱布保护疮面。

功用：温经活血，敛疮生肌。

第三节　丹　毒

丹毒是患部皮肤突然发红成片、色如涂丹的急性感染性疾病，其特点是患处皮肤突然出现界限清楚、稍高出皮肤的片状红斑，色如丹涂脂染，焮热肿胀，迅速扩大，发病前多伴有寒战、高热，数日内可逐渐痊愈，但容易复发。可见于婴幼儿，尤以新生儿多见。本病西医也称丹毒。

【病因病机】

《外科心法要诀》中说："小儿赤游丹之证，皆由胎毒所致……初生之后，外用热水洗浴，兼以火烘衣物，触动内毒，遂成此症。"婴幼儿，尤其是新生儿，肌肤娇嫩，一旦皮肤、黏膜受损，邪毒有可乘之机，搏结于肌肤可成疾。

西医学认为，本病是由溶血性链球菌从皮肤或黏膜的微细破损处侵入皮内网状淋巴管所引起的急性炎症。

【历史沿革】

1. 《小儿卫生总微论方》以多种洗浴法治疗丹毒。"以芒硝投汤中，取浓汁拭之，治丹毒……以芭蕉根汁煎涂之……以水煮棘根洗之……以栗子刺壳煎汤洗之……以柳叶一斤，水一斗，煮取三升，去滓，挹洗患处，日五六次。"

2. 《幼科发挥》以水渍法治疗丹毒。"宜用通圣散全料，锉细，入酒中浸淫，晒干，炒碾为极细末，蜜水调服，外以通圣散加金银花藤叶煎汤浴之。此水渍法，亦火郁则发之也。"

【现代研究】

1. 石氏认为下肢丹毒多属湿热下注，化火成毒；或素有脚湿气，或外伤染毒而成。治宜清热解毒，凉血活血。以清热凉血、活血通络、消肿止痛之银翘消肿汤外洗治疗下肢丹毒，简便易行，疗效显著。

2. 徐氏等认为应用民间验方（独活、白术、当归、甘草、乳香、没药、葱白）熏洗治疗丹毒疗效较佳。

【辨证论治】

一、风热化火

1. 症状 寒战高热，鼻额或耳项两侧出现片状红斑，蔓延迅速，焮赤肿痛，便秘，溲赤。重者可见咽喉哽塞，口角流涎，舌红，苔黄，脉洪数。

2. 处方 苦参外洗方。

组成：防风、荆芥穗、黄柏、苦参各30g，蚤休、大青叶各20g。

用法：外洗法。上药加清水2000ml，煮沸5分钟，将药液倒入盆内，待温，用毛巾蘸药水洗患处15～30分钟，冷则加热再用，每日1剂，早晚各1次。

功用：疏风清火，解毒燥湿。

二、肝脾湿热

1. 症状 腰胯胁下，皮肤焮赤成片，灼热疼痛，界限清楚，压之褪色，手起即复，胸闷，呕恶，舌红，苔黄腻，脉弦滑数。

2. 处方

组成：忍冬藤、蒲公英、红藤、芒硝（烊入）各30g，

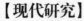

虎杖、黄柏、苏木各25g。

用法：2日1剂，水煎2次后得药液约2000ml，置患肢于药液上熏蒸，待温后以纱布湿敷患处，每日2次。20日为1个疗程，连用3个疗程，疗程间隔5日。

功用：清肝泻火，利湿通络。

三、湿热毒蕴

1. 症状 下肢皮肤掀红灼热，边界清楚，肿胀疼痛，行走不便，胯下臀核，小溲短赤，舌红，苔黄腻，脉滑数。

2. 处方

［处方1］草薢渗湿汤合五神汤加减。

组成：银花、薏苡仁各20g，野菊花、蒲公英、紫花地丁、茯苓、滑石、当归、川牛膝各15g，黄柏、草薢各10g，丹皮12g。有足癣者加苦参、地肤子、白鲜皮各10g；肿甚者加土茯苓20g，海桐皮10g。如足癣渗液较多者，于外洗药液中加枯矾10g。

用法：每日1剂，水煎2次，早晚分服。继将药渣放入大搪瓷盆中，加水1500ml，煮沸20分钟，自然冷却至40℃~50℃，洗患足约30分钟，每晚1次，并抬高患肢。14日为1个疗程。

功用：清热解毒，利湿化瘀。

［处方2］

组成：乌桕叶、鲜樟树叶、松针各60g，生姜30g。

用法：煎汤趁热熏洗。

功用：清热解毒，利湿消肿。

四、胎毒火盛

1. 症状 新生儿多见。始见于脐腹部，迅速游走遍身，甚至可发生坏疽，常伴高热，惊厥，气息喘粗，唇干鼻煽。

2. 处方

[处方1] 银翘消肿汤。

组成：银花、连翘、蒲公英、紫花地丁、大青叶、马齿苋、紫草各30g，丹皮、黄柏各15g。

用法：水疱较多者加藿香、土茯苓各30g；患肢冷而色暗者，加桂枝9g，附子、当归、红花各15g。每日1剂，水煎30分钟，取汁500~1000ml，待凉后浸洗患肢，每次20~30分钟。浸洗后自然晾干，不用清水冲洗，每日浸洗2~3次。

功用：泄热利湿，凉血化斑。

[处方2]

组成：黄柏、黄芩各30g。

用法：煎汤洗患处。

功用：清热凉血，泻火解毒。

五、毒邪内攻

1. 症状　红斑遍体而发，壮热烦躁，神志昏糊，谵语，恶心呕吐，便秘溲赤，舌红绛，苔黄燥，脉洪数或细数。

2. 处方　通圣散加减。

组成：蝎尾21个，去毒晚蚕蛾14个，天浆子（去壳）14个，白附子25g，以上为末，朱砂（研）0.5g，麝香（研）5g。

用法：以通圣散加金银花藤叶适量煎汤浴之。

功用：清营凉血，开窍解毒。

第四节　小儿疝气

　　小儿疝气是小儿外科常见疾病之一，是指腹腔内脏器或组织通过先天或后天形成的薄弱点、缺损或孔隙进入另一部位，又称"小肠气"。多数在 2 ~ 3 个月时出现，也有迟至 1 ~ 2 岁才发生。小儿疝气一般发生率为 1% ~ 4%，男性发病率是女性的 10 倍，早产儿则更高，且可能发生于两侧。该病相当于现代医学的腹股沟斜疝、腹股沟直疝等。

【病因病机】

《医宗金鉴·疝证门》认为："诸疝厥阴任脉病……胎症多因禀赋病。"主要是先天禀赋不足，后天脾失健运，中气虚弱，气虚下陷，提举无力所致。《医学入门·疝气》指出："气疝上连肾腧，下及阴囊，得于嚎哭忿怒之郁而胀，或劳役坐马，致核肿胀。"认为本病的发生与气机不畅及劳累有关。王冰在《素问·大奇论》注中曰："疝者寒气凝结之所为也。"《诸病源候论》说："疝者痛也。"也就是说小儿疝气因先天不足，本脏虚弱，复因外感风邪、内食生冷或久卧湿地，寒邪凝滞而成；或因寒邪湿热郁中，复被寒邪束于外，邪气乘虚流入厥阴，阴阳失和，气滞不行，经脉阻塞，牵引睾丸、少腹绞痛。

【历史沿革】

《幼科金针》提出以茱萸汤熏洗治疗疝气。"疝气有卵翼偏坠者，茱萸汤河水煎数沸，入罐内熏洗。出汗。连浴四五次即愈。内以五苓散加防风、丹皮治之，外以本方煎汤熏，汗出即安。"

【辨证论治】

一、气虚下陷

1. 症状 肿物频因站立、行走、咳嗽、啼哭而突出，也较易回纳，患儿体质虚弱，伴面色少华，食欲不振，腹胀便溏，舌淡，边有齿印，脉细。

2. 处方

组成：香附10g，青皮10g，荔枝核20g，柿蒂20g，大腹皮30g，艾叶30g，鸡血藤30g。

用法：上药加清水煎煮成500ml，用毛巾趁热蘸药液溻洗患处，每日3~4次，5日为1个疗程。

功用：行气消胀，温经活血。

二、寒凝气滞

1. 症状 肿块脱出，回纳不畅，坠胀不舒，痛连少腹，伴面青汗出，小便短少，甚者伴有呕吐、便结，舌淡，苔白，脉迟。

2. 处方

[处方1] 止痛汤。

组成：生香附、宣木瓜、苏叶、橘叶各10g。

用法：上药加清水适量（一般为1500ml），煎沸后，将药液倒入盆内，待温后用干净毛巾浸药液，先洗患部10分钟，再浸透稍拧干热敷患处，冷则去之。每日早晚各1次，每日1剂。

功用：散寒祛湿，理气止痛。

[处方2] 二叶姜豉汤。

组成：茶叶10g，橘叶20g，老生姜25g，淡豆豉30g，白术、食盐各15g。

用法：上药加清水适量（约2000ml），煎煮数沸，将药液倒入盆内，趁热熏洗患处20~30分钟。先熏后洗，冷则加热。每日1剂，早晚各熏洗1次。

功用：温经散寒，止痛。

[处方3]

组成：吴茱萸、川椒、甘草、苍术、橘核、大茴香等分。

用法：熏洗法。河水煎数沸，入罐内熏洗，连浴4~5

次，汗出即安。

功用：温通散结，疏肝理气。

［处方 4］

组成：川厚朴 9g，透骨草 9g，艾叶 9g，槐树枝 20cm，葱白 7 枚。

用法：上药加清水煮沸后将药液倒入盆内，趁热先熏后洗患处 30 分钟，每日 1 次，连用 5 日。

功用：散寒祛湿，通络止痛。

第五节　伤　骨

伤骨是由于外伤而引起骨与软骨的断裂，破坏了骨的完整性或连续性的骨伤科疾病，以局部肿胀、畸形、异常活动及功能障碍为临床特点。现代医学称为骨折。临床上根据骨折处是否与外界相通，分为闭合性骨折和开放性骨折。尤以四肢骨折多见。

【病因病机】

本病是由于打击、碰撞、压砸、跌仆、负重等外力作用在躯体上，损伤骨骼，导致经络阻塞，气血凝滞，脏腑失和，主要表现为骨折部疼痛、肿胀和功能障碍，检查骨折处有畸形、骨摩擦音和异常活动等；经复位后或复位愈合后有后遗症，局部肿胀、疼痛、瘀斑、功能受限等。

【历史沿革】

1.《正骨心法要旨》采用散瘀和伤汤熏洗法。"或坠车马跌碎，或打断，或斜裂，或截断，法循其上下前后之筋，令得调顺，摩按其受伤骨缝，令得平正，再将小杉板周遭逼定，外用白布缠之，内服正骨紫金丹，外贴万灵膏。如臃肿不消，外以散瘀和伤汤洗之。"

2. 《伤科汇纂》用百一方治疗损伤骨折。"治损伤骨折，用炒夜合树皮（即合欢皮）四两，白芥子（炒）一两，为末，温酒每服二钱，卧时服，以滓敷之，接骨甚妙。"

【现代研究】

1. 孙绍裘等应用伤痛熏洗散熏洗治疗骨折、脱位或急性软组织扭、挫伤，较以往常规疗法具有疗程短、见效快、不良反应小的优点。其方药组成为三棱、莪术、羌活、独活、生川乌、生草乌、桂枝、川牛膝、威灵仙、细辛、丹参、红花、川椒各9g，乳香、没药、艾叶、甘草各6g，透骨草、伸筋草各15g。具有舒筋活络、软坚散结、祛风除湿、活血止痛之功效。适用于骨折、脱位、伤筋中后期关节僵硬，筋脉拘挛，风湿痹痛者。

2. 景凤侠等提出，中药熏洗疗法是提高骨折患者关节灵活性，促使患肢功能恢复，减少并发症的有效方法。上肢骨折患者采用伸筋草20g，透骨草20g，威灵仙20g，防风15g，荆芥15g，红花15g，秦艽15g，桂枝15g，苏木15g，川芎15g。下肢骨折采用伸筋草20g，透骨草20g，五加皮20g，秦艽15g，海桐皮15g，牛膝15g，木瓜15g，红花15g，苏木15g。共奏舒筋活络、行气活血、滑利关节之功效。

3. 梁政等以三期辨证为指导采用综合疗法治疗骨折，中药内服以活血化瘀、行气止痛为主，方以桃红四物汤加减，外洗药用刘寄奴、生草乌、海桐皮、大黄、桂枝、透骨草、伸筋草各30g，归尾20g熏洗患肢，取得满意疗效。

【辨证论治】

一、早期

1. 症状　伤后 1～2 周内，患肢局部肿胀、疼痛，发热，无恶寒或寒战，口渴，口苦，心烦，尿赤便秘，夜寐不安，脉浮数或弦紧，舌质红，苔黄厚腻。

2. 处方

［处方 1］

组成：透骨草 500g。

用法：上药与白酒少许共炒至略带黄色，加水煎煮 6～8 小时，再与 45% 酒精配制成药酒 500ml，每次用 50ml，淋洗伤口，每日 2～3 次。

功用：活血化瘀，消肿止痛。

［处方 2］骨科熏洗验方。

组成：苍术、细辛、羌活、桑枝、石菖蒲、薄荷（后下）、白芷各 9g，川椒 6g，生姜 62g，木瓜、生川乌、生草乌各 15g，陈皮、葱白（或葱子）、陈艾各 30g。

用法：上药加清水 3000ml，煎数沸，将药液倒入盆内，趁热先熏后洗患处，每次熏洗 20～30 分钟，熏洗后擦干肌表，再用绷带包扎，以防感受寒邪。每日熏洗 2 次，每剂可用 2 日。

功用：散寒活血，顺气除湿，通经活络。

［处方 3］伸筋草洗方。

组成：荆芥、防风、川芎各 6g，淡附片 4g，五加皮 12g，伸筋草、络石藤、桂枝、桑枝、木瓜各 10g，鸡血藤 15g。

用法：上药加清水 2000ml，煎沸 5～10 分钟，将药液倒入盆中，趁热先熏后洗患处约 30 分钟。每日熏洗 1～2 次，每剂可用 2 日。

功用：舒筋活血，消肿止痛。

[处方 4] 当归透骨汤。

组成：当归、透骨草、花蕊石、赤芍、天仙藤各 15g，蒲公英、苏木、紫花地丁各 12g，没药、芙蓉叶、白及、刘寄奴、生蒲黄各 10g，红花、茜草各 6g，桂枝 5g。

用法：上药加清水 5000ml，煎沸 15 ~ 30 分钟，过滤去渣，取汁倒入盆内，趁热以热气熏蒸患处，待药温降至 50℃ ~ 70℃，可浸洗患处，也可用两块毛巾交替浸湿敷于患处，每次 1 ~ 2 小时。每日熏洗 1 ~ 2 次，翌日熏洗仍用原药液加热，汤液减少时可适当加入冷水以补充。春秋季每剂用 3 ~ 4 日，冬季 5 ~ 6 日，夏季 1 ~ 2 日。

功用：行血散瘀，消肿止痛。

二、中期

1. 症状 伤后 2 周，患肢肿胀基本消失，局部疼痛逐渐消失，骨质未连接。

2. 处方

[处方 1] 骨碎补剂。

组成：骨碎补、桑寄生、威灵仙、伸筋草、苏木各 15g，桃仁、续断、归尾、桑枝各 9g，川芎、红花各 6g，黄酒 60ml。

用法：上药加水 3000ml，煎沸 30 分钟，取汁倒入盆内，浸洗患处。每次洗 30 分钟，每日 1 剂，洗 3 次，连洗 5 日为 1 个疗程。

功用：活血舒筋，化瘀通络。

[处方 2] 二乌透骨酊。

组成：生川乌、生草乌、透骨草、伸筋草、艾叶、山楂各 20g，西红花、桃仁、冰片（或樟脑）各 10g，乳香 40g，细辛、桂枝各 10g，95% 乙醇（酒精）2500ml。

用法：上药共研粗末，浸入 95% 乙醇中，密封浸泡

15～30 日，每日摇动 2～3 次即成酊剂，备用。用时每取药酊 20ml，加开水冲成 2000ml 药液，趁热熏洗患处，或用毛巾浸透热敷患处。每日早晚各 1 次，每次熏洗 15～30 分钟。或取本药酊，外涂擦患处，每日涂擦数次。

功用：活血散瘀，消肿止痛。

[处方3] 红花透骨汤。

组成：透骨草、五加皮、川断、桑寄生各15g，当归、钩藤、鸡血藤各12g，白及、海桐皮各10g，泽兰、艾叶各6g，木瓜、羌活、红花、桂枝各5g。

用法：上药加清水 5000ml，煎沸 15～30 分钟，过滤去渣，取汁倒入盆内，趁热以热气熏蒸患处，待药温降至50℃～70℃，可浸洗患处，也可用两块毛巾交替浸湿敷于患处，每次 1～2 小时。每日熏洗 1～2 次，翌日熏洗仍用原药液加热，汤液减少时可适当加入冷水以补充。春秋季每剂用 3～4 日，冬季 5～6 日，夏季 1～2 日。

功用：补益肝肾，强壮筋骨，舒筋活血。

三、后期

1. 症状 骨折临床愈合，可遗留有关节僵硬，筋脉拘挛，筋骨酸痛，肌肉僵凝，肌腱粘连，关节活动受限。

2. 处方

[处方1] 二藤透骨汤。

组成：当归、天仙藤、透骨草、钩藤、鸡血藤各15g，白及、伸筋草、苏木、赤芍、蒲公英、乳香、刘寄奴各10g，木瓜、红花、艾叶各6g，桂枝5g。

用法：上药加清水 5000ml，煎沸 15～30 分钟，过滤去渣，取汁倒入盆内，趁热以热气熏蒸患处，待药温降至50℃～70℃，可浸洗患处，也可用两块毛巾交替浸湿敷于患处，每次 1～2 小时。每日熏洗 1～2 次，翌日熏洗仍用原药液加热，药液减少时可适当加入冷水补充。春秋季每剂用3~4日，冬季5~6日，夏季1~2日。

功用：舒筋活血，通络散结。

[处方2] 伸筋透骨汤。

组成：透骨草、伸筋草各30g，泽兰、刘寄奴各15g。

用法：上药加清水适量（约1500ml），煎数沸，将药液倒入盆中，趁热熏洗患处，每次熏洗15~30分钟。每日熏洗3次，每剂药可熏洗5~6日。

功用：散瘀，活血，止痛。

[处方3]

组成：三棱、莪术、羌活、独活、生川乌、生草乌、桂枝、川牛膝、威灵仙、细辛、丹参、红花、川椒各9g，乳香、没药、艾叶、甘草各6g，透骨草、伸筋草各15g。以上19味共研为粗末，混匀，烘干后分袋包装，每袋150g，储存备用。

用法：取上药末150g，置于锅中或小盆中加水煮沸后，将锅或盆取下，将患肢置于锅或盆上方，外罩以湿热毛巾，利用药物蒸气熏蒸患处（注意防止烫伤），待水温降低后，再用药水浸洗患处，边洗边揉（冬季注意保暖），每日2次，每次15~30分钟，每剂药可熏洗2~3次，但夏天最好当日煎煮，当日使用，以免过夜致药液变质。熏洗完后，忌用冷水或其他寒冷药物外洗或外敷，如需外敷，必须加温后应用。每10日为1个疗程。

功用：舒筋活络，软坚散结，祛风除湿，活血止痛。

[处方4]

组成：上肢骨折患者采用伸筋草20g，透骨草20g，威灵仙20g，防风15g，荆芥15g，红花15g，秦艽15g，桂枝15g，苏木15g，川芎15g。下肢骨折采用伸筋草20g，透骨草20g，五加皮20g，秦艽15g，海桐皮15g，牛膝15g，木瓜15g，红花15g，苏木15g。

用法：每剂加水至 3500ml 左右，将中药煎好，凉至 70℃~80℃，倒入清洁盆中，将患肢放在熏洗架上，外盖布单或者大浴巾不使热气外透，对患肢进行熏蒸，待水温至 38℃~40℃ 时，用纱布数块或毛巾蘸药液热渍患处，反复多次，待药液不烫手时，将患肢浸于药液中进行泡洗；也可将浸湿的毛巾放在患处（冬天药液凉时可随时加温），熏洗时间每次 1~2 小时，每日 2 次，10 日为 1 个疗程，在熏洗过程中指导患者进行正确的功能锻炼。

功用：舒筋活络，行气活血，滑利关节。

第六节　扭挫伤

扭挫伤是常见的软组织损伤之一，俗称"伤筋"。扭挫伤是指关节遭受内翻、外翻和扭转牵拉外力而引起筋肉的损伤。具体来说，扭伤是指间接暴力使肢体和关节突然发生超出正常范围的活动，外力远离损伤部，伤位多在关节周围，其关节周围的筋膜、肌肉、肌腱、韧带、软骨盘等过度扭曲、牵拉，引起的损伤、撕裂、断裂或错位；挫伤是指直接暴力打击或跌扑撞击、重物挤压等作用于人体，引起该处皮下、筋膜、肌肉、肌腱等组织损伤。可发生于任何年龄。常见于肩、腕、膝、踝等关节处。

【病因病机】

《诸病源候论·腕伤初系缚候》中说："夫腕伤重者，为断皮肉、骨髓；伤筋脉，皆是卒然致损，故血气隔绝，不能周荣，所以须善系缚，按摩导引，令其血气复也。"本病多因跌、扑、压、扎、扭等外力作用于人体，筋肉受损，伤及脉道，血流瘀滞，脉络破损，血溢脉外，瘀血（包括渗液和分解产物等）聚积皮下、筋膜、肌腠之间而形成肿胀；气血互阻，气滞血瘀，引起皮肤瘀紫、疼痛和功能障碍。若治疗不当或不及时，以致伤处气血滞涩，血不荣筋，风寒湿邪乘虚侵袭，故伤处肿胀难消，筋肉挛缩、疼痛。

【历史沿革】

《医宗金鉴》中以海桐皮汤和八仙逍遥汤熏洗治疗伤筋。若仅伤筋肉，尚属易治；若骨体受伤，每多难治。先以手法轻轻搓摩，令其骨合筋舒，洗以海桐皮、八仙逍遥汤等，贴以万灵膏，内服舒筋定痛之剂，及健步虎潜丸、补筋丸。

【现代研究】

1. 孙氏根据中医学"损药必热"的原则对扭挫伤采用三期辨证的方法，使用不同中药熏洗方治疗该病。同时配合拿捏、按揉、点穴、拨络、屈伸等理筋手法。

2. 赵氏采用乌苏散熏洗治疗手足扭挫伤287例，取得了较好的临床疗效。乌苏散由制川乌3000g，制草乌1500g，桂枝750g，细辛500g，麻黄500g，川椒500g，乳香750g，没药750g，桃仁500g，红花750g，苏木750g，泽兰750g组成，有温通血脉、活血消肿、舒筋止痛之效，使痛止肿消，而功能障碍得以恢复。且本法简廉易行，便于推广应用。

【辨证论治】

一、初期（急性期）

1. 症状　关节损伤后1~2周内，症见关节活动困难，局部肿胀明显，疼痛剧烈，皮肤红肿发热，可见大片青紫瘀斑。

2. 处方

[处方 1] 活血消肿汤。

组成：当归 20g，川芎 20g，赤芍 20g，乳香 15g，没药 15g，血竭 15g，三七 15g，黄芩 20g，木通 20g，栀子 20g，延胡索 15g，大黄 20g，泽泻 20g，紫荆皮 25g。

用法：先行正骨手法整复理筋后，用上方外洗。将药物置于盆中，加水 1000~1500ml，煎沸后离火，将患处置于其上先熏后洗，每次 30~40 分钟，每日 2~3 次，秋冬季每剂可用 3~4 日，春夏季用 1~2 日。损伤 24 小时内须将药液冷却至皮温以下再浸洗，亦可用凉水冷敷。损伤 24 小时后方可用较热药液熏洗。洗后卧床休息，局部制动，患肢抬高。

功用：活血化瘀，消肿止痛。

[处方 2] 桃仁煎。

组成：桃仁、红花、乳香、没药、五倍子（捣碎）、黑豆各 20g，赤芍、甘草各 15g，白酒 30ml。红肿热痛严重者，加大黄 15g，银花 30g，川黄柏 15g。

用法：上药加清水 3000ml，煎至 1500ml，将药液倒入盆内，加入白酒，趁热熏蒸患处，待药水温度稍减，即用毛巾浸药液洗患处，待药液尚有余温，停止熏洗，并用毛巾擦干患处。每次熏洗 30 分钟。每日熏洗 2 次，每剂可用 4 次。避受风寒。

功用：活血散瘀，消肿止痛。

[处方 3] 扭伤洗方。

组成：透骨草、忍冬藤各 30g，伸筋草、苏木、三棱、牛膝各 15g，白芷、海桐皮、红茜草、红花、赤芍、当归、五加皮、川黄柏、升麻各 10g。

用法：上药加清水 3000ml，煎数沸，将药液倒入盆内，趁热先熏后洗患处，每次熏洗 30 分钟。每日熏洗 2~4 次，每日 1 剂。

功用：活血化瘀，消肿止痛。

[处方 4] 土鳖虫煎。

组成：土鳖虫 30g，当归 60g，艾叶 40g，地榆、黄柏各 30g，乳香、没药各 15g，银花、赤芍、白芍各 30g。

用法：上药加清水 2500ml，煎沸 10～15 分钟，将药液倒入盆内，待药液温度稍凉时，即将患部浸入药液中泡洗，可持续 30～60 分钟。每日 2～3 次，每剂可洗 2 日。

功用：活血行瘀，消肿止痛。

二、中期（恢复期）

1. 症状 关节损伤后 2～3 周内，症见局部肿痛减轻，但活动时仍疼痛，皮色稍暗红，皮温不高，有的因失治误治而表现为关节虚肿，按之凹陷难复。

2. 处方

[处方 1] 活血伸筋散。

组成：当归 20g，川芎 20g，红花 15g，乳香 15g，土鳖虫 15g，地龙 20g，苍术 20g，木通 15g，川贝 15g，木瓜 20g，威灵仙 20g，白芷 20g，桂枝 20g，伸筋草 20g，路路通 20g。虚肿者加黄芪 40g，枳壳 20g。

用法：将药物置于盆中，加水 1000～1500ml，煎沸后离火，将患处置于其上先熏后洗，每次 30～40 分钟，每日 2～3 次，秋冬季每剂可用 3～4 日，春夏季用 1～2 日。药用洗后进行不负重关节轻微伸屈活动，以不疼痛和不加重肿胀为原则，但不宜做旋转及内外翻动作。

功用：活血通经，舒筋活络。

[处方 2] 正骨烫药。

组成：当归、羌活、红花、白芷、乳香、没药、骨碎补、续断、防风、木瓜、川椒、透骨草各 12g。

用法：上药装入布袋，放于蒸笼内，蒸热后敷于患处，

小儿药浴疗法

每次持续 1 小时左右，每日 2 次，也可煎水熏洗患处。

功用：舒筋活络，活血壮筋。

三、后期（陈旧期）

1. 症状 关节损伤 3 周后，症见局部轻度肿胀，关节活动范围减小，触摸软组织弹性减弱，或有瘢痕硬结形成，皮温低。

2. 处方

［处方 1］软坚伸筋汤。

组成：川乌 25g，草乌 25g，半夏 15g，南星 15g，皂角刺 20g，昆布 20g，三棱 15g，莪术 15g，土鳖虫 15g，山甲 15g，威灵仙 20g，伸筋草 25g，透骨草 25g，肉桂 20g。

用法：将药物置于盆中，加水 1000 ~ 1500ml，煎沸后加醋 100g 离火，将患处置于其上先熏后洗，每次 30 ~ 40 分钟，每日 2 ~ 3 次，秋冬季每剂可用 3 ~ 4 日，春夏季用 1 ~ 2 日。

功用：祛痰软坚，温经散结。

［处方 2］四肢洗药方。

组成：桂枝、川草薢、伸筋草、乳香、没药、羌活、川牛膝、淫羊藿、当归、补骨脂各 10g，独活、透骨草各 12g，川红花、川木瓜各 6g。

用法：上药加清水 2000ml，煎数沸，将药液倒入盆内，趁热先熏后洗患处，每次熏洗 30 分钟。每日熏洗 1 ~ 3 次，每剂可用 2 日。

功用：祛风除湿，温经通络，活血化瘀，消肿止痛。

［处方 3］乌苏散。

组成：制川乌 3000g，制草乌 1500g，桂枝 750g，细辛 500g，麻黄 500g，川椒 500g，乳香 750g，没药 750g，桃仁 500g，红花 750g，苏木 750g，泽兰 750g。上药经干燥，粉碎成粗粉，混匀分装，每袋 220g，备用。

用法：取乌苏散 220g，用凉水浸泡 10 分钟，煮沸 5~10 分钟，先熏后洗患处，每日 1~2 次，每次 30~60 分钟。每袋可连用 2 日。每 3 袋为 1 个疗程。如不愈可继续进行第 2 个疗程的治疗。局部皮肤肿胀发热、发红者，加银花 30g，连翘 30g，生大黄 20g。急性扭挫伤在 24 小时以内的不得使用乌苏散治疗；局部皮肤有破损者禁用本方法治疗；有脱位者，先行手法复位，再用此方法治疗。

功用：温通血脉，活血消肿，舒筋止痛。

第七节　脱　臼

脱臼又称关节脱位，是指外力或其他原因造成关节各骨的关节面失去正常的对合关系。因外伤引起者为外伤性脱位；因关节病变引起者为病理性脱位；脱位后关节完全丧失对合关系者为完全脱位；部分丧失者为半脱位。伤后关节局部疼痛、肿胀、活动障碍及出现畸形，多可据此作出诊断。小儿常见"小儿桡骨头半脱位"，即"牵拉肘"，俗名"肘错位"，表现为孩子骤然间啼哭不止，或喊叫被牵拉的胳膊疼痛，肘关节往往呈半屈位，前臂不敢旋后，不能抬举与取物，不能自由活动，在肘关节的桡骨头处有压痛，局部却无明显的肿胀和畸形。这种错位好发于 4 岁以下的儿童。脱臼具有反复性、习惯性，只要发生一次，以后就容易反复发生。有些孩子则是先天性习惯脱臼。手法复位是治疗本病的主要方法，时间越早、越易复位，效果越好。只要手法正确，可立即治愈。复位后可选择适当熏洗疗法促进关节功能恢复。

【病因病机】

引起关节脱位的原因主要是外力损伤，多为间接暴力。

由于小儿筋骨柔嫩，尚未充实坚固，在行走或被家人牵拉不慎，或跌扑被物扭伤而易致脱；或关节活动失当，幅度过大等而致关节脱臼。直接暴力引起的脱位较少见。此外，还有先天性脱位，即胎儿在发育过程中受到某些因素的影响而使某关节发育异常，产生脱位。若素体虚弱、精血不足，或脱位、伤筋等损伤后治疗失当，导致肝肾虚损，筋骨脆弱，关节松弛，筋不束骨，遇轻微外力就脱位，且屡次发生，称习惯性脱位。

【历史沿革】

1. 《金疮跌打接骨药性秘书》曰："落得打草（半斤），陈小麦柴（一大把），艾叶（少许），三味投入锅内，河水煎一锅滚透。如手足落骱，即以汤注一瓮内，以手足浸之，以绵絮裹瓮口，不可使热气外泄。"

2. 《伤科大成》载代痛散（又名宽筋散）。"当归、红花、刘寄奴、香附、五加皮、艾叶、紫稍花、川断、伸筋草、乳香、没药、桂枝、闹羊花加生葱十枝、樟木二两，煎汤先熏后洗。"

【现代研究】

1. 《临床正骨学》一书中记载了二号洗药（川乌、草乌、花椒、艾叶、苍术、独活、桂枝、防风、红花、刘寄奴、透骨草、伸筋草各 9g）外用熏洗治疗四肢骨折、脱位、伤筋等损伤后期，局部僵硬，挛缩酸痛者。

2. 《熏洗疗法治百病》一书中记载了加减海桐皮汤、正骨汤，活血止痛熏洗汤等方熏洗治疗脱臼。

【辨证论治】

一、急性期

1. 症状 关节肿胀疼痛，或见青紫瘀血，不能活动。

2. 处方 活血止痛熏洗汤。

组成：白矾 12g，当归、白芷、木瓜、怀牛膝、五加皮、透骨草、红花、艾叶、花椒、延胡索、青皮、乳香、没药各 9g。

用法：熏洗法。上药加清水约 1500ml，煎沸 10 分钟，将药液倒入盆内，待温，边煎边洗。注意用水不要太热，以免烫伤起水疱。或用清洁白布，沿患处周围包裹 3~4 层，然后用热水在布外频频擦洗。每日 1 剂，每日洗 3~4 次。

功用：活血止痛。

二、缓解期

1. 症状 关节肿胀渐消，仍时有隐痛，活动后酸胀疼痛。

2. 处方

［处方 1］加减海桐皮汤。

组成：海桐皮 30g，当归、防风各 12g，红花、川椒、地龙、秦艽、川断、桂枝、羌活、牛膝各 9g，乳香、没药各 6g，五加皮 15g。

用法：熏洗法。上药共研粗末，用布包裹，加清水（适量约 1500ml），煎数沸，将药液倒入盆内，趁热先熏后洗患处，每次熏洗约 20~30 分钟。每日熏洗 1~2 次，每剂可连用 2 日。

功用：舒筋活血，消肿止痛。

［处方 2］五加皮汤。

组成：当归（酒洗）10g，没药 10g，五加皮 10g，皮硝 10g，青皮 10g，川椒 10g，香附 10g，丁香 3g，地骨皮 3g，丹皮 6g，老葱 3 根，麝香 0.3g。

用法：煎水外洗（可去麝香）。

功用：和血定痛，舒筋。

第八节　烧　伤

烧伤是儿科常见的损伤性疾病，婴幼儿以烫伤为多见。中医学称为"水火烫伤"。现代医学对烧伤的深度、轻重有较为明确的分类，如烧伤面积用"中国九分法"计算，烧伤的深度则用"三度四分法"。中药熏洗一般适用于烧伤的程度比较局限、病情较轻的Ⅰ度、Ⅱ度烧伤。

【病因病机】

本病是由于沸水（油）、烈火、电、放射线，或化学物质作用于人体而引起的损伤。

强热作用于人体，热毒炽盛则损伤皮肉，致使皮肉腐烂。轻者仅使皮肉损伤，不影响内脏，无明显全身症状；重者还会耗损体内阴津，或热毒内攻脏腑，出现高热，烦躁，昏迷，休克等变证。

【历史沿革】

1. 《外科正宗》曰："汤泼火烧，此患原无内症，皆从外来也。有汤火热极，逼毒内攻；又有外伤寒凉，极毒入里，外皮损烂者，以清凉膏、粟壳膏涂之……疱破，珍珠散搽之自愈……珍珠散治汤泼火烧，腐皮已尽，疼痛已止，用此掺即愈。"

2. 《外科大成》曰："用黄泥水洗之涂之；一用鸡子

清一个，加香油三分之一，打百十下，令匀。以鹅翎蘸扫患处，其冷如冰，其痛立止。及治汤火伤、火药伤，多制涂之，神妙莫测，诸药不及此。"

【现代研究】

曹氏等运用自制"烧伤液"对136例烧伤患者治疗，结果疗效满意。组成：生地60g，熟地60g，香白芷60g，黄连60g，艾叶60g，生甘草60g，血余炭60g，黄蜡60g，嫩槐花20段（10~15cm），冰片45g，香油1500ml。经研究本方具有抗渗、止痛、抑菌消炎、成痂之功效，故而能达到凉血解毒、化瘀止痛、祛腐生肌之目的，收到良好的治疗效果。

【辨证论治】

热毒炽盛

1. 症状　对于烧伤的程度比较局限，病情较轻的Ⅰ度、Ⅱ度烧伤，临床多以皮肤的损害为主，常表现为红斑、水疱，严重的表现为焦痂。

2. 处方

［处方1］祛毒消风洗药。

组成：金银花、紫花地丁、蒲公英、蝉蜕、僵蚕、生甘草、黄白菊、钩藤、贯众草各10g，红藤枝65cm，千里光、薄荷各6g。

用法：冲洗法。将上药装入纱布袋中扎好，加水煮沸，煎成黄色为度。待微温时洗涤创面。

功用：消毒杀菌，散风祛腐，清洁创面。

［处方2］黄连洗药。

组成：黄连、黄柏各10g，黄芩、白芍、白蔹、生甘草各12g。

小儿药浴疗法

用法：冲洗法。加水煎汤，过滤去渣，待微温时洗涤创面。

功用：消毒杀菌，祛腐排脓。

[处方3]

组成：虎杖、地榆各等分。

用法：冲洗法。加水煎汤，过滤去渣，高压灭菌备用。将患处浸泡在药液里，每次浸泡30~60分钟，每日2次。

功用：清热解毒，敛疮生肌。

[处方4]

组成：鸡蛋数枚，酒适量。

用法：冲洗法。将鸡蛋去蛋黄，以鸡蛋清和酒调和，涂洗患处，每日数次。

功用：清热解毒。

第九节　脱　肛

脱肛即西医学中的直肠脱垂，是指肛管、直肠黏膜、直肠全层或部分乙状结肠向下移位脱垂于肛门外的一种疾病。本病可见于2~4岁小儿，随着年龄增长可自愈，男女发病率相等。

【病因病机】

现代医学认为，本病为多种因素综合而成。多由于久病体弱或营养不良加之小儿久哭、百日咳、剧烈呕吐、便秘和腹泻时排便用劲、严重包茎和膀胱结石的排尿困难等引起腹压增加的结果。

中医学认为，小儿气血未旺，形气未充，加之久咳久哭耗气，久泻或久痢伤津等因素致中气下陷而发生脱肛，日久可造成局部气血瘀滞，即而郁久化热，临床表现为虚、郁、热症状。

【历史沿革】

1.《五十二病方》曰："人州出不可入者，以膏膏出者，而到（倒）县（悬）其人，以寒水（溅）其心腹，入矣。"

2.《外台秘要》曰："病源脱肛者，肛门脱出也。多因久痢后，大肠虚冷所为，肛门为大肠之候，大肠虚而伤于寒，痢而用气堰，而气下冲则肛门脱出，因谓脱肛也。《短剧》疗脱肛熏方。以女菱一升，以器中烧，坐上熏肛门即愈。"

3.《外科正宗》曰："脱肛诸痔虽难愈，将来一扫效如神，治痔疮坚硬作痛，及脱肛肿泛不收者并用之。以大田螺一枚，用大冰片五厘研末，用尖刀挑起螺盖，将冰片入内，平放片时，待螺渗出浆水，用鸡翎蘸搽患上，勤勤扫之，其肿痛自然消散。"

"一男子素有内痔便血，常欲脱肛。一朝肛门坠重不收，肿痛突起，光亮紫色，此湿热流注结肿。固难收入，以黄连除湿汤二剂，外用珍珠散加冰片清蜜调涂，其肿痛渐减。"

4.《外科大成》曰："截肠者脱肛症也……外用薄荷煎汤洗之，陈年酱萝卜切片托之，自效。"

"蛤硝散洗脱肛。文蛤四两，水五碗，煎汤，入朴硝四两。通手淋洗，至水冷方止。若觉热痛，用熊胆加冰片水化涂之，或用收肛散……一用坎宫锭子涂之。"

【现代研究】

1. 王氏认为中药熏洗坐浴疗法是通过蒸气和药液对肛门部和阴部的熏蒸和浸泡刺激血管和神经，引起局部组织血管扩张，从而促使局部血液和淋巴循环加速，有助于药物有效成分的吸收。

2. 张氏等认为热熏外洗直接作用于患部，可改善局部血液循环，解除不良的神经刺激，温经通脉，消肿活血，促使局部炎症吸收。

【辨证论治】

中气下陷

1. 症状 常见于久泻久痢等身体瘦弱的患儿。脱出的直肠需用手托回，不能自行还纳，咳嗽、喷嚏时就能脱出，面色萎黄，气短懒言，舌淡唇白，脉细弱。若脱出的直肠黏膜充血水肿，甚则糜烂，肛门常有血性黏液流出，肛周潮湿瘙痒，尿赤，舌红，苔黄或腻者，则为湿热下注或郁热互结的表现。

2. 处方

［处方1］

组成：黄芪、五味子、丹参各30g，诃子20g，黄连10g。

用法：熏洗法。取上药加入清水1000ml煮沸，倒入盆中。趁热先熏蒸，熏蒸至温度适宜时再行坐浴。每晚熏洗1次，每次20~30分钟。

功用：升举固脱，散瘀清热。

［处方2］

组成：五味子、石榴皮、防风、升麻、地榆各30g。

用法：熏洗法。每日1剂，水煎2次，共取药液2000ml，分成500ml和1500ml两份，留置使用。每次排便后，先将1500ml药液温热后熏洗20分钟（先熏后洗），再取500ml药液温热以微烫手为度，将无菌纱布浸泡后填塞肛管内，肛门外用纱布覆盖，胶布固定，至再次排便时取出。

功用：收敛固脱。

［处方 3］

组成：苦参汤加五味子、枯矾、石榴皮、乌梅各适量（适用于湿热下注为重者）。

用法：熏洗法。取上药加入清水 1000ml 煮沸，倒入盆中。趁热先熏蒸，熏蒸至温度适宜时再行坐浴。每晚熏洗 1 次，每次 20 ~ 30 分钟。

功用：清热除湿，收敛固脱。

第十节　肛　裂

肛裂是指肛管的皮肤全层纵行裂开并形成感染性溃疡者。临床上以肛门周期性疼痛、出血、便秘为主要特点。儿童肛裂若能够保持大便质软、通畅，多可自愈。中医将本病称为"钩肠痔"、"裂肛痔"、"脉痔"等。

【病因病机】

本病为阴虚津乏或热结肠燥而致大便秘结，排便努责，可使肛门皮肤裂伤，然后感染外邪而逐渐形成慢性溃疡。

【历史沿革】

1. 《外科大成》记有二十四痔，其中对"钩肠痔"的描述为："肛门内外有痔，折缝破裂，便如羊粪，粪后出血，秽臭大痛者。"这是指肛门裂的症状。

2. 《疮疡经验全书·卷七》记有"担肠痔"，其痔横在肛门。

3. 《医宗金鉴·痔疮》中记载："肛门围绕折纹破裂，便结者，火燥也。"

4. 《诸病源候论》记有："肛边生裂，痒而复痛出血者，脉痔也。"也是指肛门裂。

【现代研究】

1. 周氏认为中药熏洗法较普遍地运用于临床各科，将该法结合中医辨证分型，根据不同证型组方，运用于肛肠科某些疾患的治疗，特别是以疼痛、水肿、出血、脱垂等为主症的治疗，都能使症状缓解或消失。

2. 王氏等认为目前治疗肛裂的方法较多，但多可对患者造成一定的痛苦和不便。为此，从 1997 年开始试用中药坐浴治疗肛裂，取得了满意的效果。坐浴疗法避免了口服药物的不良作用和对胃肠道的刺激；避免了直肠内给药对肛裂的刺激；简化用药过程，方便患者；避免了手术损伤和对病人造成的心理恐惧。

3. 赵氏通过观察清热解毒，消肿散结，活血止痛等中药配伍治疗肛裂的疗效，认为中药熏洗治疗肛裂具有消肿散结，活血止痛，清热解毒之功。

【辨证论治】

一、热结肠腑

1. 症状 大便秘结坚硬，便时疼痛剧烈，鲜血附着粪便而下或点滴而下，常因疼痛而哭闹不安、拒食，小便短赤，舌红，苔黄燥，脉滑数。

2. 处方 肛裂熏洗剂。

组成：芒硝 2kg，月石 2kg，明矾 1.5kg，荔枝草 5kg，生川乌 2kg，红花 1kg。

用法：将上述各药研粉混匀，分别装入无纺布袋 200包，每包重量 65g。取坐浴椅一把，上面放置一已消毒的坐浴盆，药袋 1 包放入盆内，注入开水 500ml，让患者坐于椅上，肛门与液面距离约20cm为宜，熏蒸肛门部，待水温渐降至50℃ ~60℃ 时用消毒纱布蘸药液擦洗患处，当水温达40℃时，坐浸药液中，直至药水凉为止。每次熏洗15 ~30 分钟，早晚各1次。

功用：清热解毒，消肿散结，活血止痛。

二、湿热下注

1. 症状　大便不爽，肛门坠痛，大便带血鲜红或混有黏液，肛门潮湿、瘙痒，身倦怠，苔黄腻，脉濡数。

2. 处方　却毒汤。

组成：瓦松、马齿苋、生甘草各15g，川文蛤、川椒、苍术、防风、葱白、枳壳、侧柏叶各9g，硝石30g。

用法：上药加水1250ml，煎至750ml。先熏后洗，每日3次。

功用：清热利湿通便。

第十七章　其他小儿疾病

第一节　脑性瘫痪

　　脑性瘫痪简称脑瘫，是指从出生前到生后 1 个月内脑发育早期，由各种原因所致的一种非进行性脑损伤及发育缺陷，主要表现为中枢性运动障碍及姿势异常，可伴有智力低下、癫痫、感知觉障碍、语言及精神行为异常。是引起小儿机体运动残疾的主要原因之一。国内脑性瘫痪患儿的发病率为 1.8‰~4‰，占小儿神经与遗传咨询门诊人数的首位。国际上统计脑性瘫痪的发病率为 1‰~5‰。城市和农村发病率有差异，后者较高。早期诊断，早期治疗，预后可大大改善。

　　中医学中没有脑性瘫痪的命名，根据其临床表现，将其归属为"五迟"、"五软"、"五硬"、"痿证"、"痉病"等范畴。《婴童百问·二十六问》中提出五软病名："五软者，头软、项软、手软、脚软、肌肉软是也。"《儿科萃精》记载："五硬，谓头项硬、手硬、脚硬、身硬、口硬也。硬者强直冰冷，乃肝受风邪所致。"

【病因病机】

　　《诸病源候论》载四五岁不能语，此候"由在胎之时，其为卒为惊怖，内动于儿脏。"指出妊娠期间，母体病变可能影响胎儿发育。《婴童百问·二十六问》指出："无故不举头，肾疳之病。"说明脑瘫的发生与肾虚密切相关。《医宗金鉴·幼科心法要诀》指出："小儿禀来气血虚，筋骨软弱步难移，牙齿不生，发疏薄，身坐不稳，语言迟。"说明小儿脑瘫的发生主要责之于先天胎禀不足，肝肾亏损，后天失养，气血虚弱或受寒，导致筋脉肌肉失养，阴阳失调，气机升降失常，痰瘀交阻。

【历史沿革】

1. 《颅囟经》以澡浴方治疗小儿行迟。"苦参、茯苓皮、苍术、桑白皮、白矾各半两，葱白少许，上药锉细。每浴时，取一两，沸水三升浸药后，通温，与儿浴之。避风于温处妙。"

2. 《婴童百问》以熏灸法治疗行迟。"当灸第三椎骨下两旁各一寸半肺俞穴，又第五椎骨下两旁二寸半心俞穴，又第七椎骨下两旁各一寸半膈俞穴。以小儿中指节为一寸，艾炷如小麦大，但三五壮而已。"

【现代研究】

1. 张氏认为中药熏洗治疗脑瘫主要以活血化瘀为主，加之借用药液温热刺激，使血管扩张，可促进局部和全身血液循环，起到疏通经络、调和气血的作用，有利于患儿肢体功能的改善。

2. 宋氏认为中药熏蒸能有效改善痉挛型脑瘫患儿的运动功能，缓解肌肉痉挛，降低肌张力。

3. 陈氏认为中药熏蒸能降低脑瘫患儿肌张力，促进功能恢复，对增强免疫力有一定疗效。

4. 梁氏等认为药浴浴液中的药物离子通过皮肤、黏膜的吸收和扩散等途径进入体内，避免了肝脏的首过效应，增加了病灶局部药物的有效浓度，直接针对病因、病位发挥作用，同时通过温热刺激使局部的血管扩张，促进局部和周身的血液循环，改善体内氧化过程，增强新陈代谢，使局部组织营养和全身机能得以改善，从而达到治疗目的。

【辨证论治】

小儿脑瘫的治疗原则以补益先天肾气、填精益髓为主，培育脾胃后天之气、调节饮食、祛邪为辅。

一、肾虚髓亏

1. 症状 四肢瘫痪，痿弱不用，发育迟缓，智力低下，反应迟钝，囟门未闭，语音不清，动作发育落后，抬头或坐立困难，舌质淡红，苔白，脉微细。

2. 处方

［处方1］

组成：红花15g，桑枝15g，当归15g，桂枝10g，伸筋草15g，独活20g，川断15g，狗脊15g，黄芪10g，川牛膝15g，木瓜20g，葛根15g。

用法：熏洗法。药物冷水浸泡30分钟后，煎水至2000～2500ml，用纱布过滤后倒入浴盆热水内，药液温度要比体温略高，一般为40℃～42℃。此时医师托住患儿的身体，先将游泳圈（根据患儿年龄及体重，选用不同型号的游泳圈）套在患儿的颈部，然后再将患儿放入药浴盆中浸泡，让患儿自己活动、游泳，每次20～30分钟，同时给予全身按摩，使其皮肤充分接触药液，按摩手法由轻到重，由浅到深，每次10～15分钟，每日1次。20日为1个疗程。

功用：补肾益髓，活血通络。

［处方2］

组成：伸筋草30g，透骨草30g，当归20g，红花20g，川牛膝15g，杜仲15g，艾叶20g，千年健20g，全蝎5g，蜈蚣1条，干姜30g。

用法：熏洗法。以上诸药用棉纱布包成药包，放入3000~4000ml 凉水浸泡 30 分钟，然后用大火煎煮，待煮沸之后文火煮 30 分钟。之后把药液倒入木浴盆，待药液温度比体温温度略高，一般为 38℃~42℃，医师先将游泳圈（根据患儿的年龄和体重，选用不同型号的游泳圈）套在患儿的颈部，然后将患儿放入药浴盆中，让患儿自己活动。医师同时用药袋擦拭患儿的躯干和四肢，使皮肤充分接触药液，并施以按摩手法作用于患侧，由轻到重，由浅入深，以改善患儿的异常姿势，促使局部组织得到营养和改善机能。每次 10~15 分钟，每日 1 次，20 日为 1 个疗程。

功用：补益肝肾，温经活血。

二、阴虚风动

1. 症状 下肢瘫痪，颈项牵强，手足徐动，站立时足痉挛，足履不正，眼面牵掣，语言不利，时有癫痫样发作，舌质红，脉细数。

2. 处方

组成：伸筋草 30g，鸡血藤、当归、杜仲、白芍各25g，透骨草、川牛膝、木瓜、钩藤各 20g，地龙 10g（药量为 3 岁以内患儿用，3 岁以上患儿药量适量增加）。

用法：熏洗法。将上药置砂锅中加水 3000ml，煮沸 10 分钟后，将药液倒出，置于盆中，以热气熏蒸患肢，待水温降至 30℃~40℃，每日 2 次。冬季天气寒冷可用浴罩，把患儿放入浴罩中使用，以免受凉感冒。

功用：滋补肝肾，息风潜阳。

三、脾气亏虚

1. 症状 精神倦怠，四肢瘫痪，少气懒言，唇软咀嚼无力，舌常伸出，食少，腹胀，便溏，舌质淡，苔白，脉细弱。

小儿药浴疗法

2. 处方

[处方 1]

组成：黄芪 30g，当归 15g，川芎 15g，鸡血藤 15g，牛膝 15g，红花 15g，赤芍 15g，伸筋草 15g，透骨草 15g，络石藤 15g，木瓜 15g。

用法：熏蒸法。采用医用智能气疗仪（小儿熏蒸）单人躺式。把全部中药装入特制的小布袋里，扎紧布袋口，用水浸湿，药袋放进蒸气炉腔内，盖上炉盖，水位调至中水位以上，温度根据患儿年龄大小、耐热程度，一般调控在 38℃~40℃，患儿赤身躺入辅有透气治疗巾的熏蒸床上，头部以下盖上包被，时间为每次 30 分钟，每日 1 次，30 日为 1 个疗程。

功用：益气健脾，活血通络。

[处方 2]

组成：黄芪、白术、当归、川芎、白芍、鸡血藤、红花、牛膝、透骨草、伸筋草、络石藤、木瓜各等分。

用法：熏蒸法。采用医用智能气疗仪。患儿全身赤裸在治疗舱中，蒸气温度 40℃~42℃，舱内温度 38℃~40℃，治疗时间每次 30 分钟。连续治疗 20 次为 1 个疗程，1 个疗程后休息 1 周再进行下 1 个疗程。

功用：柔肝健脾，益气养血。

四、瘀阻脑络

1. 症状 下肢瘫痪，智力减退，头发稀落，颜面、头颅青筋暴露，四肢厥冷，舌质紫暗，脉细涩。

2. 处方

[处方 1]

组成：黄芪 40g，当归 15g，川芎 12g，地龙 9g，桃仁 12g，红花 15g，赤芍 15g，郁金 12g，远志 10g，伸筋草 15g，透骨草 15g。

用法：熏蒸法。采用熏蒸治疗仪设备，把中药和适量水倒入中药蒸发器中，温度调控38℃～42℃，患儿躺入熏蒸床上，熏蒸30分钟，每日治疗1次，20日为1个疗程。

功用：活血化瘀，通窍醒脑。

[处方2]

组成：伸筋草30g，透骨草30g，川木瓜30g，地龙30g，红花20g，丝瓜络30g，桂枝30g，冰片3g，生姜30g。

用法：熏蒸法。室温不低于20℃，房间应通风干燥，采用中药熏蒸治疗床，取上述中药，与适量水放入熏蒸床的中药蒸发器中，温度调控在38℃～41℃。让患儿躺在床上，注意保持肢体的功能位，盖上小棉被，护士应在旁随时观察患儿，严格掌握药气温度，避免烫伤皮肤；治疗后应及时用浴巾擦干汗液，更衣并稍事休息，适量饮水，防止大量出汗，导致虚脱，注意保暖，全程应尽量保持患儿轻松愉快。每次30分钟，每日1次，30日为1个疗程，共3个疗程。

功用：疏通经络，活血化瘀。

五、痰湿内阻

1. 症状 四肢瘫痪，喉间痰鸣，时作癫痫或抽搐，伴有泛恶，纳呆，舌苔腻，脉滑。

2. 处方

组成：胆南星、陈皮、法半夏、冰片、远志、石菖蒲、僵蚕、全蝎等药研粉过100目，储瓶备用。每次用药粉15g，用开水调成厚约0.2cm、直径10cm的药饼敷于百会、四神聪穴上，将艾叶、石菖蒲、苍术、红花等药研粉后，用桑皮纸做成直径1.2cm、长约6cm的艾段。

用法：熏灸法。取2节艾段点燃后放入"脑病熏灸帽"储药槽内，戴在患儿头上，对百会、四神聪隔中药饼熏灸30分钟。每个疗程20天，休息15天后再行第2个疗程，共治疗 3 个疗程为 1 个治疗周期。

功用：化痰祛瘀，醒脑开窍。

第二节 解 颅

正常小儿的颅骨缝，大都在出生 6 个月时开始骨化，后囟在 2~4 个月时闭合，前囟在 1 岁至 1 岁半时闭合。解颅是以小儿囟门应合不合，反而宽大，颅缝裂解为主要特征的病证，中医学中又名"囟开不合"、"囟解"。多见于 6 个月~7 岁的小儿。见于现代医学的脑积水、佝偻病等。

【病因病机】

解颅多由小儿先天不足，肾气虚弱，肾虚则水液运行障碍，停滞于脑中；又肾虚不能生髓养骨，骨之生长受阻，或脾胃虚弱，运化失常，清阳不升等引起。

【历史沿革】

《幼幼新书》曰："《葛氏肘后方》治小儿解颅。蟹足骨、白蔹等分，细末，乳汁和涂上，干又敷。《千金》治小儿解颅方。熬蛇蜕皮，末之，和猪颊车中髓，敷顶上，日三四度。《千金》又方猪牙颊车髓，敷囟上瘥。《千金》治小儿脑长解颅不合，羸瘦色黄，至四五岁不能行。半夏熨方：半夏（汤洗七遍），生姜、芎（各一两），细辛（三两），桂心（一尺），乌头（去皮脐，十枚），上六味咀，以醇苦酒五升渍之。时煮三沸，绞去滓，以绵一片浸药中，适寒温以熨囟上，冷更温之，复熨如前。朝暮各三四熨乃止，二十日愈。《千金》治小儿解颅。三物细辛敷方：细辛、桂心（各半两），干姜（炮，十八铢），上末之。以乳汁和敷颅上，干复敷之，儿面赤即愈。《简要济众》治小儿解颅不合。驴蹄不许多少，烧灰研，以生油和，敷于头骨缝上，以瘥为度……《圣惠》治小儿颅骨开。宜涂白及散方：白及、细辛、防风（去芦头）、柏子仁上各一分捣，细罗为散，以乳汁调涂儿颅骨上，日再用之……长沙医者丁时发传治小儿解颅。虎骨方：虎骨、败龟板、不灰木、乳香（各半两），上为末。用生猪血于手心内调，涂在头缝开处，以旧绵子包裹七日，第八日以葱汤水洗去前药，再用此药涂之。经年者已减一分，又歇三日，方再用药涂之。"

【辨证论治】

湿郁脑髓

1. 症状 囟门不合，头颅增大，前囟宽大，颅缝裂解，目珠下垂，头皮光急，神情呆滞，面色淡白，白睛多而目无光采，身体瘦弱。

2. 处方 解颅洗剂。

组成：丹参20g，赤芍、茯苓皮各15g，制附子、吴茱萸各6g，川牛膝、川芎、泽泻各10g。

用法：熏洗法。上药加水1500ml，煮沸10分钟，将药液倒入A盆中，另用一小盆放药液250ml，置炉上保温，用两条毛巾浸入药液中。待A盆中药液温度适宜时，将患儿双足浸泡于药液中，同时，取毛巾1条少拧干热敷患处。冷则换另一条。每次浸敷1小时。每日1次，每剂用2次，10日为1个疗程。

功用：活血化瘀，温阳利水。

第三节 痿　证

痿证是以肢体痿软无力，甚至不能随意运动为主要症状的一类病证。以下肢不能随意运动碍于行走较为多见，故有"痿躄"之称。根据发病病因、病位的不同，可分为皮、肌、筋、肉、骨痿。痿证任何年龄都可出现，但以5～10岁小儿多见。一年四季皆可发病，但以5～10月罹患者多见。常见于温热病程中或者病后，也有部分患儿在生长发育过程中出现，并随着年龄的增长而症状逐渐明显。患病后多数患儿可逐渐恢复，严重病例可留下肢体痿废不用，肌肉萎缩等后遗症。

【病因病机】

痿证多由机体气血不足，肝肾亏虚，风温湿邪乘虚而入，客于经络，阻塞气血，导致肌肤不仁，筋骨失养，四肢痿废不用而致。如《素问·生气通天论》说："湿热不攘，大筋緛短，小筋弛长，緛短为拘，弛长为痿。"故湿热浸淫可成痿证。

【现代研究】

1. 《瘫痪病外治独特新疗法》中采用全息手足药浴疗法治疗痿证。

2. 《沐浴法百病妙治》一书中指出采用泥浴治疗痿证。泥浴法分为全身泥浴和局部泥浴。泥浴前应详细检查，掌握温度、时间。

3. 张氏运用天、人、地三步灸法配合参苓白术散熏浴两足，治疗肌无力症取得较好的效果，方法如下：取参苓白术散极细粉末90g，加水2600ml，搅动均匀，浸泡5分钟左右后加热煮沸，用其蒸气熏蒸两足。同时在百会穴及大椎穴施隔附子饼灸各3壮。待水温降至两足可以忍受时，将两足浸入药汁中泡洗，同时分别艾灸脾俞穴、天枢穴各5壮。最后擦干两足，灸涌泉穴、足三里穴各7壮。继以毛巾敷足10分钟即可。每天按上法治疗2次，5日为1个疗程。

【辨证论治】

一、肺热伤津

1. 症状 初起发热，渐即出现两足痿软无力，或四肢软瘫，伴有皮肤枯燥，心烦口渴，呛咳无痰，咽喉不利，气短自汗，小便短赤热痛，舌红，苔薄黄，脉细数。

2. 处方

组成：当归、赤芍、木瓜、桑枝各15g，制附子9g，穿山甲6g，桂枝9g，蜈蚣1条，桑寄生、土牛膝、川白芍各10g。

用法：蒸气法。将上药置于锅中煮沸15分钟，使其温度保持在45℃~55℃之间，以熏蒸四肢。每次可熏30~60分钟，7日为1个疗程，一般治疗2~3个疗程。

功用：清热润燥，养阴益肺。

二、湿热浸淫

1. 症状 四肢痿软，以下肢为著，足背微肿，肢体麻木，喜冷恶热，伴身热不扬，纳呆，口臭，面色发黄，胸脘痞满，小便短赤，舌红，苔黄腻，脉滑数。

2. 处方

组成：寻骨风30g，威灵仙30g，半枝莲240g。

用法：熏蒸法。上药4剂加水煮沸，熏患肢，并配合烤火，将患肢皮肤烤热及用醋气熏蒸患肢，可配合穴位按摩。

功用：清热解毒，利湿通络。

三、脾胃虚弱

1. 症状 下肢渐渐痿软无力，肌肉消瘦，甚则萎缩，纳少便溏，面色少华，舌淡，苔薄白，脉细缓无力。

小儿药浴疗法

312

2. 处方　乌芪煎。

组成：麻黄9g，杜仲9g，生川乌9g，生草乌9g，当归9g，花椒6g，川断12g，党参12g，黄芪30g。

用法：上药加水2000ml，煎煮30分钟后，去渣取汁，趁热熏洗患肢，水温以不烫手为宜，每日1～2次，15日为1个疗程。休息2日后可继续第2个疗程。每剂可用2次。

功用：益气健脾。

四、肝肾亏虚

1. 症状　起病缓慢，肢体痿软无力，腿胫大肉渐脱，或下肢不能任地，或伴有遗尿，盗汗，五心烦热，舌红，脉细数。

2. 处方

组成：金毛狗脊、吴茱萸、山茱萸、木鳖子各3g。

用法：熏洗法。上药平均分为4次用，每次用水5碗，煎煮上药，趁热熏蒸患肢，再用汤液淋洗，每日2～5次。

功用：补益肝肾，通经活络。

第四节　夏季热

夏季热多发生于夏令季节，是婴幼儿时期的常见病，也是婴幼儿夏天发生的一种特有的季节性疾病，习称小儿夏季热。特点为体温随季节的变化而变化，夏季时体温上升，多表现为长期发热，口渴多饮，多尿、无汗或汗闭等，季节性低热属功能低热的一种，气候好转时体温转为正常，第二年同样时间可出现同样低热表现。发病时间多集中在六、七、八月份，发病年龄主要为婴幼儿，6个月以内，5岁以上少见。此外，本病尚有"暑热症"、"婴儿暑天发热口渴多尿综合征"、"疰夏"等病名。

【病因病机】

本病的发生多责之于小儿先天禀赋不足，如早产儿、未成熟儿，肾气不足者；或后天脾胃不足导致发育、营养较同龄儿差；或病后体质虚弱，不耐暑气。暑气外灼热肌表，内袭肺胃，耗气伤津致卫表郁闭，而见少汗或汗闭，热闭于里则发热口渴，汗与小便同源而异物，故汗闭则尿多。

【现代研究】

陈氏认为本病多因暑气熏蒸，加之体弱，脾胃易伤，中阳既损，则元气不足，清气下陷，致阴火独盛而发热。热久消烁阴津，气阴亏损，虚阳上越。又因气候炎热，阴液更耗，病程较长，热邪郁闭所致。自 1993 年 8 月～1995 年 8 月夏秋季节中，运用中药沐浴治疗本病 14 例，经上法治疗全部治愈。如取升降散（出《伤寒瘟疫条辨》）宣散郁热、调畅气机；竹叶石膏汤（《伤寒论》）清热生津、益气和胃；猪肤汤养肺胃之阴。

【辨证论治】

一、暑伤肺胃

1. 症状　盛夏期间长期发热，气温越高，身热越高，皮肤灼热，少汗或无汗，口渴引饮，小便频数，烦躁，口唇干燥，舌质稍红，苔薄黄，脉数。

2. 处方

组成：金银花、连翘、黄芩、板蓝根、竹叶各15g，薄荷、檀香片各20g，大青叶30g，冰片（研细兑入）3g。

用法：熏洗法。将前 5 味药及大青叶置入锅内加水3000ml，文火煮沸 10 分钟后，投入薄荷、檀香片同煎 5 分钟，滤出药汁另贮。二煎加水 2000ml，煎 15 分钟，滤出药汁与头煎混合。用时取药汁约 1500ml，倒入浴盆，加入适量温水，使水温保持在 25℃ 左右，使患儿全身洗浴，时间约 10～15 分钟，以汗出为佳，每日 1 剂，日浴 2～3 次，连用 2 日为 1 个疗程。

功用：清暑益气，养阴生津。

二、上盛下虚

1. 症状 发热日久不退，朝盛暮衰，口渴多饮，尿多清长，少汗或无汗，精神萎靡或虚烦不安，大便稀溏，舌质淡，苔薄白，脉细数无力。

2. 处方

组成：黄连 9g，玄参、淡竹叶、连子心各 10g，菟丝子、覆盆子、益智仁各 15g，附子 12g，麦冬 6g。

用法：上药加水 2000ml，放入容器中浸泡 30 分钟，煎沸后离火，去渣滤液，然后将药液倒入浴盆，待药液冷至 35℃ 以下时，洗浴患儿，以汗出为度。药液可加热再用，一般日浴 1～2 次。

功用：温补肾阳，清心护阴。

第五节 痹 证

痹证是由人体感受风寒湿热之邪，使气血运行不利，经络阻滞，筋脉、关节失于濡养，引起肢体关节疼痛、酸楚、重着、麻木，或关节红肿热痛、变形、屈伸不利等症。根据其病变部位有肢体痹、经络痹、脏腑痹之分；依其病理特性有行痹、着痹、痛痹、热痹之分。

【病因病机】

痹证主要为风寒湿热等外邪在正气虚弱，营卫失和时侵入人体所致。其发病机理是外邪阻滞经络，气血运行受阻，致筋脉关节失于濡养而成。

【历史沿革】

1.《素问·痹论》就有"风寒湿三气杂至，合而为痹也。其风气胜者为行痹，寒气胜者为痛痹，湿气胜者为着痹也。"

2.《儒门事亲》最早记载小儿痹证："小儿风寒湿之气合而为痹，及手足麻痹不仁。"

3.《幼科金针》提出："初用舒筋活血之品服之，后用药渣煎汤熏洗，令其汗出。"

【现代研究】

1. 敖氏等观察中药清痹洗方熏洗对类风湿性关节炎疗效的影响。将60例患者随机分为治疗组（30例）和对照组（30例），观察两组治疗前后临床症状、体征的变化情况。结果：治疗组的总有效率为90.0%，对照组为66.7%，治疗组的疗效优于对照组（P < 0.01），清痹洗方熏洗对类风湿性关节炎热痹型患者的临床疗效有一定的促进作用。

2. 刘氏等通过临床观察认为，熏蒸治疗的药物经皮肤吸收作用直接，局部药物浓度高，疗效明显，减轻了对胃肠道的损害，毒副作用少，对风湿性关节炎、肩周炎、骨关节病、腰椎间盘突出及软组织损伤效果明显。

【辨证论治】

一、风寒湿痹

1. 症状 肢体关节疼痛，屈伸不利，苔白，脉缓，病势较缓，遇阴雨天常使疼痛加剧。风气偏胜，则痛无定处，可及腕、肘、踝、膝多处关节；寒邪偏胜，则疼痛剧烈，痛有定处，得热痛减，遇寒痛增；湿邪偏胜，则疼痛重着，肌肤不仁，或足跗浮肿，腰脊冷重，或胸脘痞闷，泛恶纳少。

2. 处方

[处方1] 蠲痹汤。

组成：生草乌 15g，生马钱子 10g，透骨草、莪术、制乳没、威灵仙、皂刺各 15g，酒白芍 20g，制南星 12g，淫羊藿 10g。

用法：上药研末，装入布袋中加水 1500ml 煎煮，先熏后洗，再用药渣趁热外敷患部，然后将患部浸泡在药液中。每日 1~2 次，每剂药用 2 日，7~10 日为 1 个疗程。

[处方2] 桑叶煎。

组成：桑叶 50g。

用法：煎汤频洗。

功用：祛风散寒，除湿通络。

二、肝肾虚痹

1. 症状 痹证日久，关节畸形僵硬，局部肌肉萎缩，筋脉拘急，关节屈伸不利，伴头晕，神萎气短，舌淡，苔薄白，脉细弱。

2. 处方 六味熏洗方。

组成：黄芪、怀牛膝、川木瓜、防风各 30g，红花、甘草各 15g。

用法：上药加清水 2000ml，并浸泡 1 日，再煮沸后，将药液倒入瓷盆，趁热熏洗患处（先熏后洗），每次 15~30 分钟，洗后拭干，避风，并用纱布或棉垫覆盖患处。每日早晚各 1 次，每剂可用 4~6 次。

功用：益气活血，祛风通络。

三、热痹

1. 症状 起病急骤，常见一处或多处关节疼痛、灼热红肿，痛不可近，得冷则舒，兼有发热，口渴，烦躁不安，汗出，恶风，尿赤便秘，舌红，苔黄或黄腻，脉滑数或濡数。

2. 处方 清痹洗方。

组成：豨莶草40g，黄柏20g，赤芍20g，生地20g，汉防己15g，苍术15g，旱莲草20g，蜂房15g，乳香20g，没药20g，徐长卿20g，红花15g，牛膝30g，威灵仙30g，冰片（另溶）10g，薄荷（后下）10g。

用法：上药加清水2000ml煎煮，将刚煎好的药液倒入盆里，用布盖于患处并遮住盆口，进行熏蒸，待不烫人时将患处浸于药液中，时间为半小时，每日1剂，每日2次。

功用：清热通络，祛风除湿。

四、尪痹

1. 症状 病程日久，筋肉萎缩，关节变形，僵硬不利，肿大灼热，疼痛顽固或刺痛，痛处固定不移，拒按，或有瘀斑，兼有肌肤干燥，口干不欲饮，舌紫暗或夹瘀斑，脉沉弦，或细涩。

2. 处方 当归红花煎。

组成：当归、红花、乳香、炮山甲、没药、川继断、桂枝、地龙、花椒、僵蚕各10g。

用法：上药加清水2000ml并浸泡1小时，至文火煎煮40分钟后，取出药液，倒入盆中，先趁热熏蒸，后浸洗患处，每次30分钟。每日1剂，熏洗2次，7~10日为1个疗程。

功用：活血化瘀，通络止痛。

小儿药浴疗法

附：参考文献

1. 王在英. 护理安全管理与应急预案手册. 北京：中国医药科技出版社，2008
2. 郝爱真，王发渭. 儿科中医外治疗法. 北京：金盾出版社，1999
3. 彭洁. 熏洗疗法. 南宁：广西科学技术出版社，2001
4. 徐迪三. 名医奇方秘术. 北京：中国医药科技出版社，1991
5. 程志，史记，等. 儿科药物外治疗法. 西安：西安地图出版社，1994
6. 梁勇才，梁杰圣. 中国外治妙方. 北京：科学技术文献出版社，2003
7. 汪受传. 中医儿科学. 北京：人民卫生出版社，1998
8. 梁勇才. 外治方药速查手册. 北京：人民军医出版社，2002
9. 高树中，冯学功. 中医熏洗疗法大全. 济南：济南出版社，1998
10. 周珉. 熏洗疗法. 南京：江苏科学技术出版社，1998
11. 黄亦琦. 百病熏洗疗法. 太原：山西科学技术出版社，1997
12. 安在峰. 常见病熏洗疗法. 北京：人民体育出版社，2000
13. 程爵棠，程功文. 熏洗疗法治百病. 北京：人民军医出版社，2002
14. 王旭，莫蕙，陈小宁. 熏洗疗法. 南京：江苏科学技术出版社，1998
15. 靳士英，魏辉，靳朴. 中医足部外治法. 北京：人民军医出版社，2006
16. 许培斌，樊永凤. 儿科疾病外治法. 北京：中国医药科技出版社，2000
17. 陆恒，彭萌，严春朝. 沐浴法百病妙治. 北京：人民军医出版社，2003
18. 吴绪平，徐克智，林励. 内科疾病外治法. 北京：中国医药科技出版社，1998

19. 冷方南．感冒病临床治疗学．北京：中国医药科技出版社，1994

20. 江育仁，张奇文．实用中医儿科学．上海：上海科学技术出版社，2005

21. 清·陈复正．幼幼集成．北京：人民卫生出版社，1988

22. 谢英彪，周综棠．泡足验方．长沙：湖南科学技术出版社，2005

23. 程爵棠．百病中医熏洗熨擦疗法．北京：学苑出版社，2002

24. 龚志贤．龚志贤临床经验集．北京：人民卫生出版社，1984

25. 敏涛，蔡丽丽．当代儿科常见病妙方．北京：人民军医出版社，2003

26. 谢英彪，朱永华．足部药浴与按摩．南京：凤凰出版传媒集团江苏科学技术出版社，2006

27. 胡献国．百病足浴365．桂林：广西师范大学出版社．2008

28. 苏扬，苏容德，陆军．中药浴足保健疗法．合肥：安徽科学技术出版社，2001

29. 李乃庚．小儿外治疗法．天津：天津科学技术出版社，1989

30. 漆浩．轻松浴足治百病．北京：人民体育出版社，2001

31. 清·吴尚先．理瀹骈文．北京：中国中医药出版社，1995

32. 李培生．伤寒论．北京：人民卫生出版社，2006

33. 元·危亦林．世医得效方．北京：人民卫生出版社，2006

34. 邱天道．儿科病外治独特新疗法．北京：军事医学科学出版社，1998

35. 陈代斌．儿科临床效验方．北京：中国中医药出版社，2001

36. 冯喜如．儿科疾病外治全书．北京：中医古籍出版社，1996

37. 吴尚先．中医外治法简编．武汉：湖北人民出版社，1977

38. 王华，钱志云．当代中医外治精要．北京：中国中医药出版社，1996

39. 宋文芳，李建．中国百年百名中医临床家丛书·宋祚民．北京：中国中医药出版社，2003

40. 柴文举．药浴妙法治百病．北京：海洋出版社，1993

41. 宋雪英，董建章．足药浴疗法．北京：中医古籍出版社，1994

42. 段亚东，宋雪英．家庭小儿外治法．北京：人民卫生出版社，2000

43. 苏培基．熏洗疗法．北京：中国中医药出版社，2001

44. 程爵棠，程功文．足底疗法治百病．北京：人民军医出版社，2007

45. 寒峰．养生浴疗完全手册．台北：文斐书屋出版有限公司，2001

46. 范思行．家庭熏洗治病小窍门．北京：中国医药科技出版社，1993

47. 思茅地区民族传统医药研究所．拉祜族常用药．云南：云南民族出版社，1987

48. 王富春，王之虹．热敷熨法治百病．北京：人民卫生出版社．1998

49. 吴淑华，徐兆山．内科疾病中医外治法．北京：人民卫生出版社，2000

50. 柴文举，等．百病家庭熏洗良方．北京：学苑出版社，1993

51. 黄銈，刘世恩．儿科验方．上海：第二军医大学出版社，2005

52. 贺菊乔．小儿疾病外治法．海口：三环出版社，1991

53. 李曰庆．中医外科学．北京：中国中医药出版社，2002

54. 尚德俊，秦红松，秦红岩．外科熏洗疗法．北京：人民卫生出版社，2003

55. 吴绪平，张忠生．皮肤病性病外治法．北京：中国医药科技出版社，2001

56. 杜锡贤．皮肤病中药外治疗法．北京：中国医药科技出版社，2001

57. 刘辅仁．实用皮肤科学．北京：人民卫生出版社，1999

58. 洪国靖．中国当代中医名人志．北京：学苑出版社，1991

59. 北京中医院．赵炳南临床经验集．北京：人民卫生出版社，1975

60. 程秋生．皮肤病性病中医洗渍疗法．北京：科学技术文献出版社，2004

61. 张奇文．幼科条辨．济南：山东科学技术出版社，1982

62. 曹建辉．眼科外用中药与临床．北京：人民卫生出版社，1987

63. 李传课．中医眼科学．北京：人民卫生出版社，1999

64. 郭燕，吴瑕．实用中医外治疗法．郑州：中原农民出版社，2004

65. 金策．药浴疗法治百病．北京：人民军医出版社，2006

66. 王肯堂．证治准绳．北京：中国中医药出版社，1997

67. 清·顾世澄．疡医大全．北京：人民卫生出版社，2007

68. 明·万全．幼科发挥．北京：人民卫生出版社，2006

69. 朱兴恭．临床正骨学．济南：山东科学技术出版社，1979

70. 清·吴谦．医宗金鉴．北京：人民卫生出版社，2001

71. 邱天道．瘫痪病外治独特新疗法．北京：军事医学科学出版社，2001

72. 刘宗媛．艾叶浴复温治疗新生儿硬肿症．四川中医，1992，2（2）：26

73. 刘志文，邓丽珍，黄艳玲．柴胡退热方配合熏洗治疗小儿外感高热134例疗效观察．新中医，2008，40（9）：71

74. 杨娣珍．香苏液矿石熏蒸治疗外感900例观察及护理．中国民间疗法，1998，2：64

75. 王秀华．中药足浴治疗慢性支气管炎62例．中医研究，1997，10（5）：51

76. 白红华，黄婷，等．自拟方足熏洗对痰热型咳嗽100例护理观察．云南中医中药杂志，2009，30（2）：72

77. 牟洁．中药熏蒸辅助治疗结核性渗出性胸膜炎186例的护理．中国煤炭医学工业医学杂志，2009，12（6）：976

78. 佟玲．中药外治疗法治疗婴幼儿鹅口疮37例．实用口腔医学杂志．2008，24（1）：114

79. 邹曼．鹅口一方治疗心脾积热型鹅口疮疗效观察．国际医药卫生导报．2008，14（18）：71

80. 容文．食物外用巧治小儿病．食品与健康，2004，1：30

81. 孙远岭．小儿厌食症的中医方药外治疗法．陕西中医函授，1995（5）：15

82. 张邦福．辨证分型治疗过敏性紫癜32例．湖南中医学院学报，1988，8（3）：24

83. 王道全．推拿并重洗浴治疗颈椎病伴局限性水肿．河南中医，1995（04）：34

84. 张数军，王巧珍．苍耳子治疗中风后遗症水肿．四川中医，1992（03）：28

85. 朱永芳．中药内服外洗治疗肾病综合征并发下肢静脉血栓 1 例．中医外治杂志，2000，9（2）：49

86. 魏永吾，曹广顺．轻松药泡剂为主药浴治疗慢性肾功能衰竭 65 例．陕西中医，2004，25（12）：1075

87. 蔡血映，刘瑛．苍柏洗液坐浴治疗难治性尿路感染 43 例临床观察．北京中医，2007（5）：299

88. 姚景来．麻疹熏法验方．浙江中医杂志，1964，7（1）：15

89. 符光利．民间简验外治方 15 首．中国民族民间医药，2002，55：122

90. 陈长江．中草药熏蒸治疗荨麻疹 76 例观察．实用中医药杂志，1995，6：22

91. 王新元．小儿痄腮的治疗特点探析．中医研究，2005，18（4）：62

92. 周爱娟，李学源．中药熏服治疗早期麦粒肿 66 例．四川中医，2001，19（5）：71

93. 王银花．治疗手足口病 60 例．Journal of Extemal Therapy of TCM Oct 2004，13（5）：48

94. 宋军，王玉玺．解毒消疣汤治疗扁平疣的经验介绍．黑龙江中医药大学学报，2008，5（27）：13

95. 于英．中药洗剂治疗婴幼儿湿疹．中国乡村医生，1994，（1）：37

96. 王小军．中西医结合治疗婴幼儿眼睑湿疹的临床观察．中国中医眼科杂志，2001，11（4）：223

97. 马赛，刘晓虹，张其鹏．过敏煎临床应用举隅．湖南中医杂志，2001，17（4）：45

98. 迟增臻，崔瑞玲．中药熏洗为主治疗神经性皮炎 63 例．中国乡村医药杂志，2005，12（3）：47

99. 丛万青，黄贵欣，赵爱民．中药熏蒸治疗神经性皮炎疗效观察．中国现代临床医学杂志，2007，6（4）：73

100. 王林杨．消风化瘀汤治疗神经性皮炎 39 例．江苏中医，1990，（3）：10

101. 张永。桃红四物汤治疗银屑病的方药研究探析．光明中医，

附：参考文献

2008, 10 (23): 1047

102. 张志广. 中医辨证治疗寻常型银屑病的临床观察. 中国现代医生, 2008, 10 (46): 156

103. 杨秀杰. 中药外洗治疗小儿丘疹性荨麻疹. 中医中药, 2007, 19 (1): 24

104. 徐辉. 中药洗剂对30例儿童丘疹性荨麻疹的治疗及护理. 中国民间疗法, 2008 (10): 17

105. 东野长新. 苦参汤溶剂治疗小儿丘疹性荨麻疹38例. 现代中西医结合杂志, 2004, 13 (5): 632

106. 郁燕, 刘海泳. 中药熏洗加吹氧治疗新生儿尿布皮炎25例. 中国民间疗法, 2008, 9: 16

107. 翟红敏, 刘培书. 中药熏洗治疗婴儿尿布皮炎疗效观察. 护理学杂志, 2007, 11 (22): 44

108. 石志发. 消痤美容汤治疗寻常痤疮160例. 中医药信息, 1991, 8 (5): 38

109. 俞圭田. 菟丝子汁外用治疗痤疮17例. 浙江中医杂志, 1996, 31 (4): 179

110. 王晓红. 中药熏洗法治疗痤疮60例. 南京中医药大学学报. 1997, 13 (5): 309

111. 任志敏, 赵莉洁. 熏洗法治疗寻常痤疮500例临床观察. 中国中医药科技, 1998, 5 (1): 59

112. 周强中. 自拟外洗方治疗头癣44例疗效观察. 新疆中医药, 1995, (3): 17

113. 谢正平. 自拟百部洗方治疗小儿头癣225例. 广西中医药, 1997, 20 (1): 18

114. 尹玉贞. 中药香莲复方治疗手足癣的临床观察. 新中医, 1993, 25 (10): 43

115. 王国安. 苦参汤加减治疗足癣220例. 实用中医药杂志, 2001, 17 (10): 32

116. 张翠兰. 中西医结合治疗婴幼儿皮肤霉菌病. 皮肤病与性病, 2000, 22 (2): 30

117. 郭志敏. 中草药治疗股癣12例. 河南中医, 1991, (5): 25

118. 邵占杰. 消炎止痒洗剂治疗急性接触性皮炎. 中医外治杂志, 2002, 11 (4): 53

119. 龚家才, 梁莉萍, 邓勇. 中药外洗治疗头皮接触性皮炎临床观察. 川北医学院学报, 2002, 17 (1): 76

120. 孟爽, 高颖, 程凤兰. 中药湿敷治疗面部湿疹皮炎患者 80 例疗效观察. 中国中西医结合皮肤性病学杂志, 2003, 2 (1): 18

121. 赵颖, 章强强. 马拉色菌相关疾病的现状与研究进展. 中国真菌学杂志, 2008, 3 (4): 247

122. 施仲香. 脂溢性皮炎研究进展. 中国麻风皮肤病杂志, 2006, 22 (6): 489

123. 李恒进, 樊建峰, 索继红, 等, 南海亚热带地区部队花斑癣发病情况调查. 解放军预防医学杂志, 2001, 19 (2): 127

124. 张晓军, 王绍臣. 中药内服外洗治疗疥疮 45 例. 中国中医急症, 2009, 18 (6): 993

125. 齐英. 艾条烟熏法治疗寻常疣. 河南中医, 1999, 19 (4): 59

126. 盛戚国. 熏灸治疗寻常疣 12 例. 上海针灸杂志, 2000, 19 (3): 47

127. 沈景超, 赵修春. 中药熏洗法治疗小儿蛲虫病. 吉林医学信息, 1999, (10): 37

128. 罗雪香. 中药外治睑缘炎. 中国中医眼科杂志, 1993, 3 (4): 221

129. 郗惠毅. 三黄解毒汤外洗治疗睑缘炎. 中国中医眼科杂志, 1995, 5 (3): 183

130. 黄湘明, 等. 消炎明目汤治疗睑缘炎. 山东中医杂志, 1996, (7): 332

131. 王新斌. 清肝明目汤治疗流行性急性结膜炎. 中国中医眼科杂志, 1992, (2): 95

132. 李全智, 王鸿雁, 等. 中药治疗单疱性角膜炎 74 例. 中国中医眼科杂志, 1990, (1): 27

133. 李怀善. 中药内服并熏洗法治疗病毒性角膜炎. 中国中医眼科杂志, 1993, 3 (2): 98

134. 王军. 洗药方加味治疗病毒性结膜炎疗效观察. 中国中医眼科

附：参考文献

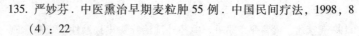

杂志，1993，（1）：25

135. 严妙芬．中医熏治早期麦粒肿 55 例．中国民间疗法，1998，8（4）：22

136. 周爱娟，李学源．中药熏服治疗早期麦粒肿 66 例．四川中医，2001，19（5）：71

137. 陈燕．中药熏洗治疗麦粒肿 54 例．中国民间疗法，2002，10（5）：21

138. 成永海，金桂芬，季向英．大黄醋热敷治疗初期眼睑炎．临床眼科杂志，2002，10（4）：367

139. 董国华，任登霄，朱艳菊．中西医结合治疗变应性鼻炎疗效观察．现代中西医结合杂志，2009，18（1）：46

140. 卢日铭．苍耳子散熏洗治疗急慢性鼻炎、鼻窦炎的疗效观察．中国中西医结合耳鼻咽喉科杂志，1998，6（4）：184

141. 乔贤伟，王汉青．中药煎服熏鼻治疗急慢性鼻窦炎 48 例．中国临床医药研究杂志，2003，194：9423

142. 李改生．中药内服兼熏鼻治疗鼻窦炎 68 例．北京中医学院学报，1983，16（1）：44

143. 杨花荣，郭红琴，霍涌波．中药熏鼻临床疗效观察．延安大学学报（医学科学版），2006，4（2）：67

144. 任云峰．"五色洗方"在疮疡治疗中之运用．中医外治杂志，1996，（3）：41

145. 叶林．姜兆俊治疗疖病经验．山东中医杂志，2004，23（1）：93

146. 张丽，荆淑红．解毒洗药熏洗治疗体表软组织感染疗效观察．护理学杂志，2004，19（14）：59

147. 杨博华，赵树森．糖尿病足病变的中医治疗．世界医学杂志，1999，3（12）：39

148. 蔡炳勤，郭智涛，王建春．糖尿病足的临床特点及中西医结合治疗．中国中西医结合外科杂志，1999，5（2）：74

149. 刘毅斌．中药内服并浸泡治疗糖尿病足的临床对照观察．广西中医药，1999，22（2）：5

150. 石丽艳．中药外洗治疗下肢丹毒．湖北中医杂志，2000，22

（8）：34

151. 徐磊，王惠君，林子先．中药熏洗治疗丹毒 43 例．中国民间疗法，2000，8（4）：22

152. 王成梁．中药内外合治下肢复发性丹毒．浙江中医杂志，2002，8：538

153. 王慧穆．中西医结合治疗下肢丹毒 30 例疗效观察．新中医，2003，35（7）：44

154. 黄紫堂．穴位灸治配合敷药治疗小儿疝气 154 例．四川中医，2001，19（8）：75

155. 孙文山．分期运用中药熏洗治疗踝关节扭挫伤．中医正骨，2003，15（1）：83

156. 赵方林．自拟乌苏散治疗手足扭挫伤 287 例．中医外治杂志，1999，8（3）：12

157. 曹国林，李中心．中药烧伤液暴露疗法治疗烧烫伤 136 例．河南中医药学刊，1998，13（5）：39

158. 王弘道，缪文丽．内服药外用临床运用心得．新中医，2003，23（1）：62

159. 张智，董玮．中药二皮汤加味熏洗治疗脱肛 68 例．中医外治杂志，2007，16（2）：7

160. 周小龙．中药熏洗法在肛肠科中的运用．中医药临床杂志，2005，17（2）：135

161. 王昱晟，丁晋兰．中药坐浴治疗肛裂 160 例．Journal of External Therapy of TCM Oct，2002，11（1）：40

162. 赵美玉．中药熏洗治疗肛裂效果观察．四川中医，2005，23（6）：66

163. 刘卫民，袁海斌，王波．中药熏灸对小儿脑瘫睡眠障碍的影响．现代中西医结合杂志，2005，14（9）：1160

164. 张举玲．中药熏洗加头体针治疗小儿脑瘫 46 例．实用中西医结合临床，2005，5（2）：28

165. 宋敏．中药熏蒸对痉挛型脑瘫患儿的疗效观察．中国实用神经疾病杂志，2007，10（9）：131

166. 陈静．中药熏蒸对脑瘫患儿肌张力关节活动度的影响．中国实

用神经疾病杂志，2007，10（7）：104

167. 梁洁，马占敏，赵向，等．中药药浴治疗小儿脑瘫运动功能的
疗效观察．中国实用神经疾病杂志，2006，9（5）：117

168. 张健，杨正，刘玉敏．中药药浴配合功能训练对小儿脑瘫运动
功能的影响．北京中医，2007，26（10）：664

169. 汤孟平，张惠佳，刘志雄，等．中药蒸气浴配合功能训练治疗
痉挛型脑瘫临床观察．时珍国医国药，2008，19（1）：187

170. 赵向，徐淑玲，张鲁峰．中药熏蒸辅助治疗痉挛性脑瘫．医药
论坛杂志，2007，28（23）：90

171. 张英杰．三步灸法配合中药熏浴治疗肌无力12例．中国民间疗
法，2004，12（12）：22

172. 陈建军．中药沐浴治疗夏季热14例．中医外治杂志，1997，
1：27

173. 裴洪史，等．熏熨沐浴疗法治疗痹证120例．北京中医，1988，
（3）：34

174. 敖雪仁．清痹洗方熏洗对类风湿性关节炎热痹证临床疗效的影
响．广州中医药大学学报，2005，22（6）：436

175. 刘耘．中药熏蒸治疗痹证364例．中国中医骨伤科杂志，2000，
8（2）：31

176. 李西云．三草洗剂治疗幼女尖锐湿疣．中医外治杂志，2001，
10（5）：31

177. 郑笑涛．中药煎剂熏洗治疗婴儿肛门尖锐湿疣6例．江西中医
药，2002，10（33）：5